Helmut Köckenberger

Hyperaktiv mit Leib und Seele

Mit neuen Perspektiven verstehen,
bewegen und entspannen

Helmut Köckenberger

Hyperaktiv mit Leib und Seele

Mit neuen Perspektiven verstehen, bewegen und entspannen

borgmann

Gewidmet
dem Wohle und der Lebensfreude aller auffälligen Kinder
und deren gestreßten und manchmal verzweifelten Eltern
und LehrerInnen.

© 2001 *borgmann publishing GmbH,* 44139 Dortmund

Illustrationen: Christian Wening, Erlangen

Bestell-Nr. 8561   ISBN 3-86145-206-5

Inhalt

Vorwort von Dr. Inge Flehmig   7

Einleitung   8

1. Was ist Hyperaktivität und Aufmerksamkeitsstörung?   11
  1.1   Beschreibung der Kinder   11
  1.2   Diagnostik   21
  1.3   Ursachenmodelle   32
      1.3.1 Hirnorganische und körperliche Defizite   35
      1.3.2 Biochemische Mangelversorgung im Frontalhirn   40
      1.3.3 Immunregulationsstörung   42
      1.3.4 Vererbung   43
      1.3.5 Auswirkungen unserer Zivilisation   44
      1.3.6 Familiäre Bedingungen   47
      1.3.7 Herrschsucht   49
      1.3.8 Motivationales Problem   49
      1.3.9 Probleme in der Entwicklung des Denkens   51
      1.3.10 Kommunikationsstörung   53
      1.3.11 Auf der Suche nach dem Gleichgewicht   53
      1.3.12 Psychoanalytische Erklärung   54
  1.4   Behandlungsansätze   57

2. Wer ist beteiligt?   65
Fachmann – Elternhaus – Schule – Kind

3. Was spielt eine Rolle? – Verschiedene Perspektiven   73
  3.1   Was sind Perspektiven?   73
  3.2   Wahrnehmung   75
  3.3   Bewegung   80
  3.4   Emotion   82
  3.5   Ganzheitlichkeit   86
  3.6   Aufmerksamkeit   88
  3.7   Kindliche Entwicklung   92
  3.8   Sicherheit   94
  3.9   Selbstregulierung   96
  3.10 Kreativität   99
  3.11 Spiel   101
  3.12 Motivation   103
  3.13 Normen   106
  3.14 Ordnung   110
  3.15 Regeln   112

3.16 Klarheit 113
3.17 Die Warum-Frage 114
3.18 Pädagogisch-therapeutische Grundhaltungen 117

4. Was folgt daraus? 121
4.1 Thesen 121
4.2 Forderungen 122
4.3 Grundprinzipien 124

5. Was kann man tun? – Vorschläge für konkrete Konsequenzen 133
5.1 Im Elternhaus 134
5.2 Im Kindergarten 146
5.3 In der Schule 150
5.4 In der Therapie – ganzheitliche Psychomotorik 165
5.5 In der Entspannung 173

6. Epilog 181

7. Anhang: Weitere Behandlungsansätze 183

8. Adressen 203

9. Literatur 204

Vorwort

Hyperaktivität und Aufmerksamkeitsstörungen sind die Reizworte unserer Industriegesellschaft geworden.

Obwohl bereits im 19. Jahrhundert Dr. Heinrich Hoffmann in seinem Struwwelpeter diese Schwierigkeiten sehr eindrucksvoll beschrieb, hört man im Moment Klagen der Gesellschaft, die beunruhigend erscheinen.

Gibt es Lösungen? Der Autor hat sich mit Intensität ans Werk gemacht. Er hat die augenblickliche Situation des Elternhauses, der Kindergärten und Schulen, ja praktisch aller Menschen, die mit Kindern zu tun haben und von ihnen gestört werden könnten, beleuchtet.

Seine menschliche Kompetenz zeigt sich in jedem Satz und jedem Vorschlag, den er macht. Alles immer kindzentriert. Was einem Teil der heutigen Gesellschaft an Wissen vom Kind und ihrer Dialogfähigkeit mit dem Kind fehlt, wird von ihm sehr anschaulich und eingehend besprochen und beratend kommentiert. Die Entwicklungssequenzen eines werdenden Erwachsenen werden aufgezeigt.

Um das Mißtrauen von Erwachsenen zu überwinden, das immer wieder gegenüber Kindern besteht, wird an die Bereitschaft des Vertrauens appelliert. Dadurch entstehen Beziehungen, die beglücken.

Der umfangreiche Therapieteil des Buches enthält viele gute Vorschläge mit therapeutischen Vorstellungen, die aufgezeigt und auch kritisiert werden. Lösungen sind oft nicht einfach zu finden, schon gar nicht durch Anwendung von Medikamenten.

Die Vielfalt der Ursachen eines kindlichen Fehlverhaltens bedingt auch eine Vielfalt des Überdenkens der zu ergreifenden Maßnahmen.

Im Vordergrund des Buches steht aber immer wieder das Bewußtsein, daß in dieser Industriegesellschaft, die heute unter sehr außergewöhnlichen Bedingungen lebt, Kinder aufwachsen und funktionieren müssen, die es einfach in dieser Form nicht können und der einsichtsvollen Hilfe und Leitung bedürfen.

In diesem Zusammenhang kann man zu Recht den altbekannten Wilhelm-Busch-Vers vom Vater werden auf beide Elternteile anwenden: „Eltern werden ist nicht schwer, Eltern sein dagegen sehr."

Es ist nicht nur wichtig, das Buch zu lesen, es bedarf der Ruhe und Zeit des Nachdenkens. Die vom Autor gebotene Fülle an Information läßt ein therapeutisches Leben mit viel Kompetenz und menschlicher Zuwendung erkennen. Seine Lektüre ist Kinderärzten, Kinderneurologen, Pädagogen, Psychologen und Therapeuten sehr zu empfehlen. Aber auch Eltern können davon profitieren.

Januar 2001   *Dr. Inge Flehmig*

Einleitung

Das Telefon klingelt. Eine Mutter aufgeregt: „Mein Sohn Helmut macht mir solche Sorgen. Er war schon immer schwierig. Aber seit die kleine Schwester vor drei Jahren auf die Welt gekommen ist, zappelt und nervt er von früh bis spät. Mein Mann sagt, daß ich ihn zu sehr verwöhne. Die Hausaufgaben nachmittags sind eine Qual für uns beide. Ich halte es zu Hause kaum noch aus. Immer nur noch Streit. In der Schule paßt er nicht auf, stört den Unterricht und ist aggressiv. Wenn das so weitergeht, muß er von der Schule abgehen. Wir haben schon so viel ausprobiert. Der Arzt will ein Medikament verschreiben. Was soll ich nur tun?"

Steigt die Zahl der bewegungshungrigen und unaufmerksamen Kinder seit Jahren rapide an? Reagiert die Gesellschaft heute empfindlicher gegen auffällige und unangepaßte Kinder? Haben es Kinder allgemein schwieriger in unserer heutigen Zeit? Das Thema hat Hochkonjunktur. Es ist sehr brisant. Es schafft Unruhe. Wurde früher noch vom hyperaktiven Zappelphilipp (*Hyperkinetisches Syndrom*) berichtet, der durch seine rastlosen Bewegungen seine Umgebung in Verwirrung versetzte, ist es heutzutage im vermehrten Masse das aufmerksamkeitsgestörte Kind (*Aufmerksamkeitsdefizitsyndrom*), das durch seinen Konzentrationsmangel zu Hause und in der Schule auf sich aufmerksam macht. Die Bewertung der Kinder hat sich verschoben. Der übermäßige Bewegungsdrang hat sich scheinbar der Lern- und Aufmerksamkeitsstörung untergeordnet.

Die Kinder sprengen dennoch die normalen Ordnungsrahmen, enttäuschen die an sie gestellten Erwartungen an ein angepaßtes und angemessenes Ver-halten und sie überhören alle Regeln für gutes Benehmen und zielstrebiges Lernen. Die betroffenen Eltern, LehrerInnen, PädagogInnen, PsychologInnen oder TherapeutInnen sind manchmal am Rande der Verzweiflung. Hoffnungslosigkeit, Aggressionen, Schuldgefühle, überdimensionales Engagement halten die Beteiligten ständig in atemloser Bewegung und verhindern erholende Pausen oder entspannende Momente. Kein anderes Krankheitsbild weckt soviel Emotionen. Nirgends wird so kontrovers über mögliche Ursachen und unbedingt notwendige Maßnahmen diskutiert. Kein anderes Symptom lockt seit langer Zeit so viele Zuhörer und Diskussionsteilnehmer in Vortragssäle und in Kongreßzentren. Für kein anderes Problemfeld werden so viele unterschiedliche Behandlungsrezepte entworfen. Und immer wieder tauchen Erfolgsmeldungen über neue oder auch wiederentdeckte altbekannte Wundermittel und Rezepte auf, die ausschließlich und sofort Abhilfe für die festgefahrenen Probleme versprechen, im Gegensatz zu allen anderen Methoden. Wer beeinflußt wen? Mit etwas Abstand betrachtet entsteht durch die Auseinandersetzung mit den bewegungsunruhigen, emotionalen und manchmal verbissenen Kindern, die sich ziemlich schnell mit ihrem Umfeld in einem anscheinend ausweglosem Teufelskreis bewegen, gerade dieselbe Emotionalität und hastige, rastlose Bewegung, dieselbe Angespanntheit und sture Rechthaberei, dieselbe Ablenkbarkeit vom Wesentlichen und dieselbe Suche nach befriedigenden Reizen oder Lösungen. Vielleicht passiert dieser Vorgang aber auch genauso anders herum, daß die betroffenen Kinder von dem aufgewühltem über-reizten gesellschaftlichem Umfeld immer weiter in die Flucht nach vorne, in ständige Bewegung und weg von ruhiger Zufriedenheit getrieben werden. Der Teufelskreis der Kinder ein Teufelskreis aller Beteiligten?

Dieses Buch kann und will keine neuen, besseren Behandlungsrezepte auf den übervollen Markt werfen. Es will eher im atemlosen Suchen nach Lösungen einen Moment innehalten. Es will die Kinder und die Beteiligten als liebens-würdige Menschen, die alle nach einem glücklichen Leben streben, mit all ihren Stärken und Schwächen, mit ihren Gefühlen und Beziehungen, eben mit Leib und Seele sehen und verstehen. Es will neue Standpunkte einnehmen oder schon bekannte Sichtweisen aus anderen Bereichen auf das spannungsreiche System der hyperaktiven, unkonzentrierten Kinder samt aller Beteiligten übertragen.

Durch verschiedene Perspektiven wird neues Verständnis in einer anscheinend hoffnungslosen Situation entstehen. Dies kann wieder behutsam Bewegung in starre Beziehungs- und Denkschablonen bringen und kämpferische oder zerstörerische Kräfte entspannen.

Es werden bestimmte Thesen und Forderungen erhoben, die grundsätzlich allen verschiedenen Behandlungen und Vorgehensweisen zu eigen sein sollten. Dazu müssen alle Beteiligten – und nicht nur die Kinder – bereit sind, sich zu verändern. Nicht nur die Kinder müssen lernen, sich der Gesellschaft anzupassen. Auch das Umfeld sollte sich mehr den kindlichen Bedürfnissen anpassen, wie zum Beispiel durch die hier vorgestellten Modelle von Bewegungsräumen, Bewegtem Lernen und kindgerechter Entspannung – im Kindergarten, in der Schule oder innerhalb der therapeutischen Situation.

Namen

Ich werde in diesem Buch meist für die aufmerksamkeitsgestörten Kinder den Namen Anne bzw. für die hyperaktiven den Namen Helmut wählen. Damit will ich die persönliche Individualität aller Kinder betonen und die immer einzigartigen Kinder nicht mit dem Etikett ADS bzw. ADHS abstempeln. Die Kinder werden durch solche Bezeichnungen eher „krank gemacht".

Wenn ich im Buch doch die Abkürzung ADHS verwende, dann auch stellvertretend für den Begriff ADS.

Der Begriff „Störung" wird nicht im Sinne eines unveränderlichen Zustandes verwendet.

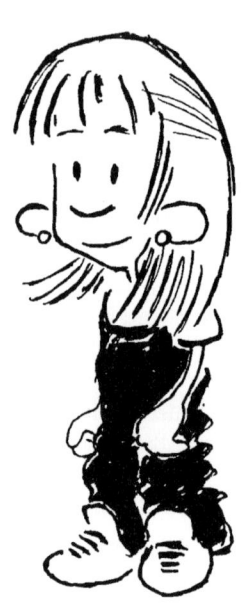 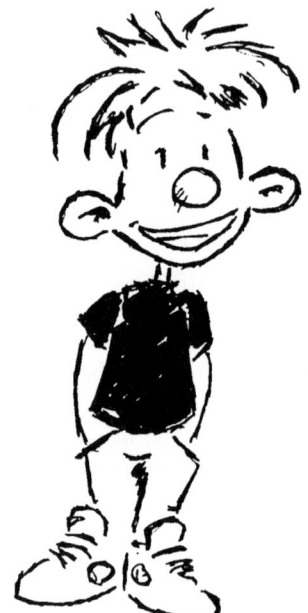

Piktogramme

Zu einer besseren Übersicht führen folgende Piktogramme durch das Buch:

  symbolisiert eine andere Perspektive oder Sichtweise.

  verdeutlicht TIPs und praktische Anregungen.

  zeigt die Geschichten an.

  steht für erklärende Beispiele.

1. Was ist Hyperaktivität und Aufmerksamkeitsstörung?

Unter den Begriffen Hyperaktivität und Aufmerksamkeitsstörung verbergen sich eine Vielzahl von verschiedenen Problemen. Wir beobachten diese Kinder und können versuchen, sie zu beschreiben. Ausführlichere Testverfahren wollen genauere Ursachen finden, damit daraufhin die geeignete Behandlung angeboten werden kann.

1.1 Beschreibung der Kinder

Häufigkeit

Schon vor über hundert Jahren wurde der Zappelphilipp beschrieben. Auch heute machen sich in zahlreichen Studien Fachleute Gedanken über dieses Phänomen. Große Unterschiede werden allerdings in der Zahl der betroffenen Kinder und der betroffenen Ländern gemacht. Manchmal wird eine durchschnittliche Zahl von ca. 4% aller Kinder in allen Ländern der Erde genannt. In USA ist ADHS inzwischen die am häufigsten diagnostizierte Kinderkrankheit. Studien berichten von bis zu 20% der amerikanischen Kinder, während auf einer britischen Insel (Isle of Wight) nur 1% auffallen. Für Deutschland schwanken die Zahlen zwischen 3% und 10%. In südlichen Ländern Europas fehlen genauso wie in Japan, China und den meisten Entwicklungsländern überhaupt Beschreibungen von Hyperaktivität. Ob es in diesen Ländern keine solchen Kinder gibt, ob sie dort nur nicht auffallen, oder ob noch keine entsprechenden Studien durchgeführt wurden, ist nicht geklärt. Zunehmend werden hyperaktive Kinder in sogenannten Schwellenländern, wie zum Beispiel Mexiko erwähnt, jedoch mit einem beeindruckenden Gefälle zwischen hoch industrialisierten Ballungszentren und Landbevölkerung.

Meist fallen 6-9 mal mehr Jungen als Mädchen auf, wobei verschiedene Berufs- und Elterngruppen unterschiedlich beurteilen. So bewerten manche Lehrer bis zu 50% ihrer Schüler als hyperaktiv oder aufmerksamkeitsgestört. Einige Ärzte sind in der Beurteilung zurückhaltend, während seit einigen Jahren immer mehr Kinderärzte bei Kindern die Symptome einer Krankheit diagnostizieren. Eltern werden zunehmend durch Berichte oder Ratschläge verunsichert und sehen auch ihre Kinder eher als auffällig an.

Bezeichnungen

Im Laufe der Jahre sind verschiedene Bezeichnungen für ähnliche Symptome und Erscheinungsformen geschaffen worden.

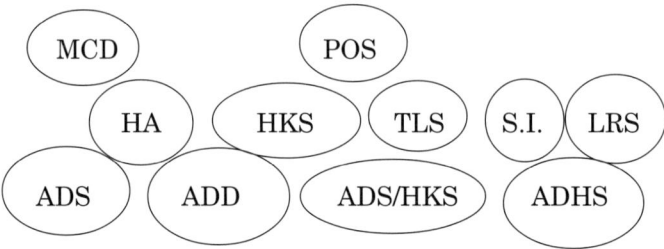

Früher wurden auffälligen Kinder, deren Symptome nicht eindeutig neurologisch oder psychologisch erklärbar waren, unter dem Namen der Minimalen cerebralen Dysfunktion *(MCD)* zusammengefaßt. Als Ursache wurde eine geringfügige, eben nicht sichtbar nachweisbare Funktionsstörung des Gehirns angenommen. Darunter befanden sich ungeschickte Kinder mit sensomotorischen Störungen, planlose *(dyspraktische)* genauso wie bewegungsunruhige Kinder. In der Schweiz wurde der Begriff des Psychoorganischen Syndroms *(POS)* geprägt.

Später wurden die auffälligen Kinder in einzelne Zuschreibungen wie Teilleistungsstörung, sensorische Integrationsstörung *(S.I.-Kind)*, Lernstörung, Lese-Rechtschreib-Schwäche *(LRS)* und eben auch Hyperaktivität *(HA)* als ein Zuviel an aktiven Handlungen aufgeteilt. Daneben entstand das Hyperkinetische Syndrom *(HKS)* als ein Zuviel an ungesteuerter, überflüssiger oder zusätzlicher Bewegung. Trotz der Unterschiedlichkeit in der Begrifflichkeit wurden beide Bezeichnungen HA und HKS oftmals synonym verwendet.

Heute wird der Begriff des Aufmerksamkeits-Defizit-Syndroms ohne Hyperaktivität *(ADS, ADD)* bzw. des Aufmerksamkeits-Defizit-Hyperaktivitäts-Syndroms *(ADHS)* in den Vordergrund gestellt, wobei der Konzentrationsmangel als Hauptursache und die Bewegungsunruhe als Nebenerscheinung erklärt wird. Das hat den anscheinenden Vorteil, daß unauffällige Kinder mit geringer Aufmerksamkeit jetzt mehr Aufmerksamkeit erhalten. Das hat aber auch den Nachteil, daß jede Lernschwierigkeit in der Schule auch ohne Verhaltensauffälligkeit oder Bewegungsunruhe schnell zur Krankheit erklärt werden kann.

Allgemeine Beschreibung

Es gibt keine typischen Kinder, die in allen Aspekten ihres Verhaltens gleich sind. Alle Kinder sind individuell verschieden. Sie reagieren in einigen Situationen ähnlich. Sie haben allerdings unterschiedliche Veranlagungen, Erfahrungen, Umweltbedingungen und Verhaltensstrategien. Und doch gibt es typische Beschreibungen, die Erwachsene öfters für verschiedene hyperaktive oder unkonzentrierte Kinder verwenden.

Bewegung

Kinder wie Helmut sind ständig in Bewegung. Ihre Bewegungen erscheinen desorganisiert, mangelhaft reguliert, überschießend, unkontrolliert und ziellos. Sie sind schnell, aber exzessiv aktiv, unharmonisch und überstürzt. Sie rennen, stolpern und stürzen. Sie klettern, fallen und stehen sofort wieder auf. Sie stoßen überall an und übersehen Wandekken, herausragende Kanten oder auf dem Boden liegende Hindernisse. Sie spüren keine Wunden oder weinen bei Verletzungen jämmerlich. Jedoch nach zwei Minuten ist die Welt wieder in Ordnung und dreht sich erneut um die ego-zentrische Achse. Die Kinder verbreiten Hektik und Unruhe. Sie spüren ständig neue Anreize und Spielmöglichkeiten auf, entdecken tausend Möglichkeiten, aber wechseln oft die Beschäftigung, spielen vieles nicht zu Ende und eilen übergangslos von einer Situation in die nächste. Anscheinend unüberlegt und kopflos wird den Tag über Kilometer für Kilometer herunter gespult. Kurze Pausen reichen nicht mal zum Verschnaufen. Rastlos werden sie von Reiz zu Reiz getrieben, ohne eine Situation gänzlich auszukosten. Sie haben Angst, etwas zu verpassen oder zu kurz zu kommen. Die Zeit könnte zu knapp sein, daß sie am Ende noch nicht alles ausprobiert haben. Die Kinder lieben die weiträumige und gröbere Bewegung. Sie toben bis zum Umfallen. Sie vermeiden Balancierübungen, Bastel- oder Handgeschicklichkeitsaufgaben. Sie haben Schwierigkeiten, sich zu entspannen oder einzuschlafen. Sie stehen unter ständiger Hochspannung. Sie nehmen mögliche Gefahrenquellen nicht wahr, können Gefahren nicht einschätzen, verzichten nicht auf todesmutige Sprünge und lassen keine Vorsicht in unübersichtlichen oder gefährlichen Situationen walten.

Impulsivität

Sie sind ungeduldig und können nicht abwarten. Sie können ihre Bedürfnisse nicht aufschieben (*motivationale Impulsivität*). Sie handeln plötzlich, ohne zu überlegen. Jede Idee muß sofort hemmungslos in Bewegung und Handlung erfahren werden. Sie rennen los, ohne fertig zuzuhören. Sie platzen mit den Antworten heraus, bevor die Frage vollständig gestellt ist. Sie unterbrechen und stören andere, ohne Rücksicht zu nehmen. Sie folgen dem ersten Handlungsimpuls, ohne zu Ende gedacht zu haben (*kognitive Impulsivität*). Dies kann für sie selbst und für andere gefährlich werden, weil sie mögliche Konsequenzen nicht bedenken. Sie mögen keine festen Spielregeln. Sie wollen immer wieder neue Spiele beginnen, ohne das bisherige Spiel zu beenden.

Wahrnehmung

Sie sind in vielen Situationen leicht ablenkbar. Sie hören jedes Geräusch, auch den vorbeifahrenden Bus. Sie sehen jede Kleinigkeit und bemerken jede Veränderung, die unauffällige neue Uhr am Handgelenk eines Klassenkameraden genauso wie das kleine Bild in einer Ecke. Sie riechen alle noch so feinen Düfte und spüren ihnen nach. Sie streichen mit der Hand über alle Materialien und müssen alles berühren. Ihre Hemden können kratzen oder sich unangenehm anfühlen. Sie müssen mit dem Fuß an jeden Stein kicken und können keine Pfütze zum Spritzen auslassen. Sie können anscheinend Wesentliches nicht von Unwichtigem trennen. Sie fühlen sich wohl, wenn sie sich auf Schaukeln oder Karussell schnell bewegen können. Sie suchen ständig nach neuen, wechselnden anderen Reizen, ohne konkret zu wissen, warum.

Aufmerksamkeit

Kinder wie Anne brechen Aufgaben vorzeitig ab und beenden ihre Tätigkeiten nicht. Sie wechseln häufig von einer Beschäftigung zu einer anderen. Sie verlieren schnell das Interesse an einer Sache. Ständig passieren ihnen in der Schule Flüchtigkeitsfehler. Sie lenken mit Ausreden ab, um nicht lange durchhalten zu müssen. Sie können sich keine längeren Aufträge oder komplexeren Aufgaben merken. Sie scheinen öfters geistig abwesend zu sein und blicken verträumt im Raum herum. Nur starke Reize halten sie für kurze Zeit bei der Sache.

Emotion und Sozialverhalten

Sie sind himmelhochjauchzend und plötzlich wieder zu Tode betrübt. Blitzschnelle Stimmungsschwankungen überraschen immer wieder. Die Kinder beherrschen und kontrollieren nicht ihre Gefühle. Alle Stimmungen werden sofort ausgelebt. Oft sind die Kinder rechthaberisch, stur und dickköpfig. Schnell sind sie frustriert, beleidigt und sauer. Kleinigkeiten bringen sie aus dem Gleichgewicht. Schwierige Aufgaben werden vermieden. Gleichaltrige Kinder werden meist provoziert oder geärgert. Nur als Anführer, Klassenkasper oder Angeber können sie mit Gleichaltrigen oder Jüngeren bestehen. Ist dies nicht möglich, werden sie zum unbeachteten Außenseiter oder ungeliebten Störenfried. Sie spüren zwar die ablehnende Haltung der Umgebung, aber müssen so tun, wie wenn sie es nicht merken würden. Sie können nicht lange Erklärungen oder Spielanweisungen zuhören. Sie selbst reden viel und kommentieren alles. Sie folgen lieber ihren eigenen Spielvorstellungen und können sich nicht den allgemein abgesprochenen Regeln der Gruppe unterordnen. Maßgeblich ist immer nur ihre eigene Auffassung vom Spielverlauf und -ziel.

Als Säugling und Kleinkind

Schon als Babys werden sie als schwierig bezeichnet. Ständig müssen sie beachtet, herumgetragen, geschaukelt oder in die Luft geworfen werden. Tagsüber sind sie immer in Bewegung, wollen alles mitbekommen und nie alleine sein. Sie spielen selten für sich in ihrem Zimmer, sondern kugeln am liebsten den Erwachsenen zwischen den Beinen herum. Sie verlangen Beteiligung und suchen nach Mitspielern. Sie schlafen schlecht ein, verlangen nach langen Einschlafzeremonien, stehen immer wieder aus dem Bett auf und schlafen keine Nacht durch. Sie wachen bei den geringsten Geräuschen auf. Sie schreien ungewöhnlich viel. Oft sind sie nörgelig, leicht reizbar oder quengelig. Sie weinen bei jeder Kleinigkeit. Sie reagieren übermäßig wütend und sind schnell frustriert. Ihre Trotzphase ist sehr ausgeprägt. Sie haben Eßschwierigkeiten und sind leicht ablenkbar beim Trinken. Ihr Spielen wirkt chaotisch und eher destruktiv. Sie wiederholen selten gleiche Spiele. Sie sind kaum entspannt und ruhig. Sie können frühzeitig Krabbeln und Laufen. Sie lassen sich ungern umarmen und suchen nur selten das längere Schmusen mit den Eltern. Sie haben manchmal eine verhaspelte Sprache.

Im Kindergarten

Die Kinder kommen in der Früh schon voller Energie hereingestürmt, verteilen im ganzen Raum ihre Schuhe, Anoraks, Mützen und Taschen. Sie müssen noch vor der Begrüßung erkunden, ob sich im Raum etwas verändert hat, oder sie etwas Neues zum Ausprobieren locken könnte. Kurz, aber stürmisch umarmen sie die Erzieherinnen. Sie klettern über alle Möbel und sind blitzschnell zur Tür hinaus gesprungen. Sie basteln und malen ungern. Unruhig und nervös klopfen sie mit den Fingern oder mit Gegenständen. Selten befinden sie sich in der Zimmerecke bei den Bauklötzen oder Legosteinen. Lieber zerstören sie Bauwerke der anderen Kinder. Sie können schlecht längere Zeit am Tisch sitzen. Sie wackeln im Sitzen ständig mit den Beinen. Während des Vorlesens würden sie sich am liebsten dazu ständig bewegen oder zumindest ihre Lage verändern. Plötzlich platzen Zwischenfragen, die manchmal mit dem vorgelesenen Inhalt wenig zu tun haben, aus ihnen heraus. Sie blättern in Bilderbüchern, ohne genau hinzusehen. Sie wollen immer die Ersten sein, die Vesperbrot, Getränke oder Spielsachen ausgeteilt bekommen. Es ist schwierig für sie, sich geduldig anzustellen oder abzuwarten, bis sie an der Reihe sind. Am liebsten rennen und schaukeln sie im Freien.

In der Schule

Sie bemühen sich um aufrechtes Sitzen, das ihnen ohne Bewegung schwerfallen würde. Sie kippeln ständig mit dem Stuhl oder zappeln unruhig beim Sitzen oder Stehen hin und her. Die ersten Aufgaben werden mit wenig Fehlern bewältigt, während sich bei den nachfolgenden restlichen Aufgaben die Fehlerquote oder die beanspruchte Zeitdauer sprunghaft erhöht. Trotzdem sind sie meist als Erste der Klasse mit den Aufgaben fertig. Ihnen zerbrechen Stifte, fallen Papierbögen vom Tisch, zerknittert jedes Arbeitsblatt, kleckst der Füller, schmiert der Kugelschreiber, zerreißt beim Schreiben die Heftseite und herrscht ein heilloses Chaos auf dem Schreibtisch. Nach anfänglichen Bemühungen schreiben sie manchmal so unleserlich, daß sie es selbst nicht mehr entziffern können. Sie bekommen Rechtschreib- und Leseprobleme. Sie passen nicht im Unterricht auf, hören der LehrerIn nicht zu und vergessen die einzelnen Aufgabenschritte. Sie bekommen nicht mit, welches Buch sie aus dem Ranzen holen und mit welcher Aufgabe sie beginnen sollen. Sie vergessen sofort längere Anweisungen der LehrerIn, deshalb machen sie auch selten alle Aufgaben. Es klafft ein weiter Unterschied zwischen den mündlichen und schriftlichen Leistungen, zwischen Lösungen mit Hilfe der Lehrerin und in der selbständigen Klassenarbeitssituation.
Sie stören Klassenkameraden und den Unterricht durch unruhige Bewegungen und unnötige Fragen. Sie lenken die Aufmerksamkeit der ganzen Klasse auf Ereignisse, die sie außerhalb des Klassenzimmers bemerken. Sie animieren andere Kinder, mit ihnen zu reden, zu spielen, sich zu bewegen. Ist ihnen langweilig, machen sie Geräusche und stehen unvermutet auf. Sie rennen plötzlich aus dem Klassenzimmer und kommen immer zu spät vom Pausenhof herein. Sie sind übereifrig, vorschnell und können nicht abwarten, bis sie aufgerufen werden. Sie beteiligen sich laut rufend am Unterricht, ohne die Fragen exakt beantworten zu können. Sie verstehen nicht, daß sie nicht immer aufgerufen werden können, wenn sie mitarbeiten wollen. Sie fühlen sich dann nicht beachtet und stören absichtlich den weiteren Unterricht. Sie fühlen sich in ihrer freien Entfaltung eingeengt und eingeschränkt. Sie haben nach kurzer Zeit „Null-Bock" auf langweiligen, eintönigen Unterricht. Einige dieser Kinder sind hochintelligent und fühlen sich vom Unterrichtsinhalt unterfordert. Immer fühlen sie sich fremdbestimmt und überfordert, wenn die LehrerInnen stärker den Unterricht

strukturieren. Beidesmal reagieren sie mit oppositionellem Verhalten oder verstärkter Bewegungsunruhe oder Träumerei.

Zuhause

Sie brauchen lange Zeit für kurze Hausaufgaben. Die Mutter muß dabei ständig daneben sitzen, die Hausaufgaben überwachen und ihnen beim Üben helfen. Sie können schlecht ruhig am Eßtisch sitzen und mit Messer und Gabel essen. Während des Essens stehen sie plötzlich vom Tisch auf. Sie lernen manchmal erst spät die Schuhe binden. Die Kleidung wirkt schnell unordentlich, auch wenn sie erst frisch gewaschen wurde. Nach einigen Stunden sind die Hosen wieder eingerissen und das Unterhemd hängt heraus. Sie verlieren ständig ihre Handschuhe, Bücher, Hefte, Stifte oder Spielsachen. Die Nachbarn beschweren sich dreimal in der Woche bei den Eltern über das laute Geschrei, die Schlägereien mit anderen Kindern und das Trampeln durch den gepflegten Garten.

Typische Hauptmerkmale

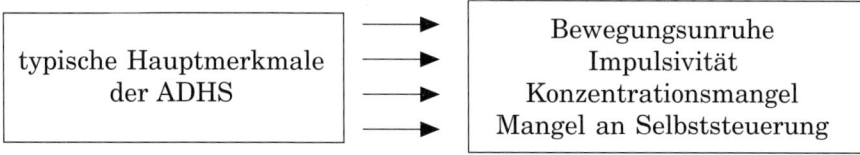

Diese typischen Merkmale können jedoch unterschiedlich schwer ausgeprägt sein.
Die Symptome der ADHS belegen keine einheitliche Störung. Sie äußern sich vielgestaltig und komplex. Vielleicht gibt es gar keine Krankheit im exakt medizinischen Sinne. Deshalb benötigen wir eine differenzierte individuelle Beschreibung der Symptome und eine Forschung nach eventuellen Ursachen. Dies erfordert genauso eine Vielzahl individueller Lösungsmöglichkeiten.
Betroffen sind meist Anteile aus allen Bereichen der kindlichen Persönlichkeit:

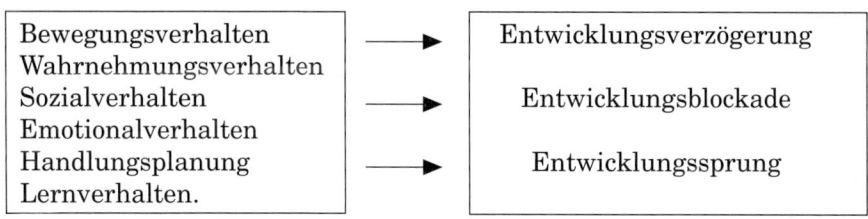

Die allgemeine Entwicklung kann Verzögerungen aufweisen, d.h. einige Bereiche erscheinen nicht altersgemäß entwickelt, sondern entsprechen im Vergleich zu anderen Kindern einem niedrigeren Alter, als das Kind tatsächlich alt ist.

Es können einzelne Bereiche in ihrer Entwicklung blockiert werden, aber auch Entwicklungssprünge beobachtet werden, d.h. das Kind vernachlässigt und überspringt einzelne Entwicklungsaufgaben und wendet sich, anscheinend unbeschadet, höheren Entwicklungsstufen zu. Dies kann tatsächlich in manchen Fällen durch Kompensation der fehlenden Informationen passieren. Manchmal jedoch können die für die weitere Entwicklung notwendigen Erfahrungen nicht ersetzt werden, und es bleiben Lücken bestehen, die eventuell später das Beherrschen höherer Funktionen erschweren werden.

Das auffällige Kind im Teufelskreis

Ein Teil der Kinder verspürt eigentlich keine Schwierigkeiten mit ihren eigenen Auffälligkeiten. Andere wiederum leiden unter ihren Problemen. Alle erfahren jedoch die Einflüsse aus ihrer Umgebung und reagieren darauf sensibel. Besonders wenn Anne und Helmut ständig negative Rückmeldungen hören:

„Du bist anders – du bist schlechter – du kannst weniger aufpassen – du störst die ganze Zeit".

Dies führt dazu, daß sie Anforderungen, Leistungsvergleiche und Streßsituationen vermeiden wollen:

„Alles ist langweilig und blöd – Ich kann nicht – Ich bin der Chef und bestimme".

Sie bemühen sich nicht mehr um angemessene Leistungen. Sie blockieren damit in einigen besonders empfindlichen Bereichen ihre Weiterentwicklung. Sie geben ihre Selbständigkeit auf und werden auf Kontrolle von außen angewiesen. Wenn die positive Anerkennung ausbleibt, müssen sie wenigstens durch störendes Verhalten auffallen und Bestätigung, wenn auch nur negative, erreichen. Dies wiederum stört noch mehr den alltäglichen Ablauf, und Anne und Helmut werden noch mehr Ermahnungen, Kritik, Unverständnis bis hin zur Bestrafung, Ausgrenzung oder Etikettierung erhalten. Sie fühlen sich mißverstanden und allein gelassen. Sie fühlen sich nicht mehr geliebt und als vollständiger Mensch akzeptiert. Die verunsicherten Kinder verlieren das Vertrauen in sich und die Umwelt. Sie erhalten ein negatives Selbstwertgefühl und Selbstbild. Sie finden nicht zu ihrer Mitte. Sie werden – genauso wie ihre Umgebung – überempfindlich.

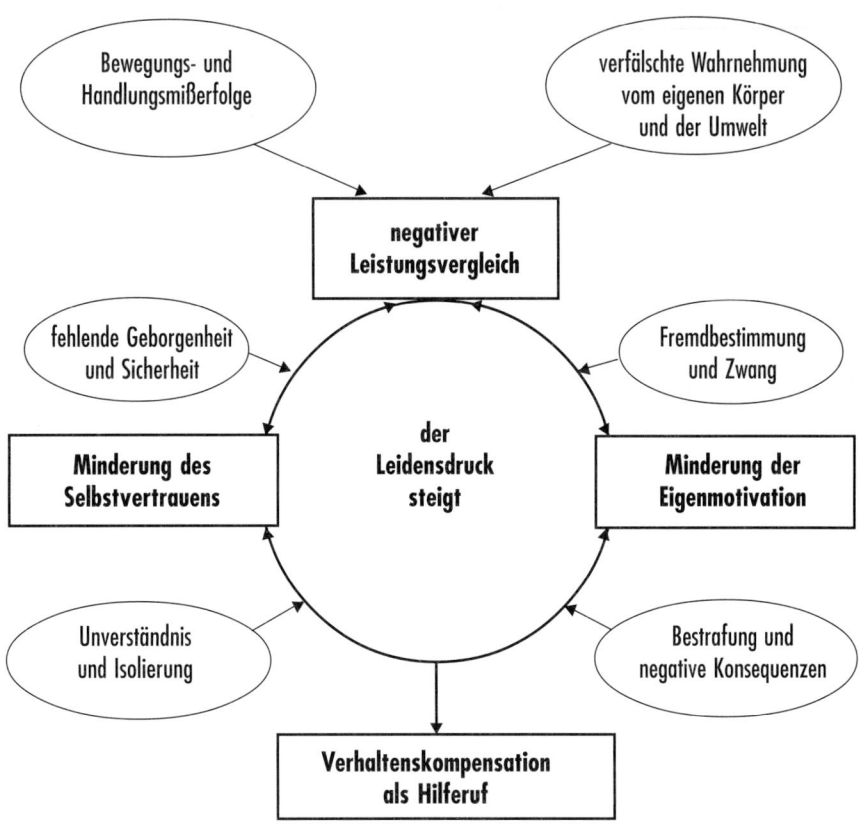

Kinder wie Helmut versuchen, ihre Unsicherheit immer mehr durch expansives auffälliges Verhalten zu vertuschen. Sie explodieren und bäumen sich noch gegen ihr Schicksal auf (*externalisiertes Verhalten*). Sie schreien um Hilfe. Sie mobilisieren letzte Überlebenskräfte. Fast genauso viele Kinder haben sich unauffällig aber hoffnungslos in sich zurückgezogen (*internalisiertes Verhalten*). Sie haben in der Teufelsspirale endgültig resigniert.

Es gibt keine Auffälligkeit ohne tiefen Grund.

„Denn es gibt keine Handlung ohne Grund,
und das, was ein Kind spontan tut, entspricht immer seinen tiefen Motivationen.
An uns liegt es, zu verstehen, was dieses Tun wirklich ausdrückt –
und durch unser eigenes Tun zu antworten."
(Aucouturier 1995)

Die zwei Seiten eines Goldstücks

Wenn auch die problematischen und störenden „Eigenschaften" der Kinder meist ihre angenehmen, bewundernswerten oder hilfreichen Seiten überdecken, kann es überraschend sein, was an Positivem wieder entdeckt werden kann. Dabei wird man feststellen, daß störende Elemente eigentlich in der Unterzahl sind und von den positiven schnell übertroffen werden könnten, wenn sie im Alltag mehr Beachtung, Anerkennung und auch Verwendung finden würden. Die Schwierigkeit liegt darin, das Positive trotz dem Ärger und Streß noch sehen zu können. Beachten wir wieder vermehrt diese vielen positiven Aspekte, verschwinden dadurch nicht alle Schattenseiten. Aber wir können sie leichter als die Kehrseite eines Goldstückes, als eine von zwei Seiten des gleichen Kindes annehmen.

◤ Positivliste

Das Kind verfügt über eine erfrischende Spontaneität und
ansteckende Lebensfreude.
Es kann blitzschnell richtig reagieren.
Es ist spielerisch und schnell begeistert.
Es ist sehr kreativ und entdeckt immer eine Vielzahl an
Spielvariationen oder Lösungsmöglichkeiten.
Jedes Problem kann geknackt werden.
Es interessiert sich für alles, was um es herum passiert.
Ihm entgeht nichts, es merkt alles und besitzt den
Überblick.
Es findet kleine unscheinbare verlorene Gegenstände,
nach denen andere lange suchen müssen.
Es läßt sich nicht alles gefallen, gibt nicht auf, ist
durchsetzungsfähig und kann sich gegen Übergriffe
wehren.
Es ist ein Stehaufmännchen, nicht lange beleidigt oder
verärgert.
Es hat einen ausgeprägten Gerechtigkeitssinn.
Es könnte niemals heucheln, Intrigen planen, langfristig
etwas verbergen oder lügen.
Es hält sich an Gewohnheiten oder selbst erstellte Regeln.
Es ist hilfsbereit, offen, ehrlich, charmant und nicht
nachtragend.
Es kann zupacken, sich zäh durchbeißen und stundenlang
bei anstrengender Arbeit durchhalten.

Es ist ein Energiebündel und muß nicht mit seinen
Kräften haushalten.
Es kann sich herrlich über vieles freuen, Blödsinn machen
und hat Freude am gemeinsamen Bewegungsspiel.
Es ist kein langweiliger Stubenhocker.
Es ist sehr empfänglich für persönliche Zuwendung.
Es ist sehr sensibel und spürt kleinste
Stimmungsschwankungen.
Es ist fürsorglich und zeigt für kleinere Kinder großes
Verständnis.
Es pflegt intensive Beziehungen zu Tieren,
interessiert sich stark für die Natur, spielt am liebsten im Freien.
Es kennt viele Wege, Verstecke, Kletterbäume und
Abenteuerspielplätze.
Es kann alle Hindernisse überwinden.

1.2 Diagnostik

*„Wie kann man denn feststellen, was wirklich mit Anne, Helmut oder
den anderen auffälligen Kindern los ist?" fragte die Mutter argwöhnisch.
„Braucht man überhaupt diese zahlreichen Untersuchungen?"*

Es werden von Fachleuten verschiedene Untersuchungen durchgeführt,
um herauszufinden,

- welche Fähigkeiten oder Schwierigkeiten in welchen Bereichen auftreten (*deskriptiv*),
- welche Zusammenhänge oder Auswirkungen bei den einzelnen Auffälligkeiten bestehen können (*kontextuell*),
- wie der Vergleich mit der Norm und mit anderen Kindern ausfällt
  (*klassifizierend*),
- welche Ursachen die Schwierigkeiten ausgelöst haben können
  (*kausal*),
- welche Fördermaßnahmen oder Hilfen geeignet erscheinen
  (*therapeutisch*) und
- welche Fördermaßnahmen erfolgreich waren (*evaluativ*).

Die Diagnostik soll

- den Eltern die Sicherheit geben, endlich die richtige Ursache zu
  erfahren,
- dem Fachmann die Sicherheit geben, die richtige Behandlung für
  die Schwierigkeiten zu wählen oder gewählt zu haben und
- dem Kostenträger Sicherheit geben, daß er berechtigterweise die
  Kosten der Behandlung übernimmt.

Die Untersuchung kann geschehen mit Hilfe von
- qualitativer Beobachtung im Alltag oder in besonderen Spiel- oder Schulsituationen *(skopisch)*,
- quantitativer standardisierter Testverfahren *(metrisch)*,
- einzelnen Übungen in Experimentalsituationen.

Um Anne und Helmut zu untersuchen, wird meist nur der Fragebogen nach ICD10/DSM IV (Sass et al. 1996) herangezogen (siehe folgende Abbildung). Dabei werden aus den Bereichen A. Unaufmerksamkeit und B. Hyperaktivität/Impulsivität 18 verschiedene Beschreibungen geliefert, die angekreuzt und zusammengezählt werden. Haben von A. mindestens sechs der folgenden Symptome in den letzten 6 Monaten in einem Ausmaß bestanden, das für das Entwicklungsalter unpassend ist, wird das Kind als ADS (ohne Hyperaktivität) bezeichnet. Treffen außerdem noch mindestens sechs Symptome von B. zu, wird von ADHS (Aufmerksamkeitsdefizitsyndrom mit Hyperaktivität) gesprochen. Diese Symptome müssen größtenteils schon vor dem Alter von sieben Jahren aufgetreten und in mehreren Lebensbereichen sichtbar sein.

A. Symptome der Unaufmerksamkeit:
1. hat Schwierigkeiten sich zu konzentrieren oder macht Leichtsinnsfehler bei den Hausaufgaben, bei der Arbeit oder anderen Aktivitäten
2. hat oft Schwierigkeiten, bei Aufgaben und Spiel länger aufmerksam zu sein
3. scheint oft nicht zuzuhören, auch bei direkter Ansprache
4. hat Schwierigkeiten, Aufträge vollständig auszuführen. Schafft es nicht, Hausaufgaben, Hausarbeiten oder Aufgaben am Arbeitsplatz zu beenden (nicht bedingt durch oppositionelles Verhalten oder Verständnisschwierigkeiten)
5. hat oft Schwierigkeiten, Aufgaben und Aktivitäten geordnet durchzuführen
6. vermeidet oft Aufgaben, die ausdauernd geistige Anstrengung erfordern (mag das auch nicht und will sich nicht in eine solche Aktivität einlassen, z.B. bei Schul- oder Hausaufgaben)
7. verliert oft Dinge, die für Aufgaben oder Aktivitäten nötig sind (z.B. Spielsachen, Schulutensilien, Bleistifte, Bücher, Werkzeug)
8. ist oft abgelenkt durch Außenreize
9. vergißt viel im Alltag, was regelmäßig eingefordert wird.

B. Symptome der Hyperaktivität/Impulsivität:
1. zappelt oft mit Händen und Füßen und windet sich auf dem Sitz
2. verläßt oft den Sitzplatz im Klassenzimmer oder bei anderen Gelegenheiten, in denen erwartet wird, daß man sitzenbleibt.
3. rennt und klettert exzessiv situationsunangepaßt
4. kann nur schwer ruhig spielen oder Freizeitaktivitäten ausführen
5. scheint oft umtriebig und handelt oft, als ob von einem Motor getrieben
6. redet häufig übermäßig viel
7. gibt vorschnell Antworten, ehe eine Frage fertiggestellt ist
8. kann häufig nicht abwarten
9. unterbricht oder stört oft andere, indem er ins Geschehen platzt.

Einseitig

Werden nur einzelne Teilbereiche der kindlichen Persönlichkeit einseitig beobachtet, führt dies zu vorschnellen Urteilen und unangemessenen Patentrezepten. Eine Vielzahl von anderen Aspekten und Beweggründen, die die Kinder und ihre Fähigkeiten ständig beeinflussen, werden dabei vernachlässigt.

 Die Frau wird vor Freude bleich. Soeben hat sie telefonisch den lang ersehnten Heiratsantrag von ihrem Geliebten erhalten. Ihr Puls schlägt enorm, ihre Augenlider flattern. Sie stöhnt und faßt sich ans Herz. Schweiß auf ihrer Oberlippe. Sie torkelt leicht, lehnt sich an die Wand. Sie schließt die Augen, um ihren Geliebten vor sich zu sehen. Sie sinkt zu Boden. Der vorbeikommende Schulmediziner bemerkt die körperlichen Anzeichen. Ursache ist doch eindeutig ein instabiler Kreislauf. Vielleicht aufgrund von chronischer Herzschwäche. Oder? (Frei nach Dr. med Hans v. Lüpke's Vortrag am 4.3.99 in Weingarten)

 Einseitige Untersuchung kann zu falschen Ergebnissen führen.

Ganzheitliche Diagnostik

Kindliches Verhalten wird von vielen Faktoren beeinflußt. Eine ganzheitliche Diagnostik will die ganze Persönlichkeit der Kinder erfassen. Deshalb wird sie möglichst viele der folgenden Bereiche beachten:

- die Fähigkeiten, Stärken, Vorlieben und Vermeidungen
- die medizinisch-neurologischen Komponenten: Krankenvorgeschichte (*Anamnese*), andere Krankheiten oder Allergien, pathologische Zeichen und Reflexe, Elektroenzephalogramm (*EEG*) als Ableitung der Gehirnströme
- die motorischen Komponenten: Tonus, Gleichgewicht, Koordination, Grobmotorik, Feinmotorik, Bewegungsverhalten
- die sensorischen Komponenten: vestibuläre, taktile, kinästhetische, visuelle und auditive Wahrnehmung, sensorische Integration
- die sensomotorischen Komponenten: Körperbewußtsein, Lateralität, Raumorientierung, seriale Leistung, Praxie
- die emotionalen Komponenten: Selbstkonzept, Verhalten, Motivation, Stimmung, Ausdauer
- die sozialen Komponenten: Familiensituation, Fremdwahrnehmung, Kommunikation, Konfliktlösung, Kooperation
- die kognitiven Komponenten: Intelligenz, Planungs- und Steuerungsfähigkeit, Gedächtnis, Kreativität, Konzentration, Schulsituation

> Diagnostik ist die Kunst des Puzzles,
> da jede Situation oder Übung stets
> komplex, mehrdeutig und ganzheitlich bewältigt wird.
> Verhalten kann nur in diesem Zusammenhang interpretiert werden.

Es können u.a. verwendet werden:
- Fragebögen: DSM IV (American Diagnostic and Statistical Manual of mental Disorders), ICD 10 (International Classification of Diseases der Weltgesundheitsorganisation), Conners-Elternfragebogen, DEF (Diagnostischer Elternfragebogen), Mannheimer Elterninterview
- konzentrative Testverfahren: BAUT (Bonner Aufmerksamkeitstest), FAIR (Frankfurter Aufmerksamkeitsinventar), SRKT-K (Selbstregulations- und Konzentrationstest für Kinder)
- soziale Testverfahren: FRT (Family relations test), Zeichentest Familie in Tieren, FSK (Fragebogen zum Selbstkonzept), ScT (Scenotest), SFB (subjektives Familienbild)
- kognitive Testverfahren: TEKO (Testbatterie zur Erfassung kognitiver Operationen), K-ABC (Kaufman-Assessment-Battery for Children), HAWIK-R (Hamburg-Wechsler-Intelligenztest)
- sensomotorische Testverfahren: KTK (Körperkoordinationstest), MOT (Motorischer Test), DMB (Diagnostisches Inventar motorischer Basiskomponenten), LOS KF 18 (Lincoln-Oseretzky-Skala Kurzform

18), Diagnostik mit Pfiffigunde, Psychomotorischer Screening-Test, TKT (Trampolinkoordinationstest), FEW (Frostig-Entwicklungstest der visuellen Wahrnehmung), DTVP-2 (Developmental Test of Visual Perception), SCSIT (Southern California Sensory Integration Test), LDT (Leistungs-Dominanz-Test)

- Verhaltensbeobachtungen: CMV (Checkliste motorischer Verhaltensweisen), Child Behavior Checklist, Sozialverhalten, Spielverhalten, Lernverhalten, Alltagsbeobachtungen
- neurologische Testverfahren: nach Touwen, mit EEG, Computertomographie, PET und SPECT (bildgebende Verfahren)
- Entwicklungstabellen: Denver Entwicklungsskalen, Münchner Funktionelle Entwicklungsdiagnostik, sensomotorisches Entwicklungsgitter

 Jede umfassende Diagnostik ist nur dann sinnvoll, wenn sie hilft, Verständnis für das einzelne Kind in seiner Gesamtpersönlichkeit und speziellen Situation zu entwickeln.

Mehrere Blickwinkel vervollständigen

Es erscheint notwendig, um die Kinder in ihrer gesamten Persönlichkeit und komplexen Lebenssituation verstehen zu können, eine möglichst umfassende Diagnostik zu erstellen. Dazu müssen verschiedene Faktoren und Sichtweisen zusammengetragen werden. Zum Beispiel kann eine unauffällige Videoaufzeichnung von kindlichem Bewegungsverhalten mehrmals durch verschiedene Blickwinkel beschrieben und ausgewertet werden: körperliche Auffälligkeiten, emotionale Auffälligkeiten, soziales Verhalten, gelungene Handlungsstrategien, Fähigkeiten und Stärken.

Die Testsituation

Oftmals wird schon alleine nach wenigen Informationen eine objektive und exakte Beurteilung und Diagnose erwartet. Hierbei ist jedoch Skepsis angebracht. Zu schnell wird ein „Urteil" gefällt oder ein „Stempel" aufgedrückt.
Dabei wird die befremdende, künstliche und subjektive Situation einer Untersuchung vergessen.

 Das Froschkind hüpft neben dem Mutterfrosch her. Je näher sie dem Untersuchungszimmer von Professor Eule kommen, um so stiller wird der kleine Frosch. Kaum springt er noch in die Höhe. Sogar zwei kleine Fliegen am Straßenrand übersieht er. „Warum müssen wir dorthin gehen? Ich will lieber nach Hause." – „Du

gehst jetzt mit und zeigst dem Professor Eule alles, was du nicht kannst. Das ist wichtig für dich und mich." Professor Eule ist ein vielbeschäftigter Vogel. Er hat kaum Zeit. Außerdem hatte er heute morgen schon Ärger mit seinen Kindereulen gehabt. Kaum ist der ängstliche Frosch in das Zimmer hinein gehüpft, muß er sich sofort alles ausziehen, obwohl es doch kalt ist und er den Professor noch gar nicht kennt. Und die Eulenhand fühlt sich auch so unangenehm kitzelig vor lauter kleinen Federn an. Er will nicht berührt werden, zuckt zusammen, wird steif und will ausweichen. Tolpatschig fällt er beinahe auf seine Nase und kann sich gerade noch an der Eulenbrille festhalten, die natürlich zerbricht. Die Froschmama schimpft, der Eulenprofessor murmelt nur „Aha" und notiert sich einiges. Möglichst schnell soll das Froschkind komische unverständliche Übungen ordentlich und korrekt zeigen. Die Froschmama ermahnt es, sein Bestes zu geben. Es wird immer unruhiger. Es will nur noch hier raus......

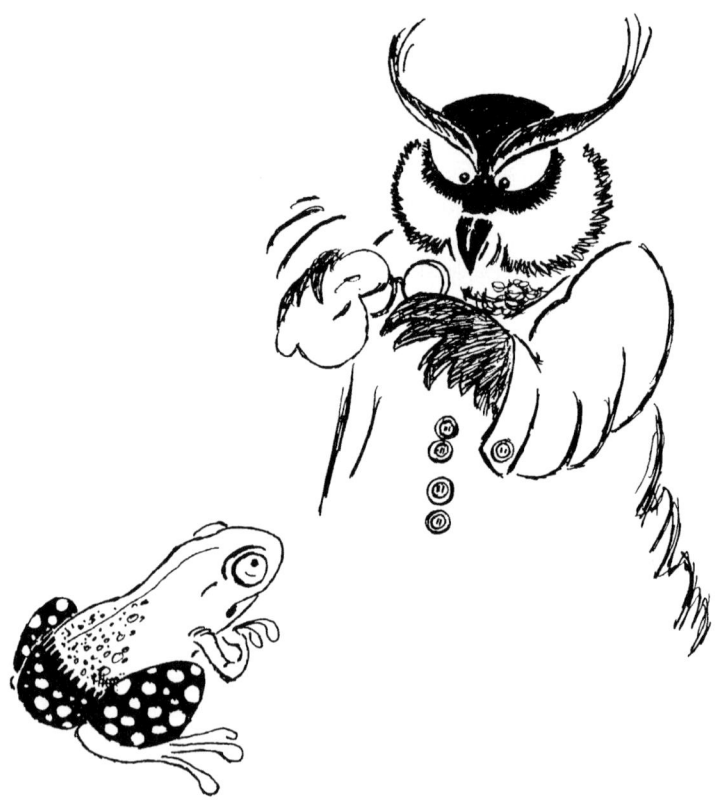

Die Untersuchung findet meist in einer fremden Umgebung durch eine fremde Person statt. Das Vorzeigen von Fähigkeiten und Schwächen ist für alle Menschen immer etwas Besonderes. Dies gilt erst recht für Kinder, die ihre Schwächen kennen und verbergen wollen. Aufregung und Streß verhindern eine optimale Bewältigung einzelner Aufgaben. Eine produktive, verständnisvolle und offene Beziehung kann selten in so kurzer Zeit zwischen Testleiter und Kind hergestellt werden. Die Gefühle, die der Testleiter in den Kindern hervorruft, müssen genauso wie die Erinnerungen an bisherige Testsituationen berücksichtigt werden.

Selten sind einzelne Übungen auf Kommando bedeutsam für die Kinder. Sie werden kaum Eigeninteresse zeigen, sie möglichst exakt durchzuführen. Das Interesse und dadurch die Aufmerksamkeit lassen beim besten Willen nach. Die Kinder können verständlicherweise deshalb auch diese für sie unerwünschten künstlichen Aufgaben verweigern.

Die begleitende Mutter bringt meist eine gespannte Erwartungshaltung mit in das Untersuchungszimmer. Sie sucht natürlich verzweifelt nach einer Erklärung, Lösung oder nach Bestätigung für die verunsichernden und anstrengenden Probleme.

Der erfahrene Untersucher hat schon viele ähnliche Kinder gesehen. Er hat bestimmte Wahrnehmungsmuster und Antworten im Gedächtnis abgespeichert, die bei kleinsten Hinweisen sofort abgerufen werden, um die konkrete Wahrnehmung in der Untersuchung zu ergänzen. Er wurde von seiner eigenen Entwicklung und Erziehung geprägt. Er hat einen eigenen Standpunkt und eine eigene Persönlichkeit. Und er bringt seine Tagesverfassung, seine momentane private Situation, aber auch die Zwänge von Zeit, Anspruch und Verdienst mit in die Untersuchung.

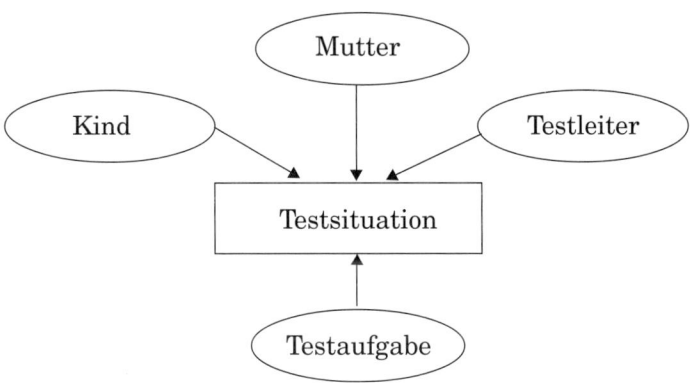

 Jede Testsituation wird von vielen Faktoren beeinflußt.

Die fünf Schritte zum Urteil

Bevor wir zu schnell ein immer subjektives Urteil fällen (siehe auch Kapitel 3.2 Seite 75ff), müssen wir zuerst vier andere Schritte gegangen sein. Es ist grundsätzlich wichtig, das kindliche Erleben in einer Untersuchung zu verstehen und auf alle Fälle zu berücksichtigen.

Tip Erinnern Sie sich an Ihre letzte Prüfungssituation? Wie haben Sie sich dabei gefühlt? Wie war Ihre Prüfungsleistung im Vergleich zu Ihrem tatsächlichen Wissen?

Mit diesem Verständnis müssen wir das gezeigte Verhalten genau beobachten, um es hinterher möglichst neutral und ausführlich beschreiben zu können. Erst dann sollten wir das Erlebte bewußt interpretieren, um es in bestehende Normen einordnen zu können, im Wissen, daß die Beurteilung nie objektiv gültig sein kann. Sie kann nur als momentaner Anhalt gelten, die ständig hinterfragt und verbessert werden muß. Die Welt und die Kinder sind stets veränderlich. Jedes beobachtete Verhalten kann aufgrund der komplexen Testsituation unterschiedlich interpretiert werden.

Die subjektive Wahrnehmung des Beobachters ist unumstritten. So gaben bei einer Umfrage Lehrer, Eltern und Nachbarn jeweils ungefähr 13% der Kinder einer Klasse als hyperaktiv an, jedoch wurden nur 1,3% der Kinder von allen gleichzeitig als auffällig bezeichnet.

zB *Bewegungsängstliche Eltern bezeichnen ihr bewegungsfreudiges Kind schon als unruhig, während lebensfrohe Eltern ihr normal entwickeltes Kind als gehemmt und ängstlich beklagen.*

Auch unsere Vorkenntnis und Meinung beeinflussen kindliches Verhalten (*sich selbsterfüllende Prophezeiung*).

zB *Der neuen LehrerIn wurden gleichgute Schüler zur Hälfte als gut, die andere Hälfte als schlecht im Lernen geschildert. Am Ende des Schuljahres hatten tatsächlich die erste Hälfte gute, die zweite Hälfte schlechte Noten (Rosenthal-Effekt).*

 Das von vielen Faktoren beeinflußte komplexe Untersuchungserlebnis führt zu keinem neutralen oder objektiven Ergebnis.

Streß macht krank

Jeder Mensch erfährt in belastenden, ungewöhnlichen, unkontrollierbaren Situationen, die außerdem noch mit Leistungsanforderung und Zeitdruck beladen sind, Unsicherheit und Verwirrung. Daraus können für diesen Moment krankhafte (*pathologische*) Symptome, zum Beispiel

Bewegungsunruhe, Unaufmerksamkeit, aber auch Verkrampfung der Muskulatur, Instabilität oder Ausweichverhalten entstehen. Alle Menschen wollen die Situation, die sie erleben, beherrschen, zumindest verstehen, einordnen und kontrollieren. Können sie dies nicht, werden sie anscheinend krankhafte oder unnormale Anzeichen zeigen. Deshalb müssen bei einer verstehenden Diagnostik die belastenden Faktoren so gering wie möglich gehalten werden, auch wenn sie nie vollständig beseitigt werden können. Dazu muß eine persönlicher Kontakt hergestellt werden. Die Kinder wollen sich ernst genommen fühlen. Je mehr die Testsituation spielerisch und unbefangen abläuft, um so realistischer werden die gezeigten Fähigkeiten mit dem tatsächlichen Können übereinstimmen. Unauffällige Videoaufzeichnungen vermeiden das sichtbar störende Mitprotokollieren der Ergebnisse. Trotz allem Bemühens wird jeder Untersuchungsvorgang eine künstliche Situation für alle Beteiligten bleiben. Deshalb sollte das Beobachtete immer vorsichtig interpretiert werden.

 Untersuchungserlebnisse unter Streß vermitteln nicht das tatsächliche Können.

Schwächen-, Förder- und Stärkendiagnostik

Die konkrete, einfache, nicht wertende Beschreibung ist wichtiger als die Beurteilung, wichtiger auch als erzielte Punkte und Quoten (*Intelligenz-Quotient oder Motorischer Quotient*). Sie liefert die Qualität des Bewegungsverhaltens und kann, eher als reine Zahlen, Auskunft über die individuelle Lösungsstrategie einer Handlung oder eines Verhaltens geben. Anscheinend objektive Quoten halten einer Überprüfung des Testergebnisses selten Stand. Zu groß sind die verschiedenen Einflußmöglichkeiten während des Testverfahrens.

Werden nur die Schwachstellen von Anne und Helmut untersucht, und die Defizite im Bezug zur „Normalität" beschrieben, entgehen dem Beobachter eine Reihe von wichtigen Informationen. Eine defizitfixierte Untersuchung, auch wenn sie manchmal notwendig ist, verdeutlicht den Kindern meist ihre Unfähigkeiten und den Zwang, diese verändern zu müssen. Überspitzt formuliert werden die Kinder ge-schwächt. Dies schafft eher Resignation, Verweigerung und Wut über die ständige Kritik und kann mögliche Veränderungen blockieren.

Förderdiagnostik verzichtet auf quantitative Testverfahren. Sie legt den Schwerpunkt auf die aktuellen Entwicklungsaufgaben, mit denen sich die Kinder derzeit beschäftigen. Dagegen runden die bemerkten Stärken oder Vorlieben von Anne und Helmut nicht nur den Gesamteindruck ab. Sie beschreiben die gewählten Handlungsstrategien oder Lernprozesse und nicht nur die Ergebnisse. Sie geben ebenso konkrete Aufschlüsse über den momentanen Entwicklungsstand, die Lieblingsbeschäftigungen, die daraus entstehenden Bedürfnisse der Kinder und über ein eventuelles Vermeidungsverhalten schwieriger Aufgaben. Durch eine allumfassende Sichtweise kann in einer stärkenorientierten Diagnostik schon der erste Schritt in Richtung Stärkung des Selbstbewußtseins getan werden.

 Allgemeine Grundsätze einer verstehenden Diagnostik:

1. Ganzheitliche und umfassende Diagnostik ersetzt einseitige Beobachtung.

2. 5 Schritte führen zur Diagnose: Erleben – Beobachten – Beschreiben – Interpretieren – subjektive Beurteilung.

3. Streß und Unsicherheit schaffen Pathologie.

4. Qualitative statt quantitativer Diagnostik.

5. Förderdiagnostik fördert, Stärkendiagnostik stärkt, aber Defizitdiagnostik schwächt die Kinder.

Vor lauter Bäumen übersehen wir den Wald

Es ist ein immenser Aufwand für eine umfassende Diagnostik notwendig. Sie wird trotzdem nie alle Aspekte der kindlichen Persönlichkeit erfassen oder objektiv beurteilen können.

Durch die Diagnostik zerlegen wir die Kinder in einzelne Teilbereiche. Wir übersehen dabei oft die gesamte Situation oder die Zusammenhänge der Kinder. Wenn es zu viele Puzzlesteile sind, die zu einem Gesamtbild zusammengefügt werden müssen, verlieren wir schnell den Überblick.

 Viele einzelne Teilaspekte ergeben nicht immer die Gesamtpersönlichkeit der Kinder.

Sicherheit für wen?

Die Diagnostiksituation ist nicht für die Kinder wichtig. Die Kinder sollen ihre Schwachstellen zeigen, damit wir Erwachsenen wissen, was schuld an der Störung hat und was die Kinder üben müssen. Provozierend formuliert bringt die Untersuchung den Kindern Streß und Unsicherheit, damit die unsichere TherapeutIn oder die verunsicherten Eltern Sicherheit erlangen. Das verhindert eine wirkliche gleichberechtigte Begegnung. Wäre es nicht besser, wenn wir Erwachsene unsere

Sicherheit nicht durch die Verunsicherung der Kinder suchen, sondern sie in unserer Arbeit und unserem Selbstvertrauen finden würden? Kinder, die sich dagegen wehren und Untersuchungen boykottieren, zeigen, daß sie nicht bereit sind, kritiklos für sie sinnlose oder auch verletzende Situationen zu erleben.

Ist Diagnostik notwendig?

Verschiedene Seiten fordern eine differenzierte Diagnostik (siehe Seite 21). Besonders gegenüber Kostenträgern oder Schulbehörden müssen immer noch ausführliche Gründe für eine Hilfestellung für die Kinder geleistet werden. Vom Kinderarzt wird eine schnelle, aber exakte Diagnose verlangt. Auch einige Behandlungsformen brauchen unbedingt die Lernzielbestimmung.

Dagegen kann auf eine künstliche diagnostische Situation verzichtet werden, wenn sich alle Beteiligten sicher sind, daß in einer offenen gleichwertigen Begegnung zwischen Kindern und Erwachsenen die notwendigen selbständigen Entwicklungs- und Heilungskräfte mobilisiert werden. Um als selbständige und gleichwertige Partner des Geschehens die Entwicklung in der Gegenwart gemeinsam er-leben zu können, müssen jegliche Etikettierungen vermieden werden. Beobachtungen während des Dialogs können zwar anschließend interpretiert werden, um weitere Begegnungen vorzubereiten. Aber in der momentanen Begegnung wird eine Diagnostik im herkömmlichen Sinne nicht benötigt. Auch werden bisherige Beobachtungen und Erlebnisse ständig überprüft und verändert.

> Dem Kopf Diagnostik und Vorbereitung,
> dem Kind mein offenes Herz und meinen warmen Bauch.

 Nur soviel Diagnostik wie nötig, so wenig wie möglich.

Differentialdiagnostik

Ähnliche Symptome können von vielen verschiedenen Erkrankungen stammen, die auf alle Fälle vom ADHS abgegrenzt und diagnostisch-therapeutisch unterschieden werden müssen. Dazu gehören Schilddrüsenüberfunktion, autistische o. psychische Erkrankung (*z.B. Schizophrenie*), Angststörung, tiefgreifende Entwicklungsstörung, primär geistige Behinderung, Stoffwechselerkrankung, Epilepsie, Allergien, juckende Hautkrankheiten, Nebenwirkung anderer Medikamente (*z.B. Bronchospasmolytika*), altersgemäßes Verhalten bei aktiven Kindern, hyperkinetische Symptome bei schulischer Über- oder Unterforderung (*z.B. bei hoher Intelligenz*), bei rein oppositionellen Verhaltensweisen, bei extremen oder chaotischen psychosozialen Bedingungen.

1.3 Ursachen

„Wie entsteht aber nun ADHS?" fragte die Mutter verzweifelt. „Ich habe schon von so vielen verschiedenen Theorien gehört. Was ist denn jetzt schuld daran?"

Es gibt selten eindeutige Krankheitsbilder mit eindeutigen Ursachen. Das gilt auch für die Entstehung von ADHS. Denn viele Faktoren können die kindliche Entwicklung beeinflussen:
- Risikofaktoren während der Schwangerschaft und der Geburt (z.B. Alkohol- und Nikotin-Konsum der Mutter, Sauerstoffmangel)
- schwere Ernährungs- und Infektionskrankheiten im 1. Lebensjahr
- genetische Einflüsse
- Restschäden bei behandelter frühkindlicher zentraler Lähmungserscheinung (*ICP*)
- Persönliche Eigenschaften (wie Verarbeitungsmodelle, Motivation, Temperament, Erfahrungen)
- Entwicklungsverzögerungen (zum Beispiel Spätentwickler)
- gesellschaftlich bedingte Faktoren (zum Beispiel Bewegungsmangel, Umweltschäden, Familiensituation, Familienstruktur, Erziehung, Normen, Struktur und Arbeitsweise in der Schule oder Einrichtung)
- Unbekannte (*ideopathische*) Ursachen

Es werden eine große Anzahl von verschiedenen Ursachenmodellen von der Fachwelt entworfen, theoretisch begründet und vor allem gegen andere Modelle vehement abgegrenzt, warum Helmut und Anne als hyperaktiv oder unkonzentriert erscheinen. Fast jedes Ursachenmodell erhebt den Anspruch, die einzig richtige Erklärung für das Auftreten von Aufmerksamkeitsbeeinträchtigungen oder Hyperaktivität zu sein. Diese Erklärungsmodelle werden in wissenschaftlichen Studien dargelegt und ihre Richtigkeit mit Statistiken begründet. Sie werden von anderen Erklärungsmodellen abgegrenzt und deren Statistiken und Studien werden widerlegt. Es gibt für beinahe jeden Erklärungsversuch mindestens eine wissenschaftliche Gegendarstellung, die das genaue Gegenteil zu beweisen versucht bzw. deren Richtigkeit bezweifelt.

Die Geschichte vom seltsamen Tier

Es war einmal vor langer, langer Zeit in einem weit entfernten Land hinter dem großen Ozean. Da lag ein kleines Dorf eingebettet zwischen sanften Hügeln am Rande des großen dunklen Waldes. Die Dorfbewohner waren rechtschaffene Leute, zufrieden mit ihrer Arbeit und ihrem Leben. Sie wohnten alle schon lange in dem Dorf, kannten alle Tiere und alle Menschen mit Namen und abends nach der getanen Arbeit saßen sie noch einige Zeit auf dem Dorfplatz unter dem alten Lindenbaum beieinander und plauderten über dies und das. Eines Abends kam einer der Männer aufgeregt aus dem Wald gerannt und rief schon von weitem: „Ich bin auf dem Heimweg durch den dunklen Wald einem komischen Tier begegnet. Ich habe es in der Dunkelheit kaum sehen können. Aber nach dem ersten Schreck gewann doch meine Neugierde die Oberhand über die Angst, und ich befühlte es genau. Das Tier ist klein, mit gebogenem hartem Körper, der nach vorne hin spitz zu läuft.“ Da rief der mutigste der Männer: „Ich will sehen, was es für ein seltsames Tier ist.“ Nach einiger Zeit kam er wieder aus dem Wald heraus und rief: „Du hast unrecht. Ich habe es auch mit meinen Händen befühlt und gründlich untersucht. Es ist so hoch und breit wie unser größtes Haus, prall und rund.“ Ein anderer Mann ging in den Wald, das unbekannte Tier zu untersuchen. „Ihr habt beide falsches erzählt. Es ist eindeutig lang und weich wie eine Schlange.“ Der nächste Mann, der in den Wald ging, berichtete: „Wie könnt ihr nur solche Unwahrheiten berichten. Es ist wie eine dicke Säule, rund und ziemlich hoch.“ Weitere Untersucher kamen mit wieder anderen Ergebnissen aus dem Wald: „Es ist wie ein weit gespanntes Segel, dünn und biegsam. Es ist nicht spitz oder dick.“ – „Es ist wie ein dickes Tau. Aber bestimmt nicht wie ein Segel oder eine Schlange.“ „Es macht Geräusche wie eine gräßliche Trompete. Aber der Körper ist durchsichtig und nicht zu ertasten.“ Und so stritten sich die Dorfbewohner, wer wohl recht habe und wer die Unwahrheit sage. Und sie hätten sich noch lange weiter gestritten, wenn nicht – wie üblich in solchen Geschichten – zufällig ein Fremder vorbeigekommen wäre. Er hörte der Streiterei mit verwundertem Kopfschütteln zu und meinte schließlich, daß dies Tier im Wald wohl sein Elefant sein müßte, den er schon seit Tagen suchen würde. Da wurden die Dorfbewohner nachdenklich und zeigten dem Fremden den Weg zu seinem Elefanten, der im Wald genüßlich an einigen Ästen knabberte.

(nach einem trad. indisches Märchen)

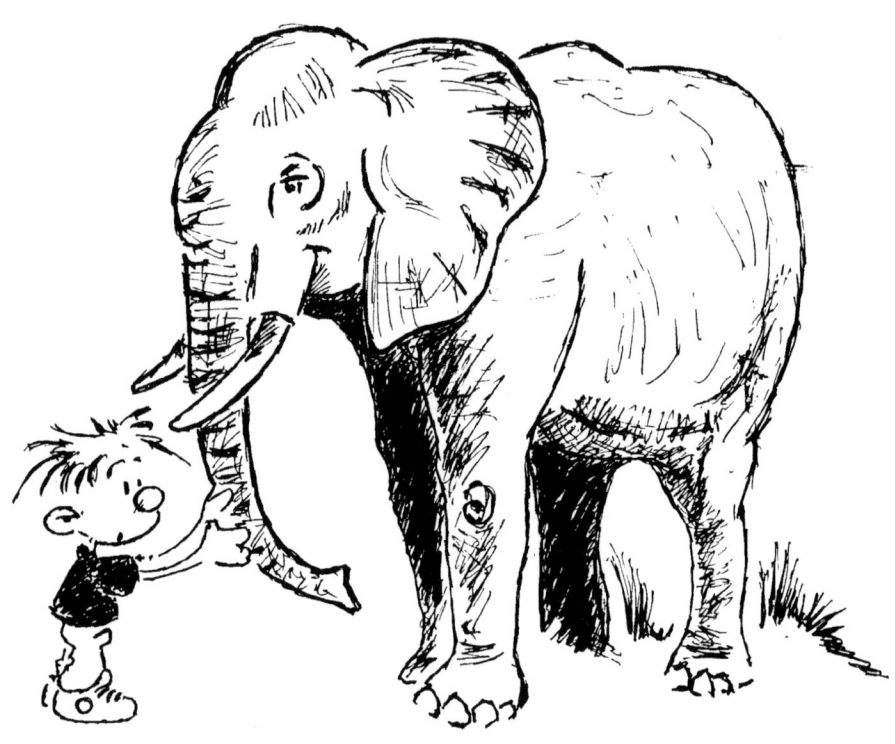

TiP Sie haben eine unbekannte Person kennengelernt und sich von ihr ein Bild gemacht. Ist es Ihnen auch schon passiert, daß Sie nach einiger Zeit noch viele andere Wesenszüge entdeckt und Sie daraufhin Ihr Bild verändert haben?

Einige der bekanntesten Theorien der ADHS-Ursachen werden auf den folgenden Seiten vorgestellt. Dabei kann kein Anspruch auf vollständige und umfassende Darstellung gelegt werden. Vielmehr soll das breite Spektrum der verschiedenen Sichtweisen, begründet meist auf Ausbildung, Berufe, Vorerfahrung oder Vorgehensweise der jeweiligen Fachleute, aufgezeigt werden.

Wenn es Ihnen im Moment zu umfangreich ist, können Sie auch die folgenden Seiten überblättern und gleich auf Seite 55 oder auf Seite 57 bei den Behandlungsansätzen weiterlesen.

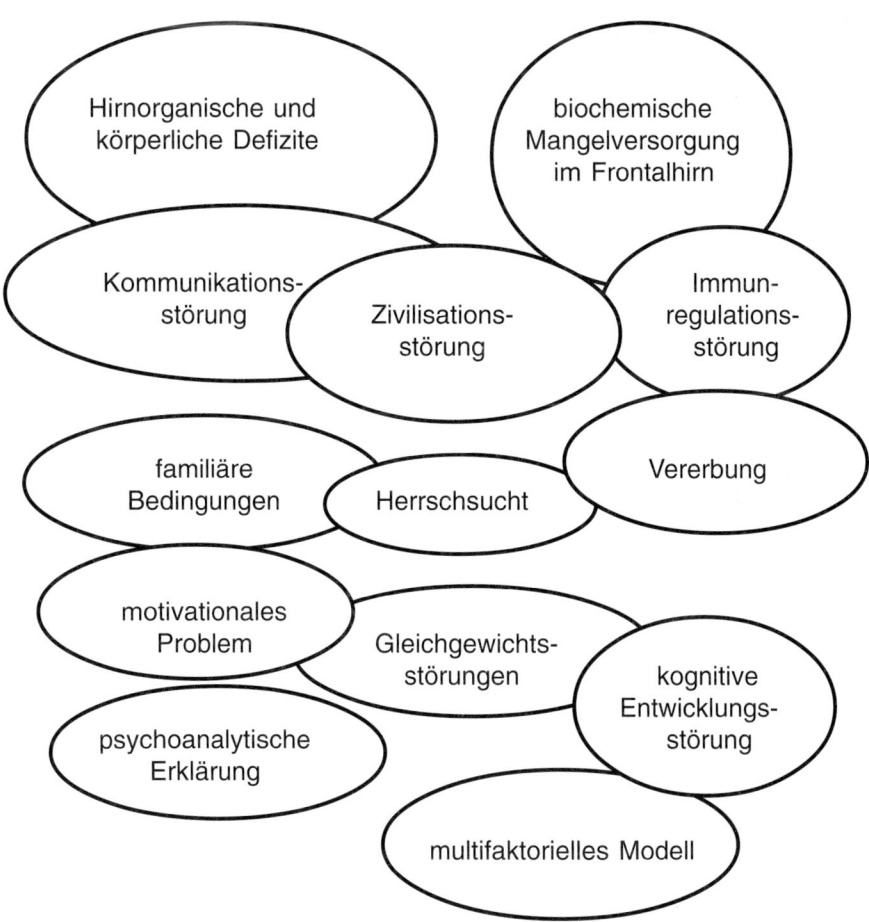

1.3.1 Hirnorganische und körperliche Defizite

Noch aus der Zeit, in der der Begriff der MCD (*minimale cerebrale Dysfunktion*) geprägt wurde, stammt die Vermutung, daß alle nicht eindeutig nachweisbaren körperlichen Auffälligkeiten oder Entwicklungsverzögerungen aufgrund minimaler hirnorganischer Schädigungen in verschiedensten Teilbereichen des Gehirns entstehen. Durch diese körperlichen Defizite einschließlich der eingeschränkten oder überempfindlichen Wahrnehmungssysteme werden oftmals kompensatorische Bewegungs- und Verhaltensmuster mit maximalen Auswirkungen geprägt, um mit den Leistungsanforderungen der Umwelt, den Leistungsvergleichen mit Gleichaltrigen oder der fehlenden Aufmerksamkeit und Anerkennung durch Eltern und Lehrer zurechtzukommen.

1. Reduzierte Körperwahrnehmung

Die Kinder spüren und beherrschen ihren Körper zuwenig. Können sie zuwenig Wahrnehmungsreize vom eigenen Körper verarbeiten, helfen Helmut vermehrte Bewegungen, den eigenen Körper deutlicher zu spüren. In einer ruhigen Körperhaltung spürt Anne ihren Körper weniger und wird dadurch verunsichert.

Kein Wunder, daß die Aufmerksamkeit nachläßt, wird die Konzentration doch ständig für die notwendigen Informationen für grundlegende Körper- oder Bewegungswahrnehmung benötigt.

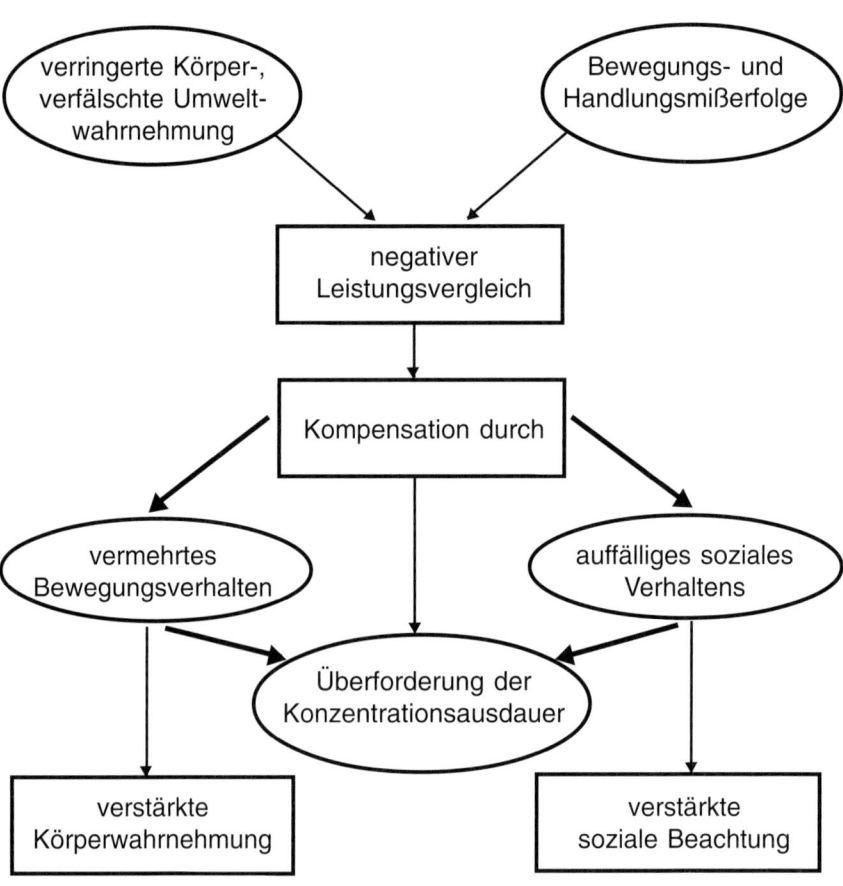

Genauer erklärt

Sichtbar ist meist zu wenig Muskelgrundspannung (*Hypotonie*) des Rumpfbereiches. Das Kind braucht Bewegung, um sich überhaupt stabilisieren zu können. Nur über ständige Bewegung kann der Körper aufrecht gegen die Schwerkraft der Erde gehalten werden.

Eine verminderte Wahrnehmung über die Haut und den Bewegungs- und Lagesinn (*taktil-kinästhetische Hyposensibilität*) führt zu einem stärkeren Bedürfnis nach Stimulation. Diese notwendigen Informationen können wiederum am besten über vermehrte Bewegung eingeholt werden. Während der Bewegung oder durch Berührung erhalten die Aufnahmeorgane (*Rezeptoren*) in Haut, Muskulatur und Gelenken ständig Signale vom eigenen Körper, die sie zur Verarbeitung weiterleiten können. Bewegung hilft auch, wenn der eigene Körper nur unvollständig oder undeutlich wahrgenommen wird. Ist dagegen die Hautwahrnehmung überempfindlich (*taktile Hypersensibilität*), scheint der Körper ständig vor Berührung auf der Flucht zu sein, um sich nicht genauer mit lang dauernden und eindeutigen Hautreizen auseinandersetzen zu müssen.

Ist das Gleichgewichtsorgan nur vermindert einsatzfähig (*vestibuläre Hyposensibilität*), erreichen das Gehirn weniger Meldungen über Gleichgewichtsveränderungen. Der Körper sucht deshalb nach verstärkten Anreizen, um deutlichere Eindrücke von Gleichgewichtsveränderungen zu erhalten. Es werden vermehrte, schnellere und abrupt wechselnde Bewegungen notwendig. Deshalb ist ein großräumiger Bewegungsdrang naheliegender als balancierende und behutsame Bewegungen. Gleichgewicht ist im Stehen (*reduziertes statisches Gleichgewichtsvermögen*) schwieriger als im Rennen zu halten.

Bei ständiger schneller Bewegung bleibt keine Zeit, kleine und feine Bewegungen (*feinmotorisches Defizit*) zu üben. Sie geraten somit ins Hintertreffen und sind später weiterhin unbeliebt, weil sie nur ungeschickt und erfolglos eingesetzt werden können. Schnelle Bewegungen stimulieren und vertuschen zugleich. Durch mangelhafte Rückmeldung über den Erfolg einer Bewegung (*kinästhetische Hyposensibilität*) entstehen unkontrollierte Bewegungen, die nicht abgespeichert und automatisiert wieder sinnvoll eingesetzt (*Körperschemaprobleme*) werden können.

Auch wenn die eingehenden Wahrnehmungsreize nicht miteinander verglichen, abgestimmt, ergänzt, verstärkt oder ausgeblendet werden können (*sensorische Integrationsstörung*), entsteht eine reduzierte und verzerrte Wahrnehmung der Wirklichkeit, auf die Anne anscheinend verwirrt und planlos oder Helmut konfus mit erhöhtem Bewegungsausmaß reagieren muß.

Werden die Eindrücke durch Auge und Ohr besonders wachsam und schnell aufgenommen und weitergeleitet (*visuell-auditive Hypersensibilität*), kann dadurch eine deutlich gesteigerte Wahrnehmung mit nachfolgend schneller Ablenkbarkeit und anscheinender Aufmerksamkeitsstörung beobachtet werden.

Folgen von Teilleistungsstörungen

Geringfügige Schwierigkeiten wie Gleichgewichtsprobleme, Koordinationsschwäche, mangelhafte Feinmotorik oder reduzierte Bewegungserfahrung können zu maximalen Verhaltensauffälligkeiten führen. Durch das Mißerfolgserleben bei körperlichen Teilleistungsstörungen kann verständlicherweise ein Ausweichverhalten der Kinder einsetzen. Die Kinder wollen vermeiden, ihre Schwächen im Vergleich zu anderen Kindern zu präsentieren. Deshalb wird Helmut als Klassenkasper, besonders verwegener Bewegungs-Stuntman oder Anne als verwirrte Professorin in Erscheinung treten.

2. Reizüberflutung

Ähnliches kann beobachtet werden, wenn der Netzkörper im Stammhirn (*formatio reticularis*) die einströmenden Informationen nicht aussortieren kann (*Reizüberflutung*). Alle Reize aus der Umwelt werden

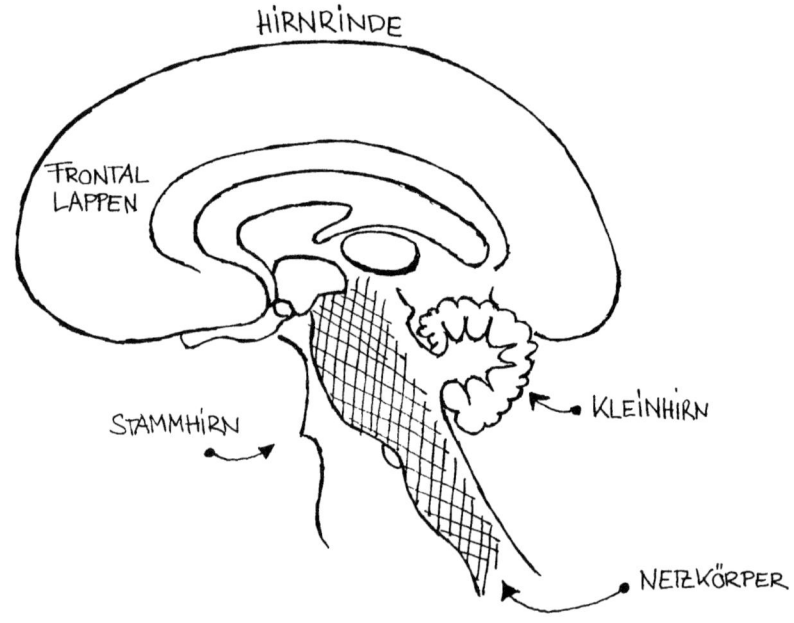

gleich wichtig genommen. Unwesentliches kann nicht von Wesentlichem getrennt werden. Die Autogeräusche von der Straße, das Drücken der Schuhe, die Bilder an der Wand werden genauso wie die Stimme des Lehrers ungefiltert in das Gehirn weitergeleitet. Dieses aktivierende reticuläre aufsteigende System (*ARAS*) ist neben der ersten Wahrnehmungsverarbeitung auch für die Aufmerksamkeitsregulierung zuständig. Ständige Reizüberflutung überfordert die Konzentration. Die Kinder können diese ungefilterte Informationsflut nicht verarbeiten. Helmut reagiert durch unangemessene, rastlose, planlose Bewegungsantworten, Anne dagegen durch verträumtes oder verwirrtes Verhalten.

3. Zentrale Seh- oder Hörwahrnehmungsstörung

Ist die Wahrnehmung und Verarbeitung der Hörsignale im Gehirn gestört, können Kinder nur ungenügend auf ihre Umwelt reagieren. Anzeichen dafür können außer Lärmempfindlichkeit, schlechtem Rhythmusgefühl, Mißverstehen von Fragen, verzögerter Sprachentwicklung auch Bewegungsunruhe, Lese-Rechtschreibschwäche, Unordentlichkeit, Außenseiterrolle, mangelhaftes Selbstvertrauen, niedrige Frustrationstoleranz, Kommunikationsschwierigkeiten und Verhaltensprobleme sein. Tatsächlich hören die Kinder einfach nicht gut.

Ein verringertes Fixiervermögen der Augen durch unausgebildete Augenmuskeln läßt den Blick ständig wandern, ohne innehalten oder verweilen zu können. Informationen über Ereignisse in der Umgebung strömen ständig unkontrolliert ein und verhindern eine erfolgreiche, konzentrierte Beschäftigung mit einer Sache, Ausdauer in einer komplizierten Aufgabe oder ein Ausruhen.

4. Mangelhafte Zusammenarbeit der Hirnareale

Es wird vermutet, daß fehlende Verbindungen von Hinter- und Vorderhirn, die zuständig für das Zusammenspiel von Eindruck und reaktivem Ausdruck sind, genauso wie fehlende Verbindungen zwischen beiden Hirnhälften (*Hemisphärenkoordination*) außer unharmonischen Bewegungen auch Lernblockaden und ein Aufmerksamkeitsdefizit verursachen können.

5. Hirnreifeverzögerung

Es sind nicht nur allgemeine Entwicklungsverzögerungen bekannt, sondern auch Verzögerungen in einzelnen Bereichen des Gehirns. Diese Hirnareale können sich nicht so schnell wie andere ausbilden, so daß das Verhalten, die Selbststeuerung oder die Impulsivität nicht altersgemäß erscheinen. Sie ähneln dem spontanen Verhalten eines drei Jahre jüngeren Kindes. Diese These wird durch die Hirnforschung und durch

EEG-Bilder gestützt, die vereinzelte Hirnareale mit denen jüngerer Kinder vergleichen.

Die Hirnreifeverzögerung kann Kinder veranlassen, vermehrt in die schnelle Bewegung zu flüchten und behutsame Geschicklichkeitsübungen zu vermeiden, denn einfache (*basal-grobmotorische*) Bewegungsformen benötigen weniger körperliche Information und ein geringeres Zusammenspiel von Bewegung und Wahrnehmung (*sensomotorische Koordination*) als gezielte, fein abgestimmte oder langsame (*feinmotorische*) Bewegungen.

Kritik: Es taucht immer wieder die Frage auf, ob die körperlichen Einschränkungen und Entwicklungsrückstände die Bewegungsunruhe auslösen, oder im Gegenteil der vermehrte Bewegungsdrang oder andere externe Einflüsse (z.b. soziale, gesellschaftliche Faktoren) die körperliche Entwicklung negativ beeinflussen. Selten lassen sich eindeutig hirnorganische Schädigungen als Ursache nachweisen. Angeblich sind die geschädigten Hirnareale nur minimal und sehr verstreut betroffen. Warum werden die doch nur minimalen Schädigungen nicht von einem sehr vernetztem Gehirn durch andere Gebiete oder Querverbindungen der Nervenbahnen erfolgreich ersetzt? Führt die automatische Suche der Kinder nach mehr Körperreizen durch vermehrte Bewegung wirklich zu verbesserter Körperwahrnehmung, oder wird sie noch diffuser? Können die vermehrten Informationen auch angemessen verarbeitet werden?

1.3.2 Biochemische Mangelversorgung im Frontalhirn

Während der Schwangerschaft und in den ersten zwei Lebensjahren bilden sich zwischen den 30 Milliarden entstandenen Nervenzellen (*Neuronen*) des Gehirns über eine Billiarde Nervenverbindungen (*Dendrite und Synapsen*), die noch ausreifen müssen (*Myelisierung*). Diese Nervenbahnen werden aktiv durch eine Vielzahl von Wahrnehmungsvorgängen, Bewegungserfahrungen und Handlungen angelegt. Die Kinder müssen sich über ständige Wiederholungen die Wahrnehmungs- und Bewegungsmuster einprägen und dadurch die Nervenverbindungen verfestigen. Schließlich besitzt jede Nervenzelle bis zu 100 000 Querverbindungen zu anderen Zellen. Diese Nervenverbindungen und biochemischen Reifeprozesse können durch Störungen, besonders in dieser größten Wachstumsphase des Gehirns, verlangsamt werden.

Das Gehirn ist in mehrere Bereiche eingeteilt. Bezüglich der ADHS-Forschung finden besonders der Frontalbereich der Großhirnrinde und die Basalganglien im Stammhirn Beachtung.

Im Frontalhirn werden Planung und Auswahl von Bewegung und Handlung, Konzentration und Impulskontrolle koordiniert und kontrolliert. In den Basalganglien werden die automatisch ablaufenden Bewegungen gesteuert und wieder gebremst.

Durch bildgebende Verfahren (*PET = Positron-Emissions-Tomographie, SPECT= Single Photon Emission Computed Tomography*) findet man bei einem Teil der ADHS-Kinder verminderte Durchblutung oder reduzierten Glucose-Stoffwechsel vor allem in dem linken Frontallappen und in den Basalganglien bei gleichzeitiger Erhöhung in den sensomotorischen Hirnregionen.

Durch EEG (*Elektroencephalogramm / Hirnstromableitung*) versucht man eine verlangsamte und dysrhythmische Hirnstromtätigkeit als Hinweis einer Entwicklungsverzögerung der Hirnreifung sowie vermehrte elektrische Hirntätigkeit über dem Frontalhirngebiet als Zeichen höherer Anstrengung bei Aufmerksamkeitsausdauer festzustellen, vergleichbar mit EEG´s zwei bis drei Jahre jüngerer Kinder (vgl. Elbert/Rockstroh 1990).

Es besteht auch der Verdacht, daß mehrere Neurotransmittersysteme besonders im Frontalhirnbereich gestört sind. Neurotransmitter (*Dopamin, Noradrenalin*) werden benötigt, um zwischen den Nervenverbin-

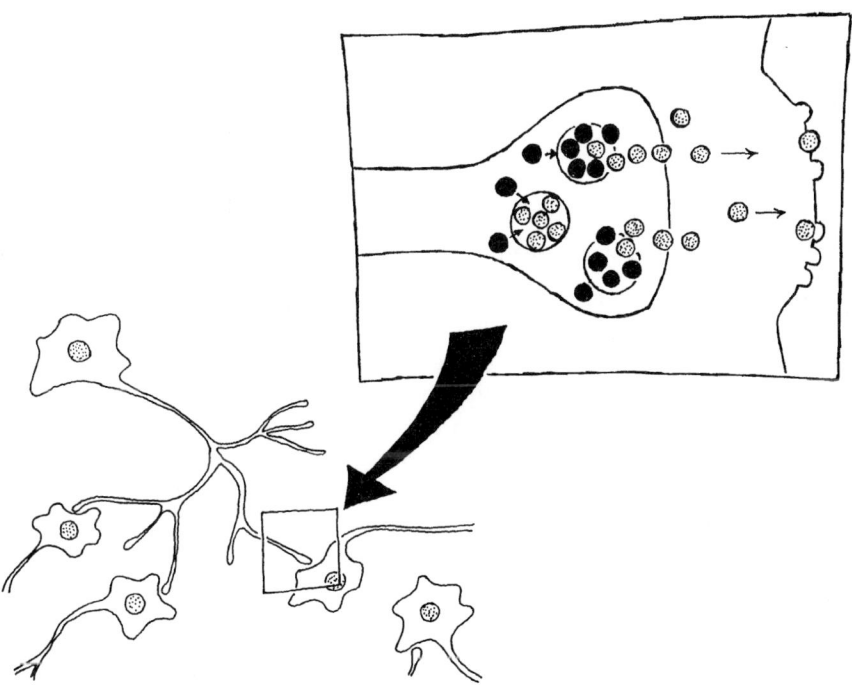

dungen (*Synapsen*) die Botschaften zu übertragen. Werden in Streßsituationen zuwenig Dopamin oder Noradrenalin im Synapsenspalt freigesetzt, wird diese Hirnregion nicht genügend aktiviert. Dadurch werden vorschnelle Reaktionen zu wenig gehemmt und die auswählende (*selektive*) Aufmerksamkeit mangelhaft gesteuert. Dagegen können sich diese Kinder im direkten Kontakt oder in der streßfreien Einzelsituation besser konzentrieren.

Kritik: Das Gehirn ist sehr kompliziert und noch relativ unbekannt. Die einzelnen Hirnregionen sind mit vielen Aufgaben beauftragt und als Netzwerk billionenfach miteinander verschaltet. Sie können Aufgabenbereiche verändern oder von anderen Regionen übernehmen. Bei jedem noch so kleinen Denkvorgang sind immer verschiedene Nervenzentren und Hirnareale beteiligt. Die effektive Koppelung von Nervenzellen und damit ihre Wirkung aufeinander ändert sich ständig. Dagegen wird die gesamte Neurotransmitterproduktion (*z.B. von Noradrenalin*) zentral von nur 3000 Nervenzellen (*locus coeruleus*) gesteuert, unspezifisch von emotionaler Erregung ausgelöst und diffus gleichzeitig in alle Hirnregionen verteilt (vgl. Geo-Wissen 20/94 S. 28ff und S. 128ff). Biochemische Befunde konnten bisher kein einheitliches Bild einer Schädigung eines speziellen Hirnareals (*zum Beispiel Frontalbereich*) liefern. Es gibt auch unauffällige EEG-Befunde bei ADHS-Kindern. So ist jeder Erklärungsversuch immer noch reine Spekulation.

„Wenn das menschliche Gehirn so simpel wäre, daß wir es verstehen könnten, wären wir so simpel, daß wir es nicht könnten." (Emerson Pugh)

1.3.3 Immunregulationsstörung

Bei ADHS-Kindern werden vermehrt Allergien (Dermatitis, Heuschnupfen, Asthma) festgestellt. Auch eine ständige Belastung in geringen Mengen durch chemische Substanzen (Pestizide, Lösungsmittel, Lebensmittelzusätze wie Phosphat) kann im Zusammenspiel mit anderen Umweltfaktoren zur Entstehung von allergieähnlichen chronischen Stoffwechselstörungen führen. Dies könnte auch eine zentralnervöse Regulationsstörung, besonders im Bereich des Frontalhirn, sein. Als weitere Allergieauslöser werden Milcheiweiß, Hefe, Lebensmittelfarb- und Aromastoffe, Konservierungsmittel, Fluor in der Zahnpasta, Pollen und Staub angegeben.

Vor allem Phospat als industrieller Zusatzstoff in Backwaren, Wurst, Fertigdesserts, Margarine, Fertigprodukte und Süßigkeiten wird oft als

Auslöser von Bewegungsunruhe angesehen. Dabei ist das gestörte Verhältnis zwischen Kalzium und Phospat (das im Stoffwechsel im Verhältnis 1:1 ausgewogen sein sollte) ausschlaggebend.

Vermehrter Weißmehl- und Zuckerkonsum könnte den Kohlehydratstoffwechsel (*Hypoglykämie*) stören oder den Kupfer- u. Aluminiumspiegel erhöhen, was genauso wie Pilzinfektionen auch als Ursache für Aufmerksamkeitsverminderung und Verhaltensauffälligkeit diskutiert wird. Auch die Belastung aus der Umwelt durch Schwermetalle wie Blei und Holzschutzmittel, durch Elektrosmog, durch die Vielzahl elektrischer Geräte und Handys kann eine wichtige Rolle spielen. Da das Neurotransmittersystem (*z.B. Noradrenalin*) mit hilft, das Immunsystem zu steuern, vermuten einige Forscher einen Bezug zu einer Stoffwechselstörung im Frontalbereich.

Kritik: Warum werden bei gleicher Nahrung und Umwelt bei einigen Kindern Störungen ausgelöst und bei anderen Kindern nicht? Phosphatfreie Diät ist manchmal erfolgreich, aber auch manche nur scheinbare (*Placebo-*) Diät.

1.3.4 Vererbung

Ist das Erbmaterial genetisch verändert, kann es auch zu einer Hirnfunktionsstörung kommen. Dies stützt sich auf die Beobachtung, daß öfters Eltern oder Verwandte ähnliche Störungsbilder aufweisen. Mütter berichten, daß auffällige Kinder dem Vater oder Großvater gleichen. Leidet ein Kind in der Familie an ADHS, dann können bis zu sieben mal häufiger auch Geschwister betroffen sein. Hat ein Kind von eineiigen Zwillingen hyperaktive Symptome, zeigt mit hoher Wahrscheinlichkeit auch der Zwilling die gleichen Symptome. Neuerdings sollen für die Hyperaktivität direkt verantwortliche genetisch veränderte Strukturen im Gen-code gefunden worden sein.

Kritik: Nicht alle Studien in der Zwillingsforschung können dies bestätigen. Wenn ausschließlich Vererbung für die ADHS verantwortlich sein soll, wieso steigt die Anzahl der auffälligen Kinder und deren Behandlungen in den letzten Jahren so enorm? Ein verändertes Gen kann doch nicht wie ein Virus ansteckend sein und sich in der Bevölkerung ausbreiten. Wenn jedoch unsere Eltern auch schon den veränderten Gencode hatten, wieso konnten sie ohne Behandlung aufwachsen und konzentriert arbeiten?

Oft wird allgemein eine gewisse genetische Voraussetzung (*Präposition*) angenommen, die jedoch noch aus anderen Bereichen (*z.B. psychosozial, körperlich*) bestärkt werden muß, um konkret als ADHS-Symptome zu erscheinen.

1.3.5 Auswirkungen unserer Zivilisation

Helmut und Anne mit ihrer Rastlosigkeit und mangelnden Aufmerksamkeit als Abbild unserer heutigen Gesellschaft zeigen uns sehr eindrücklich und unübersehbar die Auswirkungen unserer Lebensbedingungen und zunehmenden Passivität, unserer Bindungslosigkeit und Hektik. Sie müssen für uns das Extrem leben, damit wir nicht umhin können, als letzte Konsequenz etwas an den Lebensbedingungen der Kinder, der Familie, der Schule und der Gesellschaft zu verändern.

1. Der medizinische Aspekt

In der Frühgeborenenmedizin wird durch Geburtshilfe und Brutkasten (*Incubator*) die Säuglingssterblichkeit drastisch herabgesetzt. Durch intensive Frühförderung gelingt es oftmals, schwere Behinderungen zu therapieren. Es können eventuell Restschäden in Form von ADHS zurückbleiben.

Säuglinge im Brutkasten erfahren zuwenig Wahrnehmungs- und Bewegungsreize. Sie müssen auf den intensiven körperlichen und emotionalen Kontakt zu den Eltern verzichten. Weitere Krankenhausbesuche und viele therapeutische Behandlungstermine erschweren geruhsame Beziehungen. Man nimmt an, daß dadurch die Zahl der leicht auffälligen Kinder zugenommen hat.

In den Niederlanden mit einer hohen Hausgeburtenrate wird ADHS seltener als in Deutschland erwähnt.

2. Der ökologische Aspekt

Zweifelsfrei hat sich vieles in unserer Gesellschaft in Richtung Wohlstand und Komfort gewandelt. Dies hat aber auch einige Nebenerscheinungen hinterlassen. Die Nächte können durch Kunstlicht zum Tage gemacht werden, der natürliche Wechsel zwischen gleichlangen hellwachen und dunkel-ruhenden Phasen existiert nicht mehr. In den Städten nimmt der ständige Lärm durch Fabriken, Verkehr, Werbung oder Musik zu. Er verursacht nachweislich Streß, Anspannung, Unruhe und Konzentrationsmangel. Die Elektrizität mitsamt ihren den menschlichen Organismus belastenden Strahlungen (*Elektrosmog*) ist enorm gestiegen, auch wenn wir im Gegensatz zu einigen Tieren die elektrischen Strahlen nicht bewußt wahrnehmen können. Der rasche Zuwachs von verkauften Handys, funkgesteuerten Haushaltsgeräten und Stand-by-Vorrichtungen an unseren Elektrogeräten trägt dazu bei. Schon länger bekannt sind die Auswirkungen der verschmutzten und vergifteten Umwelt durch Luft-, Wasser- und Bodenbelastung. Die Bleikonzentrationen erhöhen sich. Dies alles gelangt über Atemwege, Berührungen und die Nahrungsmittelkette in unseren Körper und kann zu allergischen Reaktionen führen.

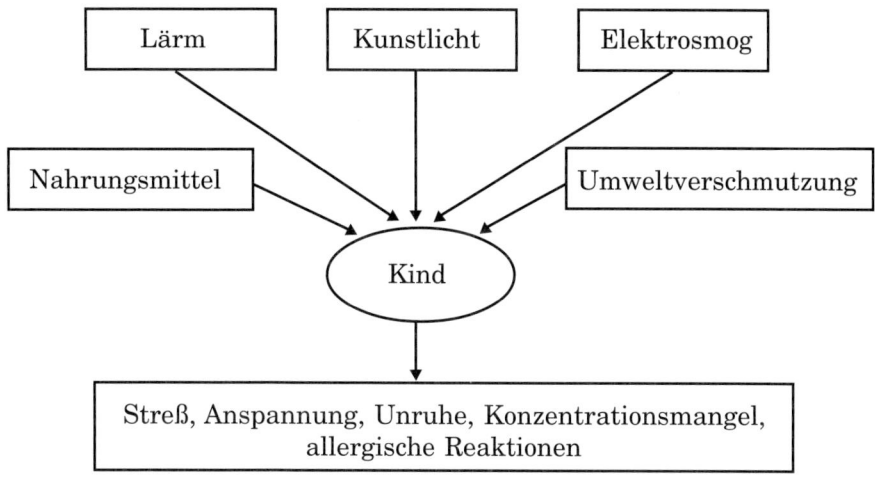

3. Der soziokulturelle Aspekt

Die Familiensituation hat sich in den letzten Jahren verändert. Kleinfamilie, Berufstätigkeit beider Elternteile, Alleinerziehende und Zunahme von wichtigen Terminen bringen mehr Unruhe und weniger gemeinsame Zeit in die Familie. Zunahme der Freizeitangebote außer Haus und das sogenannte Springen im Alltag von Insel zu Insel für Tagesmutter, Kindergarten, Schule, Arbeitsstelle und Freizeit bedeuten lange, häufige und hektische Fahrstrecken und -zeiten. Es fehlen die ruhigen Bewegungsübergänge, das Genießen von Zeit, intensiver Gemeinsamkeit und Langeweile. Die Freizeit der Kinder wird immer häufiger reglementiert. Betreuungsangebote rund um die Uhr erscheinen notwendig. Die Freiräume verschwinden. Die Kinder stehen unter ständiger Beobachtung und Kontrolle. Schon ab früher Kindheit produzieren Arbeitsmarktsituation, Zeit- und Gesellschaftsdruck vermehrt Leistungsstreß. Eine ausgewogene und geborgene Kindheit verschwindet.

4. Der psychosoziale Aspekt

Kinder sollen perfekt, zumindest aber normal sein. Unnormales Verhalten führt zu Enttäuschung. Die Kindesentwicklung soll optimal durch Erziehungsberatung und Therapie gefördert werden. Die pädagogischen Qualitäten der Eltern stehen auf dem Prüfstand. Verwandte oder Nachbarn kontrollieren, vergleichen oder bemitleiden die Ergebnisse. Der Anpassungsdruck und der Leistungsdruck, verstärkt in der Schulzeit, kann die Eltern verunsichern. Der Streß und die Hektik der Gesellschaft wird in das System Familie hinein getragen.

Auffällige Kinder können manchmal als Blitzableiter für Frustration oder Versagensgefühl im eigenen Leben, als Familienaufgabe oder als Familienzusammenhalt bei schwindendem Gemeinschaftsgefühl dienen.

5. Der soziomotorische Aspekt

Passivität

Die Herrschaft des Verkehrs und des Kommerzstrebens, die Enge der Wohnsituation, das Vorbild der bequemen konsumierenden Erwachsenen, das veränderte Freizeitverhalten der Kinder, der sprunghafte Anstieg der Medialisierung wie Fernsehen, Video, Computerspiele drängen die Kinder in eine passive, die Wirklichkeit nur aus zweiter Hand erlebende Haltung.

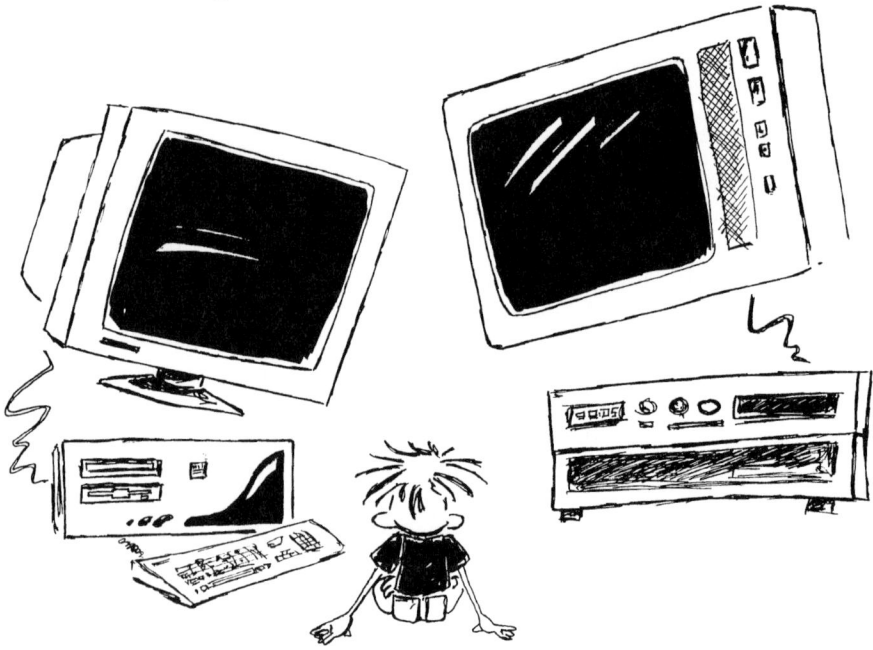

Bewegungsmangel

Auch die Bewegungs- Spiel- und Freiräume zum freien Toben, unkontrolliertem Ausprobieren verschwinden oder werden als isoliertes Freizeitangebot nur einmal in der Woche angeboten. Bewegungsmangel läßt

46

die Aufmerksamkeit verkümmern. Die strukturierenden Kräfte werden nicht mehr im Bewegungsspiel eingeübt. Die Bewegungsimpulse stauen sich an, um vehement bei jeder un-passenden Gelegenheit aus dem Dampfkessel zu entweichen.

Reizüberflutung

Die Reize werden greller und undifferenzierter. Die Reizwechsel werden schneller. Es bleibt keine Zeit zum Verarbeiten. Die Kinder können nicht mehr aussortieren, ausblenden und abschalten. Sie werden an jeder Ecke mit Reizen überflutet und durch die Dauerberieselung daran gewöhnt, das heißt, sie benötigen genauso wie Süchtige immer stärkere Reize. Die Reizschwelle steigt. Sie können nicht mehr feine und leise Informationen wahrnehmen. Ruhe und Entspannung werden nicht mehr ausgehalten.

Die Unruhe und Rastlosigkeit der Kinder erscheinen als ein Spiegel unserer Gesellschaft!

z.B. *„Jeder Mensch wird hyperaktiv, wenn er nicht mehr Zeit hat, das Erlebte zu verarbeiten, wenn Zeitdruck ihm nicht mehr erlaubt, tiefer in die Dinge einzudringen, echtes Interesse zu entfalten.*
Jeder Mensch wird hyperaktiv, wenn er ohne Regeln sich durchsetzen muß.
Jeder Mensch wird hyperaktiv, wenn er ohne Ziel einer Vielfalt von Wahrnehmungen ausgeliefert ist und nicht mehr Wichtiges von Unwichtigem trennen kann." (Schweizer/Prekop 1991, S. 114)

Kritik: Die gesellschaftliche Prägung spielt zweifellos eine wichtige Rolle. Müßten dann nicht die meisten Kinder hyperaktiv sein? Auch Veranlagung, neurologische oder körperliche Faktoren haben einen manifesten Einfluß auf die kindliche Entwicklung.

Welch ein Wunder, daß es doch noch so viele gesunde Kinder gibt, denen es gelingt, sich den heutigen Lebensbedingungen anzupassen. Vielleicht sind aber die Kinder im weitesten Sinne normaler, die mit Auffälligkeiten diese Anpassung boykottieren und dadurch auf gesellschaftliche und kulturelle Mißstände hinweisen.

1.3.6 Familiäre Bedingungen

Schon Embryos zeigen als im Uterus individuelle Wesenszüge, die sie deutlich in Bewegung und Kommunikation mit der Mutter vertreten. Diese persönlichen und manchmal auch extremen Temperamentsmerkmale müssen mit der kindlichen Umgebung abgestimmt und angepaßt werden. Besonders natürlich innerhalb des Systems der eigenen Familie. Die individuellen Verhaltensstile von Kind, Mutter, Vater und Geschwistern treffen aufeinander. Sie begegnen sich, machen gegenseitige Erfahrungen, tauschen unmerklich Informationen über Wünsche und Charaktereigenschaften aus, schließen Abkommen oder tragen Machtkämpfe aus. Dabei spielen Temperamentsunterschiede genauso wie Erlebnisse, Erziehung und Erwartungshaltungen eine wichtige Rolle. Man beeinflußt sich gegenseitig und reagiert entsprechend. Man paßt sich und sein Verhalten aneinander an, um miteinander leben zu können.

Unter schwierigen Bedingungen findet diese gemeinsame Anpassung manchmal nicht oder nur unvollkommen statt. Ständige Auseinandersetzungen, verdeckte Erwartungen und Enttäuschungen verursachen Unruhe und Störung. Wenn unruhige Kinder nicht den Erwartungen und Bewertungen entsprechen, werden manche Eltern versuchen, das Verhalten der Kinder zu verändern oder sogar als krank zu betrachten. Dies verleitet die verunsicherten Kinder zu extremeren Verhaltensweisen. Sie müssen ein Gegengewicht schaffen oder den eigenen Standpunkt sichern. Die üblichen Erziehungsmethoden reichen oft nicht aus, damit Helmut altersgemäß Regeln und Anweisungen befolgt. Die Kinder akzeptieren die Grenzen nicht mehr. Kein Erwachsener kann ständig angemessen und perfekt pädagogisch auf „schwierige" herausfordernde Kinder reagieren. Die Eltern fühlen sich inkompetent, überfordert und auch verunsichert. Wenn sie resignieren, können sie den Kindern keinen Halt mehr geben. Oder sie kontrollieren und bestrafen vermehrt das Verhalten der Kinder. Die Kinder rebellieren dagegen oder sie geben immer mehr die Verantwortung für motorische und praktische Selbstregulierung ab.

So erscheinen auch ihre Bewegungen und Handlungen unkontrolliert und nicht an vorhandene Situationen angepaßt. Die Kinder leben beinahe zwanghaft in einer Welt nach eigenen Gesetzen, um sich nicht anpassen oder einordnen zu müssen.

Ab dem Kindergarten- und Schulalter werden das Verhalten und die Leistung der eigenen Kinder verstärkt mit anderen Kindern verglichen und die Eltern können noch mehr enttäuscht sein oder sich als Versager fühlen.

In so einem Spannungsfeld entstehen durch Streß und Erziehungsfragen vermehrte Partnerprobleme. Auch befriedigende Eltern-Kind-Aktionen werden seltener.

Kritik: Die Eltern müssen entlastet werden. Sie haben nicht in der Erziehung versagt. Sie sind nicht die Ursache des Problems. Selten wird das kindliche Verhalten nur aus familiären Zusammenhängen entstehen. Warum sind die Geschwister nicht auch auffällig? Eventuelle neurologische, genetische oder körperliche Faktoren dürfen nicht vernachlässigt werden.

1.3.7 Herrschsucht

Alle Kinder brauchen Sicherheit, um sich selbständig entfalten zu können. Wenn die elterliche Klarheit fehlt, die Kinder Grenzen und Widerstände zu wenig spüren, vermissen sie den Halt und dadurch Geborgenheit. Sie werden entweder ängstlich oder fühlen sich überlegen und beherrschen die Eltern. Nicht gesetzte Grenzen müssen immer weiter ausgetestet werden.

Wenn Eltern sich verpflichtet fühlen, sich bis zur Selbstaufgabe für ihre Kinder zu opfern, verschwimmen die klaren Generationsgrenzen. Die Eltern werden erschöpft, unaufmerksam und rastlos. Die Kinder werden orientierungs-, grenzen-, halt- und steuerungslos. Sie sind rastlos beschäftigt, andere zu beherrschen, weil sie sich selbst nicht beherrschen können. Sie sind immer in Bewegung, um die Umgebung in Bewegung zu halten und Halt zu suchen. Da sie ständig außer sich sind, finden sie kaum mehr zu ihrer Mitte. Sie werden unkon-zentriert (vgl. Prekop 1988).

Kritik: Warum sind die Geschwister nicht auch verunsichert und reagieren unkomplizierter?

1.3.8 Motivationales Problem

Es ist ein Phänomen, daß sich aufmerksamkeitsgestörte Kinder mit bewundernswerter Ausdauer in einem selbst gewählten Spiel oder mit einer freiwilligen Arbeit stundenlang beschäftigen können. Das kann beim feinmotorischen Legobauen, genauso wie beim groben Holzhacken beobachtet werden. Sie können produktiv und kreativ, erfolgreich und zielorientiert arbeiten und lernen. Alles Eigenschaften, die sie in der Schule, im Kindergarten, bei Anforderungen, die an sie gestellt werden, auch unter Zwang, sich in einen normalen Spiel- oder Tagesablauf einzuordnen, nicht zeigen. Warum wechselt die Aufmerksamkeitsspanne so stark? Anne und Helmut können sich ja sichtbar konzentrieren, wenn sie von sich aus wollen.

Die Ursache kann außer in einer sozialen Anpassungsschwierigkeit auch daran liegen, daß die Kinder vermehrt zwischen Eigen- und Fremdmotivation unterscheiden.

Es wird immer ein bestimmter An-reiz aus der Umwelt, aus der eigenen Gefühlswelt oder aus der inneren Erlebniswelt benötigt, um eine effektive sichtbare Handlung zu beginnen, durchzuhalten und zu beenden. Dieser Impuls wird durch die Wahrnehmungssysteme auch zum limbischen System geleitet. Dieser Teil des Gehirns ist neben der Verarbeitung von Gefühlen auch für die Motivationsimpulse zuständig, um mit einer Handlung reagieren zu können. Ohne Antrieb oder Motivation gibt es keine Reaktion.

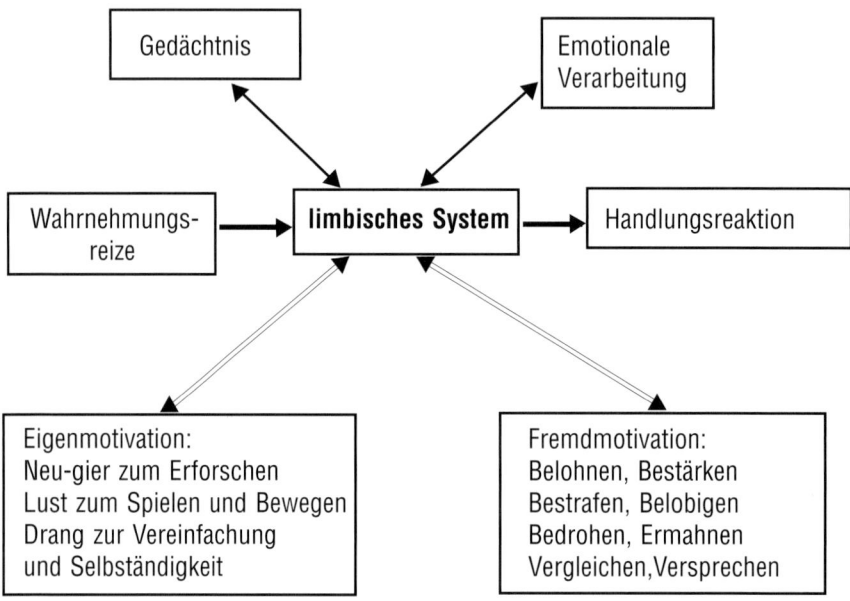

Motivation wird in Eigenmotivation und Fremdmotivierung unterschieden.

Eigenmotivation ist die Neugier, etwas zu entdecken und zu untersuchen, die spannende unbekannte Umgebung sich vertraut zu machen, sich selbständig weiterzuentwickeln und zu lernen. Eigenmotivation ist die Freude an der Bewegung, sich und seinen Körper zu stimulieren, im Bewegungsrausch zu spüren, die Lust, Spiele zu spielen und zu erfinden, genauso wie komplexe Vorgänge zu vereinfachen und zu benutzen. Eigenmotivation entsteht automatisch in jedem Menschen, wenn sie nicht aus irgendeinem Grunde blockiert wird.

Dagegen setzt Fremdmotivierung an der Erreichbarkeit des Adressaten an. Es müssen die notwendigen Reize gesendet werden, die dann eine entsprechende Reaktion als Verhalten bedingen. Helmut und Anne sind zwar sehr empfänglich für alles, was um sie herum passiert. Sie wollen aber lieber ihre eigenen Ideen, eben eigenmotiviert, durchführen, anstelle sozial angepaßt die Aufforderungen anderer, besonders der LehrerIn oder Eltern, anzunehmen. Selten erreicht sie eine von außen gesetzte Motivierung. Die von außen gesetzten Signale müssen anscheinend bei Helmut und Anne sehr klar und deutlich, massiv verstärkt und auffallend sein. Sonst werden sie wenig beachtet. Diese Bevorzugung der inneren Antriebskräfte führt zu einer starken Willenskraft, einer leidenschaftlichen Kreativität, einer unbändigen Energie genauso wie zu Bewegungsfreude und ungebremster Neugier für alles Unbekannte. Ist der Sättigungsgrad jedoch erreicht, das Unbekannte entdeckt, muß neues Terrain gesucht werden. Auch die schnellen affektiven Stimmungswechsel der Kinder sprechen für eine Betonung des limbischen Systems, das jede Handlung mit Gefühlen färbt. Darunter leiden jedoch soziale Anpassungsfähigkeit und regelgeleitetes durchdachtes Verhalten.

Kritik: Durch was entsteht diese fixierte Betonung der Eigenmotivation? Strebt nicht jedes Kind, eigenmotiviert, auch nach Anerkennung und Freude im Leben, das durch mangelhafte Anpassung verhindert wird?

1.3.9 Probleme in der Entwicklung des Denkens

In der kindlichen Entwicklung baut das Denken und Planen auf den konkreten körperlichen Vorerfahrungen in den ersten Lebensjahren auf (*sensomotorische Phasen nach Piaget*). Das Kind bewegt sich zufällig und nimmt das Ergebnis wahr (*es berührt mit seiner Hand sein Gesicht*). Es will das Ergebnis wiederholen. Es führt verschiedene Bewegungen willkürlich aus, bis das Ereignis wieder eintrifft. Es bemüht sich, sich dieses notwendige Bewegungsmuster (*Arm- und Handbewegung*) einzuprägen, um jederzeit das gewünschte Ereignis herstellen zu können. Es muß lernen, aus vielen verschiedenen möglichen Bewegungsmustern genau das richtige auszuwählen. Es muß dazu ausprobieren und ständig das gleiche Bewegungsmuster wiederholen, um es abspeichern zu können. So erhält es nicht nur ein großes Repertoire an Bewegungsmustern, sondern lernt auch, die geeigneten Bewegungen zu gezielten Handlungen einzusetzen. Es lernt also voraus zu planen, um ein Ziel zu erreichen (*das eigene Gesicht zu berühren*). Bei Mißerfolg müssen andere, ähnliche Bewegungsmuster im Bewegungsgedächtnis erkannt, sortiert und angewendet werden. Je mehr Erfahrung diesbezüglich das Kind im Bewegungsspiel machen kann, um so mehr Auswahl, Variations- und Kombinationsmöglichkeiten stehen ihm zur Verfügung. Wichtig ist auch die richtige Abspeicherung der Bewegungen, die Rückmeldung über erfolgreiche Handlungen und die Automatisierung der Bewegungserfahrungen als Schema. So können über Körper- und Handlungsschemata komplexere Bewegungsmuster und komplizierte, geplante und angemessene Handlungen entstehen.

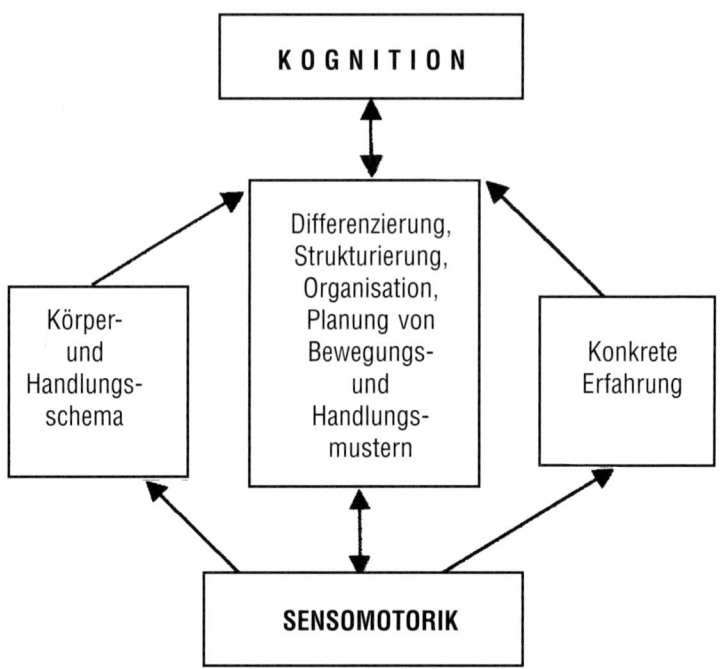

Ist dieser Lernvorgang in der kindlichen Entwicklung gestört, kommt es zur Beeinträchtigung der Entwicklung von Handlungs-, Steuerungs- und Planungsfähigkeit. Helmut wird sich rast- und planlos bewegen. Er wird die Flucht in eine ständige Bewegungsoffensive antreten müssen, da großräumige Bewegungen einfacher als ausdifferenzierte Bewegungen auszuführen sind. Außerdem helfen sie Steuerungsprobleme zu vertuschen. Helmut wird für seine Handlungen keine geeignete Struktur finden. Er wird oft ausprobieren müssen, weil er sich nicht auf Schemata verlassen kann. Vielleicht kann dies zu einer vermehrten Kreativität führen. Helmut wird aber gezwungen sein, vieles dem Zufall und dem Augenblick überlassen zu müssen. Die Augen und Ohren müssen deshalb verstärkt die Umgebung kontrollieren.

Kritik: Was ist die Ursache, daß sich dieser Entwicklungsprozeß nicht manifestieren kann? Warum können Kinder wie Helmut trotzdem sehr kreativ sein? Höhere Stufen der Kreativität benötigen nicht nur ein Ausprobieren und zufälliges Entstehen von Variationen, sondern auch ein Vorausdenken (*Antizipieren*) und ein Vorstellungsvermögen über geplante Neuerungen. Dafür sind genauso wie für das logische Denken jedoch Planung, Strukturierung und Organisation nötig.

1.3.10 Kommunikationsstörung

Kommunikation bewegt sich zwischen einem Sender, der eine Botschaft senden und einem Empfänger, der sie erhalten will. Die Botschaft wird verschlüsselt, symbolisch verpackt und über mehrere Kanäle übermittelt. Der Empfänger nimmt sie auf, entschlüsselt und interpretiert sie und reagiert entsprechend. Beide sind für diesen Austausch verantwortlich. Störungen werden als gestörtes Zusammenspiel zwischen Sender und Empfänger gesehen, die sprachlich und körperlich Informationen austauschen. Alleine können die Kinder entspannt und konzentriert spielen. Sind sie mit Anderen zusammen, kommt es zu Schwierigkeiten. Die verstehende Verbindung ist gestört, wie wenn mit verschiedenen Sprachen unverständlich gesprochen wird.

Kritik: Warum erleben die meisten hyperaktiven Kinder häufig Kommunikationsstörungen mit vielen Mitmenschen, andere unauffällige Kinder haben dagegen kaum Schwierigkeiten mit den selben Mitmenschen? Gibt es nicht auch provozierende Signale eines Kommunikationspartners, auf den viele Menschen gereizt reagieren?

1.3.11 Auf der Suche nach dem Gleichgewicht

Leben und Bewegung entstehen auf Grund der Auseinandersetzung mit der Schwerkraft. In jeder Position bauen die Kinder automatisch Muskelspannkraft (*Tonus*) gegen die Schwerkraft auf, um ihre Lage stabil zu sichern. Nie kann es zum absoluten Stillstand kommen. Der Körper muß deutlich wahrgenommen werden. Ständig sind kleine Ausgleichsbewegungen notwendig. Es ist ein Streben nach äußerer Balance und innerem Gleichgewicht des Kindes. Je sicherer und beherrschter die Situation erlebt wird, um so entspannter und ruhiger kann mit kleineren und größeren Bewegungen mit der Schwerkraft gespielt werden.
Das Spiel heißt sichern und entsichern. Die Motivation dazu ist das leichte Magenkribbeln und der Wagemut, die Sicherheit für einen kleinen Moment zu verlassen – im Wissen, jederzeit zurück zu können (vgl. Kükelhaus 1982).
Bewegungsveränderungen in einer Position und Bewegungsübergänge von einer Position zu einer neuen Position vermitteln zunächst immer Unsicherheit und erfordern entsprechende Gleichgewichtsreaktionen. Unsichere und mißtrauische Kinder fixieren sich in einer bekannten Haltung oder in einer vertrauten Situation, ohne entsichern oder entspannen zu können. Sie flüchten ständig in etwas Neues, ohne die Pausen als ordnende oder organisierende Wirkung benutzen zu können. Es fehlt die Zeit und die Ruhe, zu sich selbst und zur Umgebung Sicher-

heit und Vertrauen zu entwickeln (vgl. Aly 1997). Sie ruhen nicht in sich. Sie können kaum ein Selbstwertgefühl und ein stabiles Selbstkonzept aufbauen. Sie sind nicht im Gleichgewicht, sie wechseln sprunghaft und unharmonisch zwischen Positionen, zwischen Autonomie und Anpassung. Sie lernen nur ungenügend sich, ihre Ideen, Handlungen und Gefühle zu steuern (vgl. Passolt 1996).

Kritik: Warum wählen einige unsichere Kinder die Flucht in die Bewegung, andere verweigern dagegen ängstlich jede Bewegung?

1.3.12 Psychoanalytische Erklärung

Krankheiten und Auffälligkeiten können als Folge ungelöster seelischer Konflikte während der frühen Kindheit entstehen. Die Kinder bearbeiten diese Konflikte auffällig und schützen sich auf diese Weise vor schwereren Störungen (z.B. Depressionen oder Psychosen). Die Bewegungen und Verhaltensweisen der Kinder drücken symbolisch diese verborgenen Konflikte aus.

Während die Kinder laufen lernen, müssen sie in sich Halt spüren. Sie halten sich nicht mehr an Gegenständen fest. Sie versuchen, selbständig zu werden. Sie wollen sich von der Mutter lösen. Sie erleben den Widerspruch zwischen dem Willen, die Mutter als bisherige Sicherheit zu verlassen und der Angst, daß sie von der Mutter verlassen werden, die Diskrepanz zwischen Distanz und Nähe. Laufen bedeutet aber auch, seinen Fuß vom Boden lösen und ihn wieder berühren. Festhalten und wieder hergeben, ergreifen und loslassen: Veränderungen brauchen Sicherheit und Selbständigkeit. Selbständige Kinder lernen Regeln zu benutzen, um besser mögliche Frustration ertragen zu können. Aufmerksamkeit wird durch den intensiven Dialog zwischen Mutter und Kind ausgebildet.

Konnte kein intensiver und ausgeprägter Dialog über Augenkontakt und Körperberührung stattfinden, suchen die Kinder vermehrt wechselnde äußere Reize und wirken unkonzentriert. Wenn das Ich sich in früher Kindheit nicht genügend ausbilden konnte, werden Kinder verunsichert. Sie haben keinen inneren Halt und stürzen sich in rastlose Bewegungen und Wutausbrüche, um sich besser zu spüren. Sie können sich nicht an Erwartungen anpassen, da sie krampfhaft am eigenen schwachen Abbild festhalten müssen. Weil sie nicht selbständig werden durften oder konnten, sind sie ambivalent zwischen Distanz und Nähe hin und her gerissen. Genauso können sie keine äußeren Regeln zulassen und sind leicht frustriert. Andere Kinder werden als bedrohende Konkurrenz abgelehnt. Meistens sind ADHS-Kinder Jungen, vielleicht, weil sie mehr Ablöseprobleme oder Verlustängste als Mädchen erleben und schon frühzeitig aktiv und selbständig sein sollen oder wollen. ADHS kann somit als subjektiver Ausdruck der kindlichen Existenz gesehen werden, um fehlendes Urvertrauen oder mangelnde Selbständigkeit durch verstärkte Körperlichkeit zu ersetzen. Um symbolisch wieder den Kontakt zur Mutter und dadurch zu sich selbst zu bekommen, müssen die Kinder frühere Konfliktphasen ständig wieder erleben (vgl. Färber 1997 und Fischer 1997).

Kritik: Auch wenn die frühe Kindheit Entwicklungsprozesse prägt, können wirklich alle Auffälligkeiten darin ihren Ursprung haben?

War zuerst das Huhn und oder das Ei?

Alle diese oben genannten Erklärungsmodelle werden verschieden häufig als Ursache der ADHS genannt. Es wird dabei übersehen, daß in keinem einzigen Fall glaubhaft nachgewiesen ist, ob diese beobachtete Erscheinung tatsächlich als einzige Ursache oder nur als Folge einer anderen Ursache oder wahrscheinlich mehrerer anderer „zufällig" zusammentreffender Ursachenfaktoren zu betrachten ist. Es ist meist nicht herauszufinden, was Ursache ist und was Folgeerscheinungen sind.

zB *Ist das Gehirn durch Vererbung oder durch ein hirnorganisches Defizit geschädigt und deshalb das kindliche Verhalten auffällig? Hemmen schwierige familiäre Bedingungen, Lernerfahrungen oder gesellschaftliche Mißstände die Hirnreifungsprozesse oder wird die Entwicklung von Konzentration durch Nahrungsmittelzusätze gestört?*

Zweifle nicht an dem, der sagt, er habe Angst – aber habe Angst vor dem, der dir sagt, er kenne keine Zweifel. (E. Fried)

Multifaktorielles Modell

Immer häufiger geht man heutzutage davon aus, daß selten nur eine Ursache die Symptome auslöst. Meist wird ein gestörtes Zusammenwirken verschiedener funktioneller Systeme vermutet. Andere Kinder mit ähnlichen Grundbedingungen wirken trotzdem unauffällig oder leben stabil in Bewegung, Konzentration und Beziehung.
Gleiche Faktoren beeinflussen auf verschiedenste Weisen. Gleiche Ursachen können verschiedene Auswirkungen nach sich ziehen. Ähnliche Symptome können verschiedene Ursachen haben. In der kindlichen Entwicklung hat kausales und lineares Denken keinen Platz. Entwicklung passiert eben nicht Stein auf Stein, Stufe nach Stufe. Die einzelnen Entwicklungselemente bedingen sich eher gegenseitig als Kreispro-

zesse, verbinden sich zu einem Netz und können sich gegenseitig emporschaukeln (vgl. Watzlawick 1969). Wiederholungen, Rückschritte, Verbesserungen gehören genauso wie Abkürzungen, kompensatorische Ersatzlösungen und eigenständige individuelle Strategien zur persönlichen Entfaltung der kindlichen Fähigkeiten in Auseinandersetzung mit einer unberechenbaren Umwelt. Zu viele Faktoren, oftmals auch unbekannte oder unerkannte, spielen als einzelne Teile im Puzzle, das Leben zu meistern, eine Rolle. Wenn die Kinder nicht als funktionierende Maschinen mit rein körperlichen, biochemischen oder rein psychischen Eigenschaften, sondern vor allem als Kinder mit Leib und Seele, durchdrungen von dem Zusammenspiel aller Bereiche, gesehen werden, wird es schwer möglich sein, einzelne Faktoren als allein verantwortlich für einen problematischen Zustand zu benennen.

 Erinnern Sie sich an ein Ereignis von gestern. Was war die Ursache dafür? Wie viele Faktoren und „Zufälle" kamen zusammen, damit Sie es auf diese Weise erleben konnten?

Die Verschiedenartigkeit der vielen Ursachenmodelle macht es zunehmend unwahrscheinlicher, daß immer nur eines der vielen Erklärungsmodelle für alle betroffenen Kinder gleichermaßen zutrifft. Wenn wir verschiedene An-sichten kennen, können wir die Vielfalt der eventuell beeinflussenden Faktoren in unsere umfassendere Beurteilung der untersuchten Kinder mit einbeziehen.

Kein Ursachenmodell ist exakt beweisbar. Es ist eher ein Versuch einer Beschreibung aus einem Blickwinkel. Vieles spricht für ein Zusammenspiel verschiedener Faktoren.

1.4 Behandlungsansätze

„Und was macht jetzt der Fachmann dagegen? Was wird denn meinem Helmut und mir helfen? Zu welcher Therapie sollen wir gehen?" erkundigte sich die Mutter.

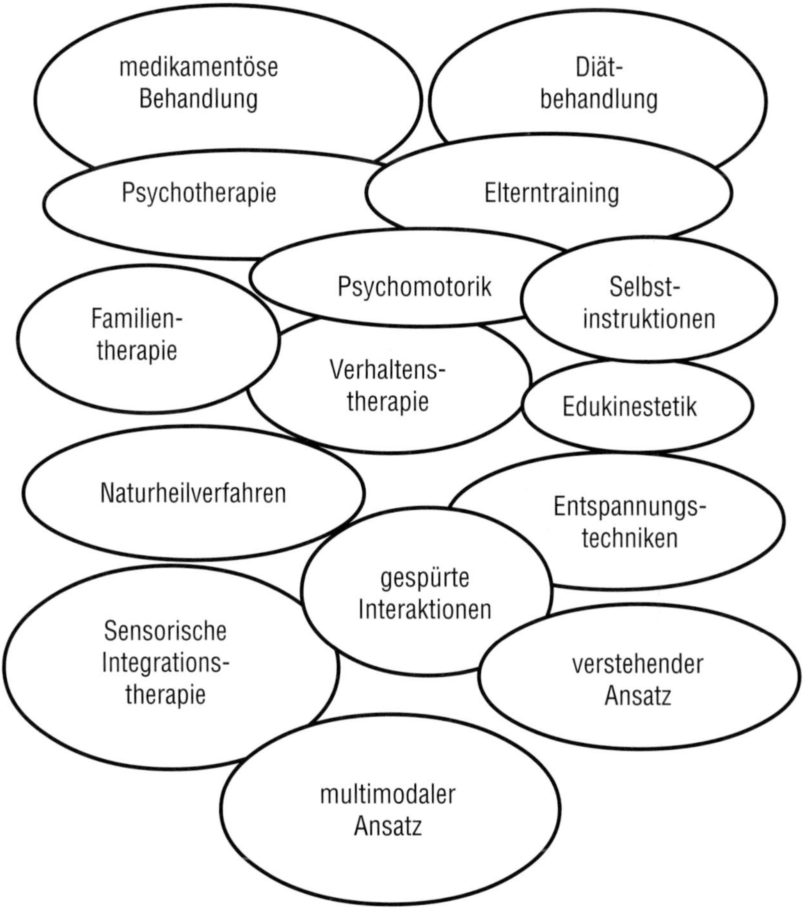

medikamentöse Behandlung

Diät-behandlung

Psychotherapie

Elterntraining

Psychomotorik

Selbst-instruktionen

Familien-therapie

Verhaltens-therapie

Edukinestetik

Naturheilverfahren

Entspannungs-techniken

gespürte Interaktionen

Sensorische Integrations-therapie

verstehender Ansatz

multimodaler Ansatz

Zur ohnmächtigen Frau von vorhin (siehe S. 23) kamen verschiedene Fachleute. Der Schulmediziner erkannte Herzschwäche, der Sozialarbeiter Hilfsbedürftigkeit, der Psychotherapeut Regression, der Verhaltenstherapeut mangelhafte Konditionierung im Alltag, der Psychomotoriker die Lust am Fallen, der Ergotherapeut vestibuläre Überempfindlichkeit, der Physiotherapeut

mangelhafte Stabilität, der Kinesiologe fehlende Zusammenarbeit im Gehirn, der Familientherapeut fehlenden Halt im familiären System, die Mutter mangelnde Fürsorge, der Vater einen Erziehungsfehler, der Ernährungsberater unausgewogene Ernährung, der Heilpraktiker Eisenmangel. Nur der Liebhaber hat sie einfach in seine Arme genommen.

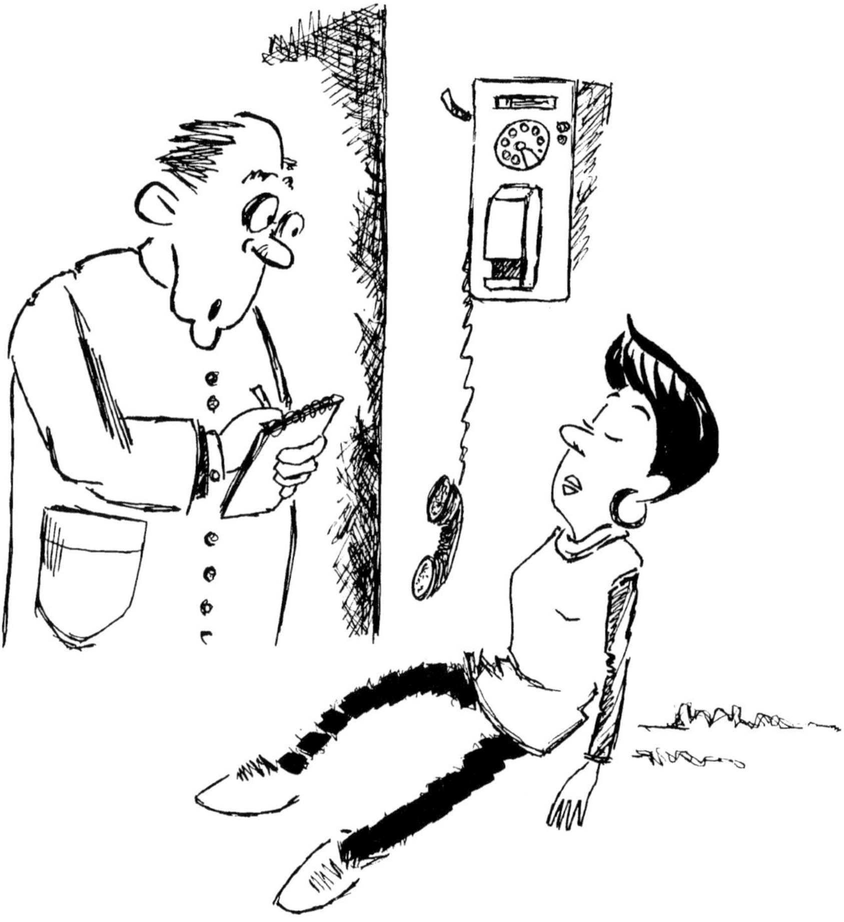

Nachdem sich alle Fachleute um die ohnmächtige Frau geschart und ihre exakten Diagnosen gestellt hatten, waren natürlich die einzelnen Behandlungsvorschläge gefragt. Der Schulmediziner zog gleich ein herzstärkendes Medikament aus der Tasche, der Heilpraktiker ein Vitaminpräparat ohne Nebenwirkungen, der Sozi-

alarbeiter animierte zwei Helfer zum Tragen, der Psychothera-
peut regte ein Rollenspiel mit Schnuller und Windeln an, der
Psychomotoriker eine Weichbodenmatte für weitere Fall-Experi-
mente, der Ergotherapeut eine Schaukel zum Desensibilisieren,
der Physiotherapeut eine Kraftmaschine zur Kräftigung der Bein-
muskulatur, der Verhaltenstherapeut erarbeitete kleine Schritte
mit Belohnung bis zum selbständigen Stand, der Familienthera-
peut stellte die Familienmitglieder um die liegende Frau herum
auf, die Mutter kaufte ein neues Kleid, der Vater einen pädago-
gischen Ratgeber, der Ernährungsberater kochte ein leckeres Mahl,
der Kinesiologe kreuzte ständig die Arme und Beine der Frau
....und der Liebhaber schwor ihr ewige Treue.
Da schlug die Frau die Augen auf, weinte vor Glück und lud
alle zur Hochzeit ein.

Jeder Erklärungsversuch und jede Ursachenforschung der ADHS weiß
eine erfolgversprechende Lösung der Probleme und schlägt ein eigenes
Behandlungsrezept vor. Diese verschiedenen Ansätze scheinen sich oftmals zu widersprechen und doch behaupten sie alle, Anne und Helmut
helfen zu können. Welche Therapie ist wirkungsvoll? Gibt es die richtige Therapie? Was sind die manchmal gravierenden Unterschiede?
Zunächst werden diese Konzepte hier in alphabetischer Reihenfolge kurz
vorgestellt und für Interessierte am Ende des Buches (siehe Seite 183)
ausführlicher besprochen.

Diätbehandlung

Die phosphatfreie (oder additivafreie oder oligoantigene) Kost sieht eine
strikte Einhaltung des Diätplans vor. Sie versucht, möglichst ohne die
schädlichen Lebensmittel und Zusatzstoffe auszukommen, die bei den
Kindern allergisch wirken.

Edukinestetik

Die Kinder üben gleichzeitiges Bewegen verschiedener Körperteile, um
die Zusammenarbeit bestimmter Hirnareale anzuregen. Dadurch soll
bessere Konzentration, Handlungsplanung und Lernbereitschaft erreicht
werden.

Elterntraining

Die Eltern erhalten in der Gruppenberatung mittels Gesprächen Verständnis für das „Krankheitsbild". Sie üben, auch mit Rollenspiel,
effektives Verhalten ein, um besser mit hyperaktiven Symptomen
umgehen zu können. Sie lernen doppeldeutige „Schlag"wörter zu

vermeiden und auch in schwierigeren Situationen Ruhe zu bewahren.

Elternvereine

In regelmäßigen Treffen tauschen die Eltern ihre Erfahrungen mit anderen betroffenen Eltern aus. Sie merken, daß nicht nur sie ähnliche Probleme zu bewältigen haben. Sie berichten von verständnisvollen Ärzten, TherapeutInnen und Schulen. Sie organisieren Fortbildungen zu interessanten Themen.

Entspannungstechniken

Die Kinder üben meist aus dem Erwachsenbereich übernommene Techniken zur Entspannung, wie zum Beispiel Autogenes Training, Muskelentspannung nach Jacobsen, Yoga oder Biofeedbackverfahren. Es gibt auch eine Reihe kindgerechter Methoden, die mit Bewegungsspielen und Geschichten genußvolle Ruhe vermitteln.

Ergotherapie

Meist in Einzelbehandlung kann gezielt auf die Schwächen der Wahrnehmungssysteme und Schwierigkeiten im schulischen Lernen eingegangen werden. Neben der Entwicklung von Handgeschicklichkeit und Feinmotorik wird besonders das intakte Einordnen und Umsetzen von Wahrnehmungseindrücken beachtet. Dazu wird oft die Sensorische Integrationstherapie (siehe Seite 61) angewandt.

Familientherapie

Die gesamte Familie bekommt Gelegenheit, gemeinsam durch Familienaufstellungen und Gesprächsformen (z.B. Gordon, Familienkonferenz, 1972) festgefahrene Rollen und Beziehungsmuster zwischen allen Familienmitgliedern zu erkennen und Probleme gemeinsam zu lösen, ohne daß die hyperaktiven Kinder als die Schuldigen angesehen werden.

Gespürte Interaktionen (nach Affolter)

In der Einzelbehandlung werden mit den Kindern Alltagshandlungen durchgeführt. Dabei wird ihnen von der TherapeutIn der Rücken gestärkt und ihre Handbewegungen geführt, um deutliche Eigenwahrnehmungen und sinnvolle Strukturen anzubahnen.

Medikamentöse Behandlung

Durch die tägliche Gabe von Psychopharmaka, hauptsächlich Psychostimulantien (meist Methylphenidat = Ritalin) werden als Kurzzeiteffekt Hirnregionen zur Hemmung, Steuerung und selektiven Aufmerksamkeit aktiviert. Dadurch wird die Bewegungsunruhe vermindert, die Konzentration und Merkfähigkeit erhöht, die Feinmotorik verbessert.

Multimodaler Ansatz

Um den vielfältigen Auswirkungen gerecht zu werden, werden mehrere Therapien miteinander verbunden. Die medikamentöse Behandlung wird meist mit verhaltenstherapeutischen Interventionen in der Familie und in der Schule kombiniert. Aber auch körperliche Behandlungsansätze lassen sich mit Elterntraining oder Familientherapie vereinbaren.

Naturheilverfahren

Naturheilärzte und Heilpraktiker behandeln bewegungsunruhige und unkonzentrierte Kinder mit Bachblüten, homöopathischen Medikamenten und Edelsteinen, Akupunktur, Reflexzonenmassage, Farb- und Aromatherapie bis hin zu altbewährten Hausfrauenrezepten wie Baldrianbad und Lavendeltee.

Psychomotorische Übungsbehandlung (nach Kiphard)

Bewegung, Spiel und verschiedene Materialien helfen den Kindern in der Gruppenbehandlung in sechs aufeinander aufbauenden Phasen vom Austoben zu behutsamen und konzentrierten Übungen zu gelangen.

Psychotherapie

Die non-direktive Spieltherapie gibt den Kindern den Rahmen, sich im Spiel vertrauensvoll auszudrücken, um alte Ereignisse und Verletzungen abzulegen. Psychoanalyse hilft alte unbewältigte Konflikte zu erkennen. Kindzentrierte Gesprächsführung lernt den Kindern im Gespräch, Verantwortung für ihr Handeln zu übernehmen.

Selbstinstruktionen (nach Goodman)

Die Kinder üben ein 5-Schritte-Programm an Puzzles bis hin zur Hausaufgabensituation mit Hilfe von Signalkarten ein, um effektiver Handlungen im Alltag planen und durchführen zu können.
Selbstmanagement-Methoden helfen den Kindern, auf ihr eigenes Verhalten zu achten und angemessenes Verhalten in kritischen Situationen zu zeigen.

Sensorische Integrationstherapie (nach Ayres)

Die körpernahen Wahrnehmungssysteme werden als Basis für eine bessere Körperwahrnehmung, sensorische Integration und zur Anbahnung einer geordneten Handlungsplanung in der Einzelbehandlung stimuliert.

Verhaltenstherapie

Mit Hilfe von Kontrollprogrammen und Verstärkern zur direkten Rückmeldung werden mit den Kindern funktionale Techniken eingeübt, um sich besser strukturieren und beherrschen zu können.

Verstehender Ansatz

Während des Bewegungsspiels wird der individuelle Sinn der Hyperaktivität über den spielerischen Dialog zwischen TherapeutIn und Kindern erkannt. Der Erwachsene begleitet die individuellen Bewegungs- und Phantasiegeschichten der Kinder, um zu einer Lösung zu verhelfen.

Verwunderlich?

Es gibt bekannte und weit verbreitete Behandlungsmethoden. Das heißt noch lange nicht, daß sie bei allen Kindern erfolgreicher sind als unbekanntere Therapien. Viele Wege führen bekanntlich nach Rom. Ob sie jedoch wirklich Rom erreichen, hängt von verschiedenen Faktoren ab. Wunderheilmittel sind manchmal wünschenswert, aber immer eine Illusion. Auch wenn es sehr verlockend ist, das Problem blitzschnell wieder verschwinden zu lassen. Der Weg in den Teufelskreis war meist lang und hat viel Energie geschluckt. Der Weg hinaus braucht genügend Zeit und kleine nachvollziehbare Schritte – wie jede wirkliche Entwicklung. Jedes Kind und jede Familiensituation verlangen nach einem individuellen Lösungsweg. Pauschale Patentrezepte vergessen eine genaue Betrachtung des Problems, vermeiden ein richtiges Verständnis der individuellen Situation und verhindern letztendlich wirkliche Veränderungen.

 Individuelle Behandlung kennt keine Patentrezepte.

Weniger ist manchmal mehr

Es ist bestimmt schwierig, aus dieser Vielfalt an Behandlungskonzepten passende Hilfen auszuwählen. Besonders, wenn die Eltern einerseits schon längere Zeit verzweifelt und mit ihren Kräften am Ende sind und andererseits noch keinen Überblick über Behandlungsangebote oder -institutionen besitzen. Eltern sind keine ausgebildeten Fachkräfte für auffällige Kinder. Sie sind aber Spezialisten im Umgang mit ihren eigenen Kindern. Von der verständlichen Sorge und Verantwortung getrieben, die optimale Förderung für ihre Kinder zu erreichen, hetzen manche Eltern rastlos mit ihren Kindern von einer Therapieform zur nächsten. Es ist wichtig, die geeignete Unterstützung für uns und unsere Kinder zu finden. Es ist wichtig, eine Zeitlang und regelmäßig bei einer Therapie zu bleiben, und nicht jeden Monat zu wechseln. Aber mindestens genauso wichtig sind Zeit, Ruhe und entspannende Tage für Anne und Helmut – auch öfters mal gemeinsam mit ihren Eltern.

 Veränderungen brauchen Zeit und Durchhaltevermögen.

Ohne Rezepte wirken wir zuerst hilfloser, weil wir keine schnelle Antwort aus dem Ärmel ziehen können. Die Unsicherheit ermöglicht uns aber innezuhalten und dann genauer und mit Hilfe der Kinder nach Lösungen zu forschen. So können aus Be-handlungen gemeinsame kompetente Handlungen entstehen, der erste Schritt zur Entspannung der rastlosen Situation, zur aufmerksamen Beobachtung der Zusammenhänge und zum Austausch mit Kindern und Eltern.

Trotz der Vielfalt der Behandlungsangebote existieren einige Grundprinzipien, die allgemein für die Lösung einer problematischen Situation notwendig erscheinen. Dazu müssen verschiedene Sichtweisen berücksichtigt und andere Perspektiven als Erweiterung des Blickpunktes eingenommen werden.

2. Wer ist beteiligt? – Vier verschiedene Sichtweisen

Eines seltenen Tages kam völlig überraschend ein wanderndes Mikrofon des Weges und befragte alle Beteiligten einzeln nach ihrem Befinden. Nach verlegenem Schweigen gaben sie sich einen Ruck und taten ihre ehrliche ungeschminkte Meinung kund. Hier einige Auszüge:

Der Fachmann – die Fachfrau

„Die Diagnostik und Behandlung von auffälligen Kindern ist mein Beruf. Ich habe es gelernt. Ich übe den Beruf schon lange aus. Ich habe schon viele Kinder untersucht und behandelt. Ich habe schon vieles in Fachzeitschriften und Büchern gelesen. Ich habe viel Zeit in den Erwerb meines jetzigen Wissenstandes investiert. Ich habe einige Fortbildungen zu diesem Thema besucht. Wenn nicht ich, wer kann sonst in diesem Fall helfen?" (Kompetenz)

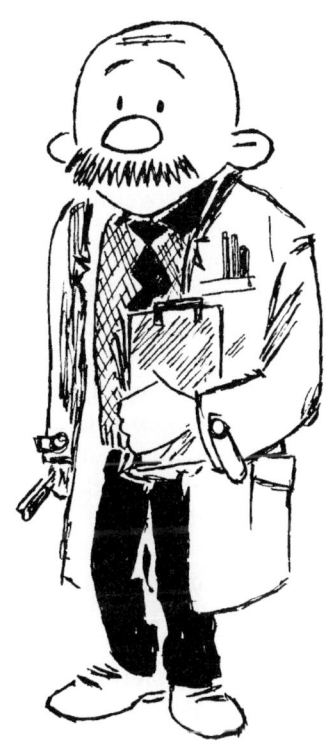

„Die Familie und das Kind haben einen großen Leidensdruck. Sie kommen zu mir als letzte Rettung. Ich als Fachmann muß ihnen jetzt helfen. Es muß schnell funktionieren und deutliche Ergebnisse zeigen. Das Problem muß sich bald bessern oder am besten ganz verschwinden." (Erwartungsdruck)

„Wenn ich nicht helfen kann, wird mein Ansehen als Fachmann darunter leiden. Die Kollegen werden es hören und darüber sprechen. Die Eltern werden nicht mehr meine Dienste in Anspruch nehmen wollen. Ich muß Erfolge aufweisen, wenn ich als kompetent gelten will. Ich verdiene Geld mit meiner Arbeit. Also muß ich auch Leistung bringen." (Erfolgszwang)

„Ich mache nur das, was andere Fachleute in Büchern beschreiben. Ich kann mich auf sie berufen. Sie haben die Verantwortung für eventuelle Fehler, ich dagegen für den Erfolg." (Rechtfertigung)

„Ich kann mich doch nicht auf alle Behandlungen einlassen. Ich kann nicht jede Stunde voll konzentriert arbeiten. Ich muß zu viele Kinder behandeln. Ich kann nicht alles wissen oder untersuchen. Vielleicht entwickelt sich auch etwas ohne meine Initiative. Ich habe auch noch ein Privatleben. Irgendwo muß eine Grenze sein." (Abgrenzung)

„Auch wenn ich mal nichts weiß, muß ich wenigstens so tun. Ich bin doch eine notwendige Stütze von verzweifelten Menschen. Ich muß doch eine befriedigende Antwort auf alles geben." (Schein wahren)

Die Eltern

„Das Leben könnte so schön sein, wenn du nur ruhiger wärst. Wenn du dich ändern würdest, wäre alles gut." (Schuldfrage)

„Wir können uns nie entspannen und ausruhen. Immer müssen wir uns um dich kümmern. Wir müssen dich ständig beobachten und ermahnen. Wir müssen Gefahren verhindern und dich ständig ermahnen, nicht zu zappeln, deine Hausaufgaben zu machen. Du hältst uns ständig auf Trab. Ich halte es nicht mehr aus, soviel Streß und vergebliche Mühe. Ständig haben wir die Sorgen wegen dir, nie eine Minute Pause. Immer kommt es wegen einem falschen Wort sofort zu einem Fiasko. Du tyrannisierst uns mit deiner Unfähigkeit, normal zu sein. Unser Verhalten dir gegenüber ist nur Reaktion auf dein unmögliches Verhalten." (Leidensdruck und Resignation)

„Wir haben für nichts anderes mehr Zeit, nicht mal für den Ehepartner. Du bist schuld, daß wir Eltern im Streß sind und uns auseinanderleben." (Verhinderer)

„Warum muß dies gerade uns passieren? Wir haben uns doch so bemüht. Das Leben ist ungerecht. Bei den Nachbarskindern ist doch auch

alles normal. Warum haben nur wir es so schwer mit unserem Kind?"
(Nicht-Akzeptanz)

„Wir wissen nicht mehr, wann wir dem Kind mehr Aufmerksamkeit geben sollen und wann wir es selbständig Erfahrungen sammeln lassen sollen. Wir erleben ein rastloses Wechselbad von Aktivität und Loslassen, von Hoffnung und Resignation." (Hilflosigkeit)

„Ich will dich nicht so, wie du bist. Du bist nicht so, wie du sein solltest. Ich will, daß du so bist, wie ich es will, oder zumindest, wie alle anderen Kinder sind." (Ablehnung)

„Was haben wir falsch gemacht? Bei den Geschwistern hat es doch auch geklappt. Was haben wir nur bei dir falsch gemacht?" (Schuldgefühle)

„Wir haben soviel Hoffnung in dich gesetzt. Du erfüllst unsere berechtigten Erwartungen nicht. Wir haben doch Anspruch auf ein leistungsstarkes unkompliziertes Kind, das mehr als wir in der Gesellschaft erreichen soll." (Enttäuschung)

„Die Verwandten schauen so komisch. Sie wollen mit uns nicht mehr zusammen sein. Wir werden durch dich isoliert. Die Nachbarn beschweren sich jeden Tag wegen Kleinigkeiten. Die Großeltern und Freunde reden von Erziehungsfehlern." (Ausgrenzung)

„Der Vater weiß, daß nur Strenge und Konsequenz hilft. Die Mutter hat dich zu sehr verwöhnt und war in der Erziehung inkonsequent. Die Mutter wirft dem Vater Verständnislosigkeit und fehlende Zeit mit dem

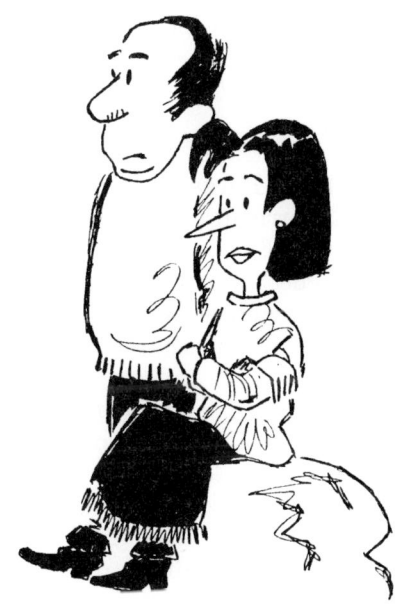

Kind vor. Wenn wir nicht wegen dir streiten könnten, müßten wir uns um unsere Konflikte kümmern." (gegenseitige Beschuldigung als Stellvertreter eines anderen Konfliktes)

„Gut, daß wir dich Problemkind als Aufgabe haben, sonst wäre es ziemlich langweilig in unserer Ehe. Du bist unser Lebensinhalt. Du hältst uns wach, spendest uns Impulse und hast uns eine anstrengende, aber langwierige Lebensaufgabe gegeben. Es gibt immer etwas zu besprechen wegen dir. Wir müssen wegen dir als Familie zusammenhalten. Was würde passieren, wenn du plötzlich unauffällig wärst? Vielleicht hätten wir uns nichts mehr zu sagen und würden uns trennen." (Schwarzes Schaf als Familienretter)

In der Schule

„Ich bin die PädagogIn. Ich weiß über Erziehung und pädagogische Maßnahmen Bescheid. Ich werde das Problem lösen, mit dir gemeinsam, aber auch ohne dich, wenn du meine Hilfe nicht annehmen willst. Ich muß es lösen." (Kompetenz)

„Andere Schüler leiden unter dir. Sie würden viel schneller im Unterricht vorankommen, wenn ich mich nicht immer um dich extra kümmern müßte. Du lenkst sie mit deinem Störverhalten noch zusätzlich ab." (Schuldzuweisung I)

„Die Eltern oder die Gesellschaft haben wieder mal Mist gebaut. Was Hänschen zu Hause nicht gelernt hat.....Und wir armen Lehrerinnen müssen die versalzene Suppe wieder auslöffeln." (Schuldzuweisung II)

„Was denken die Kollegen, wenn es so laut ist in meiner Klasse? Sie halten mich für eine schlechte Lehrerin, wenn ich mit dir nicht fertig werde." (Verunsicherung)

„Ich muß mit dem Unterrichtsstoff durchkommen. Die Zeit drängt. Da kann ich auf Probleme keine Rücksicht nehmen. Der Lehrplan muß eingehalten werden. Die Unterrichtszeit ist eh so knapp bemessen und der Stoff so gewaltig viel." (Streß)

„Wegen dir müßte ich neue Unterrichtsmethoden einsetzen. Ich denke gar nicht daran, meine langjährig bewährten Methoden nur wegen einem problematischen Kind zu ändern! Mein Unterricht war bisher auch erfolgreich." (Gewohnheit)

„Nicht ich, die Kinder haben sich an meinen Unterrichtsstil anzupassen. Was wäre denn, wenn ich auf 1000 verschiedene Bedürfnisse aller Kinder eingehen sollte? Da könnte ja jeder kommen. Da müßte ich mich ja zerreißen, um es jedem recht zu machen. Lehrjahre sind keine Herrenjahre. Anpassung hat noch keinem Kind geschadet. Wenn du dich nicht an mich anpassen kannst, mußt du die Schule wechseln." (Machtkampf)

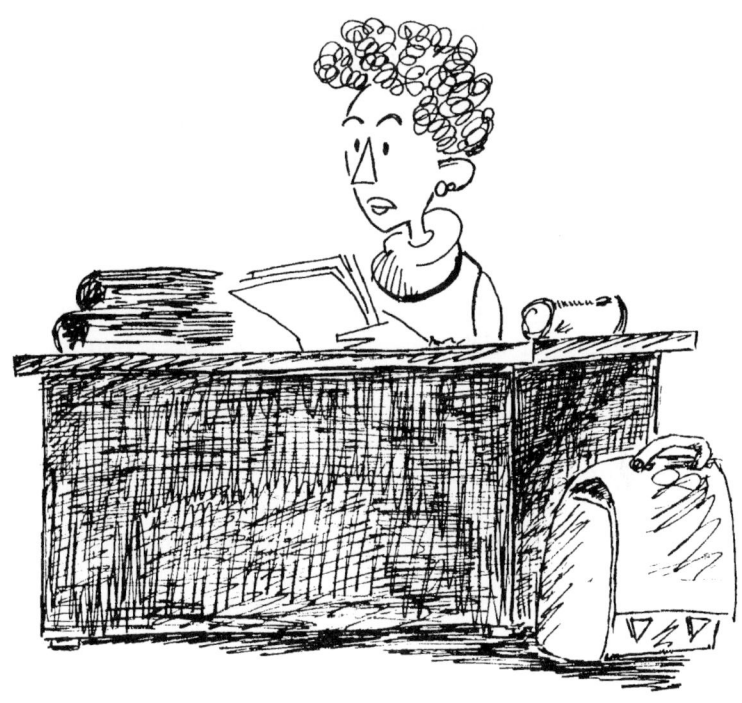

... und das Kind

„Ich will normal sein. Ich will nicht immer zappelig sein und nicht aufpassen können. Ich will nicht ständig wie ein Dampfkessel unter Voll-
druck stehen, das Explodieren kaum aufzuhalten." (Zwanghaftigkeit)
„Ich will auch zur Klasse dazugehören und mitspielen dürfen. Ich werde zu wenig beachtet." (Integrationswunsch)
„Keiner mag mich so, wie ich bin. Ich bin nicht o.k. Immer soll ich anders sein, als ich bin. Man sieht immer nur meine Fehler. Keiner lobt
mich oder findet mich toll." (Sehnsucht nach Anerkennung)
„Erkenne doch, daß ich liebenswert bin. Liebe mich, auch wenn ich dir
Probleme mache. Halte zu mir, ich bin doch dein Kind. Erkenne die
wahren Hintergründe meines problematischen Verhaltens. Höre und
verstehe meine Signale." (Sehnsucht nach Verständnis)
„Ich weiß nicht mehr, wie ich mich verhalten soll. Ich kann es nie richtig machen. Ich werde beim Spielen eingeschränkt und in meinem Be-
wegungsradius eingeengt. Immer werde ich ermahnt und korrigiert: Sitz
ruhig, mach endlich die Schulaufgaben fertig, schneide ordentlich mit
der Schere, spiele ruhig in deinem Zimmer, halte Ordnung, mach sau-

ber, räume auf. Es ist anstrengend mit mir. Keiner hat längere Zeit gute Laune mit mir. Jeder schimpft ganz schnell auf mich, wenn er mit mir beisammen ist. Ständig höre ich Ermahnungen und Tadel, selten ein freundliches Wort, Lob oder Anerkennung. Habe ich überhaupt akzeptable oder sogar gute, tolle Seiten an mir? Bin ich völlig daneben?" (Resignation)

„Wegen mir ist meine Lehrerin schlecht gelaunt. Wegen mir bekommen die Klassenkameraden mehr Hausaufgaben. Wegen mir streiten meine Eltern und kommen meine Tanten nicht mehr zu Besuch. Wegen mir zerbricht die Ehe meiner Eltern. Immer bin ich der Schuldige, auch wenn ich es diesmal gar nicht gewesen bin. Jeder ist schon in Abwehrhaltung, wenn ich auftauche. Mein Name verbreitet Angst und Schrecken. Jeder leidet unter mir. Jeder hat Schwierigkeiten wegen mir. Wenn ich mich nur verändern könnte, wären alle Freunde, Eltern, Geschwister, Verwandte und Lehrer zufrieden und glücklich." (Schuldgefühl)

„Ich bin schneller und wichtiger als die anderen. Ich stehe im Mittelpunkt. Alles dreht sich um mich. Ich falle wenigstens auf." (Trotz)

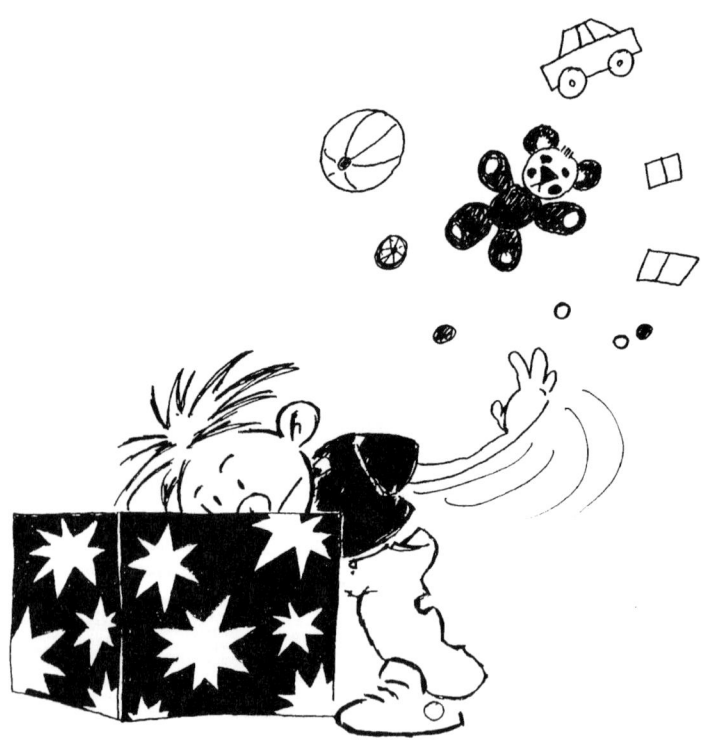

Schreiben Sie Ihre eigene Sichtweise auf. Welche markanten Sätze fallen Ihnen noch ein?

Ausbalanciert?

Viele Faktoren – Lebensprogramme, Erwartungen, Rollenspiele – lasten auf der Symptomatik der ADHS. Sie werden unbewußt von allen Seiten abgeladen und hauptsächlich dem Kind aufgebürdet. Alle Beteiligten erleben von ihrem Standpunkt aus die Spannung dieses Problemfeldes, die besonders die Eltern an den Rand der Verzweiflung bringen kann. Es entspricht zwar nicht den Wünschen nach einem glücklichen Leben, aber es hält sich manchmal jahrelang auf diese anstrengende Art in Balance. Die Beteiligten stabilisieren sich gegenseitig. Jeder investiert Energie, Zeit und Emotionen. Der Leidensdruck steigt und doch funktioniert das System und verfestigt sich oft noch mehr.

 Alle Beteiligten tragen gemeinsam zu dieser kräftezehrenden Balance bei.

Anstrengend – aber vertraut?

Was passiert, wenn an einer Stelle des starren, sich gegenseitig tragenden Systems – zum Beispiel durch therapeutische Intervention – an der Stelle „Kind" gewackelt wird und dadurch Bewegung entsteht? Alle Beteiligten an dem Problemkreis ADHS beziehen sich aufeinander und hängen in ihren Reaktionen meist von einander ab. Deshalb wird als Reaktion auf eine Bewegung automatisch Gegenbewegung entstehen.

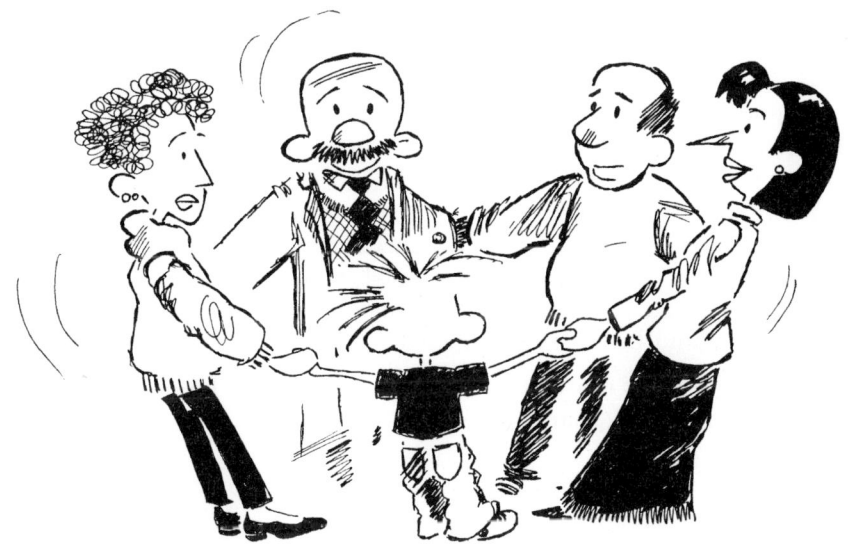

Wir geben nur ungern die vermeintliche Sicherheit der vertrauten Situation auf, auch wenn das Festhalten daran für uns alle anstrengend ist. Es erscheint schwierig, uns freiwillig in unbekanntes Terrain zu begeben.

 Nur gemeinsam kann Bewegung und dadurch Veränderung im System entstehen.

Der versteckte Schatz?

Was ist die meist verborgene Auszahlung, die jeder Beteiligte in diesem systemischen Spiel erhält, obwohl eigentlich alle darunter leiden und niemand einen offensichtlichen Nutzen aus dem gemeinsamen System hat? Gewinne sind meist durch Verletzungen und Ansprüche verdeckt. Sie können gewohnte Rollenmuster verfestigen oder Bewegung, Veränderung und Entwicklung im System verhindern. Übertrieben formuliert könnte dadurch das Kind negative Aufmerksamkeit erhalten, die Mutter Ablenkung von anderen Sorgen, der Vater die Berechtigung für seinen Rückzug ins Büro, der kleine Bruder die Rolle des Braven, die LehrerIn eine Erklärung für ihre schlechte Laune und die TherapeutIn wichtige Bestätigung.

 Sei kein Frosch, sagte die Königin zum Prinzen, und küßte ihn schon wieder. Und er wurde zum Frosch.

Schuldig?

Eine weitere Frage zielt auf die anhaftende Suche nach der Schuld für dieses problematische Miteinander. Alle scheinen sich entweder selber schuldig zu fühlen, sich gegen den Schuldvorwurf zu wehren oder zumindest nach einem anderen Schuldigen zu suchen, um selbst entlastet zu werden. Jeder fühlt sich vielleicht im Recht oder als Opfer der Situation. Wir kämpfen gegeneinander, gegen unser schweres Schicksal und gegen uns selbst. Wir fragen nach dem Warum? Wir verlangen nach eindeutigen und schnellen Lösungen. Kämpfe schaffen Druck und Gegendruck, Verletzungen und Ent-täuschungen. Kämpfe verhärten und verspannen. Es verunsichert uns zutiefst, zu entspannen, die Situation als gegeben zu akzeptieren und gemeinsam den ersten Schritt in Richtung Lösung und Los-lassen zu gehen.

 Statt Kampf um Ursache und Schuld führen Loslassen und Akzeptanz in Richtung Lösung.

3. Weitere Perspektiven

Als die Mutter davon hörte, wurde sie neugierig. Sie bestellte sich einen Adler, um mit ihm über alte und neue Standpunkte zu fliegen. Sie veränderten Perspektiven, überblickten festgefahrene Vor-urteile und staunten über neue Sichtweisen. Manches davon erleichterte und manches erschreckte die Mutter. Zwischendurch mußte sie sich immer wieder an den weiten sicheren Schwingen des Adlers festhalten. Und so flogen sie von Blickpunkt zu Blickpunkt.

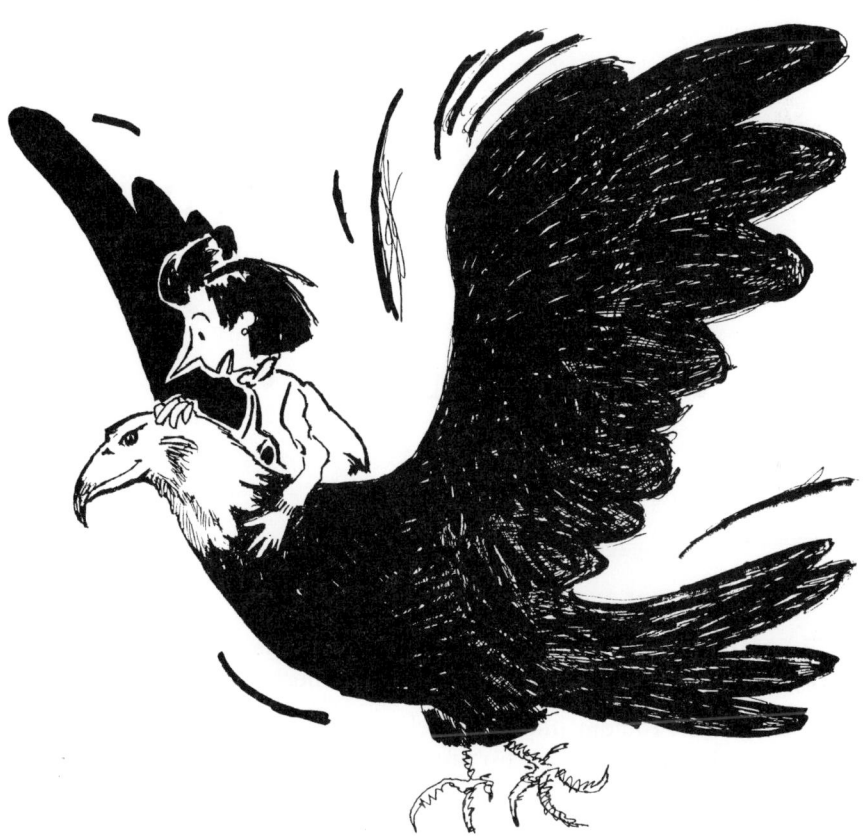

3.1 Was sind Perspektiven?

Perspektiven sind Betrachtungsweisen von einem bestimmten Standpunkt aus. Sie beschreiben außerdem die Aussicht auf die zu erwartende Zukunft. Oft sehen wir ein Problem nur von einem Blickwinkel aus. In schwierigen Situationen können wir uns nicht vorstellen, daß es auch noch andere Perspektiven für unser Problem geben kann. Wenn wir keine befriedigende Lösung entdecken können, erleben wir uns in einer festgefahrenen Situation. Andere Sichtweisen helfen, neue Standpunkte einzunehmen und das gleiche Problem von einer anderen Seite zu betrachten. So können verblüffende Lösungen, an die wir mit unserer bisherigen Perspektive nicht denken konnten, eintreten.

z.B. *Wie kommt der Dreck neben die Schaufel, ohne daß er berührt wird? Es darf dazu nur die Lage zweier Streichhölzer verändert werden, nicht aber die Schaufelform.*

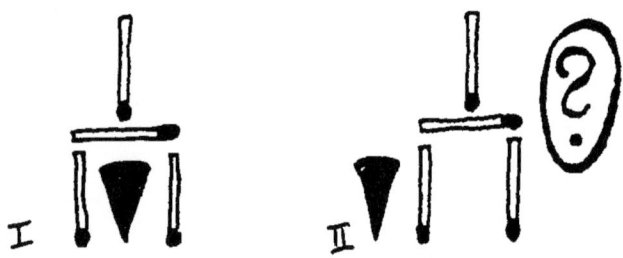

Rätsel-Lösung auf Seite 202

Tip Haben Sie sich in letzter Zeit über etwas aufgeregt? Was hat Ihnen geholfen, mit diesem Problem besser umzugehen?

Es gibt für ein Problem immer verschiedene Sichtweisen. Jedoch müssen nicht alle Perspektiven für uns in einer Situation gleichermaßen zutreffen und hilfreich sein. Aber schon allein der Gedanke, daß es mehrere Betrachtungsweisen oder Lösungen für ein Problem gibt, je nachdem, welche Perspektive wir einnehmen, kann erleichternd für uns sein. Wir müssen uns „nur" in Bewegung setzen und unseren Standort wechseln, um von einer anderen Seite die Sachlage unbefangener zu betrachten. Abstand relativiert einige Probleme, ohne Zwang, sofort etwas verändern zu müssen. Die Psychologie bewertet dies als Zeichen von Intelligenz. Schon allein die Bewegung hilft und entspannt. Die verschiedenen Perspektiven verschaffen uns einen Überblick und helfen, uns von einer fixierten Haltung zu lösen. Wir werden flexibler. Vielleicht finden wir dadurch paradoxe, überraschende, ungewöhnliche oder „verrückte" Lösungen. Manchmal ist nicht der direkte oder naheliegende Weg die beste Lösung.

 Die Fliege surrt stundenlang an der Fensterscheibe, um ins Freie zu gelangen und übersieht den geöffneten Fensterspalt neben sich.

Der Kopf ist rund,
damit die Gedanken ihre Richtung ändern können. (F. Picabia)

 Perspektivenvielfalt hilft individueller als fixierte Einfalt.

3.2 Wahrnehmung

„Helmut hätte bestimmt auch viel Spaß, mit uns zu fliegen. Würde er das gleiche wie ich wahrnehmen?", fragte die Mutter.

Hauptsächlich in der Großhirnrinde, bestehend aus mindestens 30 Milliarden Nervenzellen (*Neuronen*), verknüpft durch eine Billiarde Nervenverbindungen und Synapsen, geschieht das, was wir Wahrnehmung nennen. Der Bereich der Wahrnehmung umfaßt nicht nur die Reizaufnahme (*Sensorik*) durch die verschiedenen Sinnesorgane und Rezeptoren (Auge, Ohr, Nase, Zunge, Haut, Gleichgewichtssinn, Bewegungs- und Lagesinn). Er beinhaltet auch die Verarbeitung dieser Sinnesreize durch Aussortieren unwichtiger Informationen, Verstärken wichtiger Informationen, Vergleichen der verschiedenen Informationen untereinander und mit abgespeicherten früheren Erfahrungen, Wiedererkennen der Eindrücke, Zuordnen der Informationen zu einem Gesamtbild (*Sensorische Integration*). Er führt zur Interpretation durch Assoziation mit früheren Erfahrungen, zur Speicherung in die entsprechenden Hirnzentren, zur internen Reizsetzung durch Wunsch und Motivation bis hin zur Planung der entsprechenden Handlung, die als Reaktion in Bewegung umgewandelt werden soll, bzw. bis zur Rückmeldung und Kontrolle über den Erfolg der Bewegung.

Regelkreis der Wahrnehmung (modifiziert nach Schilling)

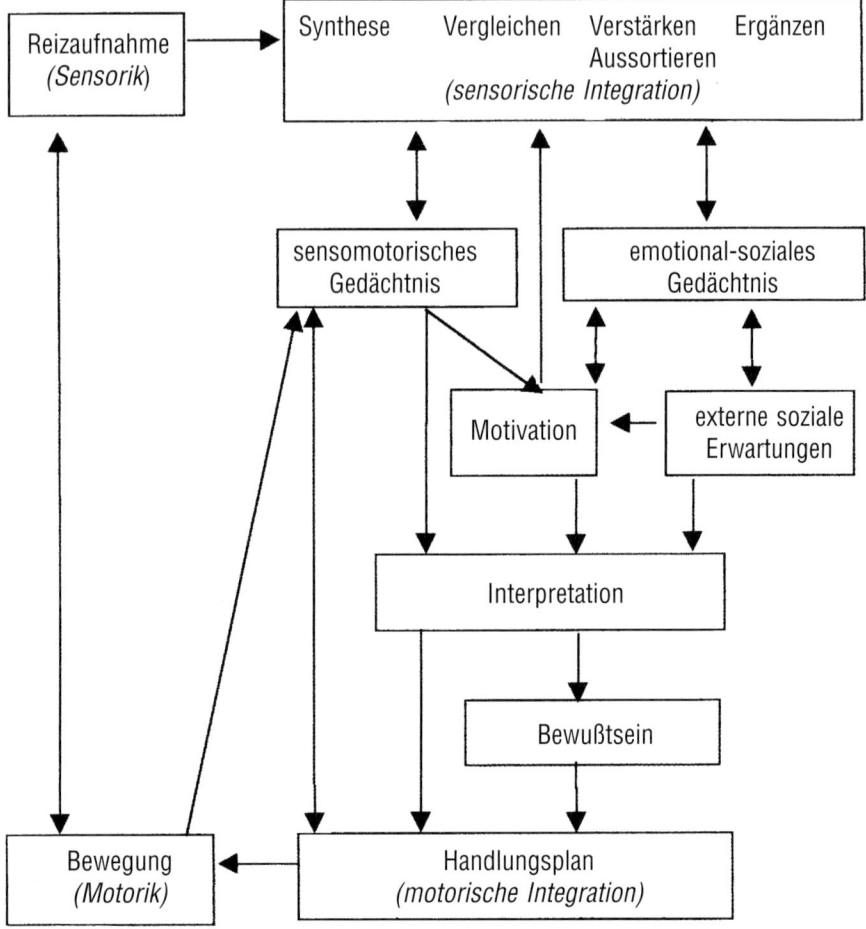

Schemen-haft?

Wahrnehmung ist nicht allein die ungetrübte, unverfälschte Aufnahme der Umgebung durch unsere Sinnesorgane. Sie ist im großen Maße abhängig von der Vorerfahrung, dem bisherigem Wissen, der Erwartungshaltung, dem momentanem Bedürfnis, dem Blickwinkel der Wahrnehmung, der Reihenfolge der einzelnen Erlebnisse und der Empfindung während des Wahrnehmungsprozesses. Auch der soziale Zusammenhang, die momentane Kommunikation und frühere abgespeicherte automatisierte soziale Rollenmuster beeinflussen unsere Interpretation. Um im Alltag alle Eindrücke, automatischen Bewegungen und notwendigen

Handlungen einordnen und ausführen zu können, müssen wir unbedingt auswählen, auf frühere Erkenntnisse zurückgreifen und ahnen, was einzelne Informationen als Puzzlesteile beinhalten könnten. Dies spart nicht nur Zeit, sondern ermöglicht uns auch ein schnelleres gewohnheitsmäßiges Reagieren.

 Ohne Verarbeitung im Gehirn würden wir unser Leben lang genauso wie am ersten Tag Auto fahren, nämlich überfordert, mehrere Vorgänge gleichzeitig bewußt zu planen und durchzuführen.

Wahrnehmung ist also eine subjektive, durch die Sinnesorgane gewonnene und im Gehirn ergänzte und verarbeitete Vorstellung von der Umwelt und sich selbst – eher eine Konstruktion als eine reale Abbildung der Außenwirklichkeit.

Das, was ich wahrnehme,
nehme ich als wahr und wirklich an.

 Wahrnehmung ist immer subjektiv.

Wahrheiten?

Wahrnehmung und Interpretation von Beteiligten eines Ereignisses können manchmal sehr unterschiedlich sein.

Sagt die Frau zum Mann: „Gestern war doch so schönes Wetter, es hat nicht geregnet, und wir sind schon wieder nicht spazieren gegangen." Sagt der Mann: „Es war ja gar kein schönes Wetter, oder hast du die Sonne gesehen? Schön, daß wir endlich mal gemütlich im Wohnzimmer gesessen sind." Sagt die Frau: „Das war doch nicht gemütlich. Der Fernseher war an, und die laute Musik von unserem Sohn dröhnte auch durch das ganze Haus......"

Diese unterschiedliche subjektive Wahrnehmung spielt in allen Beziehungen eine Rolle. Zwischen Kindern und Eltern, genauso wie in der Beurteilung von auffälligen Kindern durch Eltern, LehrerIn, ÄrztIn oder TherapeutIn. Verschiedene Beteiligte können zu unterschiedlichen Schlußfolgerungen und Beurteilungen kommen.

Wenn Sie nächstes Mal eine andere Wahrnehmung als Ihre PartnerIn oder KollegIn haben, probieren Sie doch beide Möglichkeiten aus: sich rechthaberisch um die Wahrheit streiten oder die Wahrnehmung des anderen als für ihn wahr akzeptieren. Was passiert?

Das hat zur Konsequenz, daß die festschreibende Interpretation „das gestörte Kind" zumindest durch die Beobachtung „das Kind stört mich mit seinem Verhalten" ersetzt werden muß. Noch genauer wäre die Formulierung „ich fühle mich durch das Verhalten des Kindes gestört" mit Betonung auf „ich". Andere Menschen fühlen sich vielleicht nicht durch das zappelige kindliche Verhalten gestört. Oder ich fühle mich gerade jetzt durch das kindliche Verhalten gestört, aber gestern hat es mich nicht gestört.

 „Es stört mich jetzt" statt „das gestörte Kind".

Verschiedene Welten?

Es scheint keine einheitliche objektive Wirklichkeit und Wahrheit zu geben, da jeder einzelne Mensch die Ereignisse individuell verschieden wahrnimmt. Deshalb ist es schwer, das Verhalten von Kindern in einer Situation zu verstehen. Selten wird es mit 100% Sicherheit gelingen. Wir benötigen zum Beispiel viel Aufmerksamkeit, um mit Kleinkindern überhaupt in Kontakt treten zu können.

Wir müssen wieder mehr Sorgfalt auf das Verständnis der kindlichen Situation legen und öfters vorschnelle Interpretationen hinterfragen. Wenn wir wissen, daß die Erwachsenenwelt nicht die einzig Richtige ist, werden wir die subjektiven individuellen Welten der Kinder respektieren und eher neugierig den offenen gleichberechtigten interessierten Dialog suchen.

 Sagt die Schnecke zur anderen: „Wie rastlos und planlos die Ameisen den ganzen Tag hin und her rasen. Ihnen fehlt die zielgerichtete Struktur. Sie brauchen Therapie."
Sagt die eine Ameise zur anderen: „Wie träge die Schnecken langsam dahin kriechen. Ihnen fehlt die Bewegungsfreude und Kreativität. Ich glaube, sie brauchen Therapie, um mehr Wahrnehmung in Handlung umzusetzen."

 Jeder Mensch verdient Respekt für seine eigene Interpretation der Wirklichkeit.

Nehmen Helmut und Anne ihre Welt auch als rastlos oder chaotisch wahr? Oder leben sie in einer anderen Zeit-Wirklichkeit als langsame bedächtige Erwachsene?

 Die Fliege kann nur schnelle Bewegungen wahrnehmen, die Schnecke dagegen nur langsame.

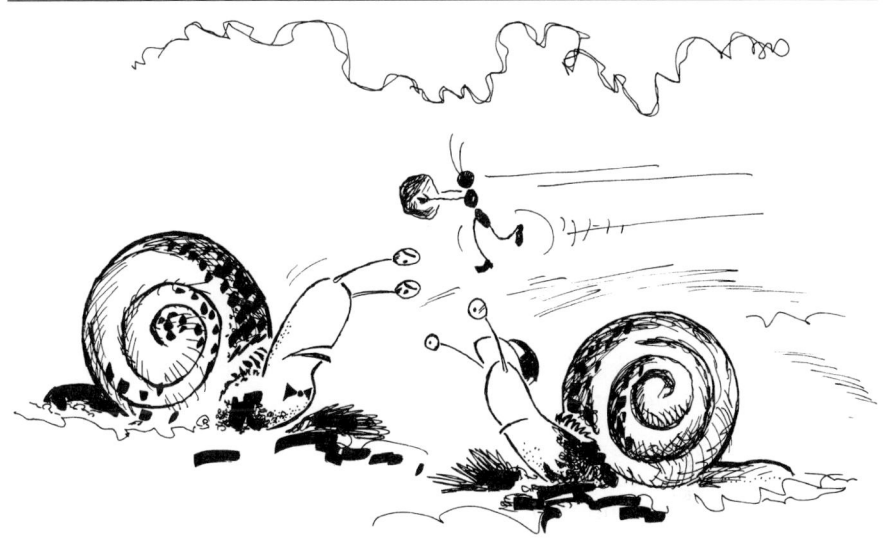

Be-sinn-ung?

Oft wird durch die automatische Interpretation die tatsächliche Wirklichkeit übersehen. Die konkrete Sinnlichkeit braucht Be-sinnlichkeit und Zeit. Nicht die Zahl der aufgenommenen Eindrücke entscheidet über die Qualität der Wahrnehmung, sondern das konzentrierte und intensive Einlassen auf eine Situation.

 Fragt das Schwein bewundernd: Dieses längliche Ding in deiner Hand, verwegen leicht geschwungen, gelb mit zarten schwarzen Seitenstreifen, nicht fest, aber auch nicht zu weich, und wie das riecht, wenn ich meinen Rüssel ganz nahe daran halte. Was das wohl ist? – Sagt der Affe: So genau schaue ich nicht mehr hin. Geschält, gegessen und weg ist die Banane.

Nur durch konkretes Vergleichen können wir die Vielfalt der Umwelt und die kleinen Unterschiede erkennen. Wir übersehen nicht nur die Unterschiede, wenn wir Anne und Helmut pauschal und schablonenhaft beurteilen. Auch die individuellen Feinheiten der kindlichen Persönlichkeit kommen erst bei genauerem Hinsehen zum Vorschein. Durch die Auffälligkeiten verdeckte Liebenswürdigkeiten wollen behutsam entdeckt werden. Durch die vermehrte Beachtung ihrer ganzen Persönlichkeit mit all ihren feinen Aspekten, eben mit Leib und Seele, entlassen wir die Kinder aus dem negativ geprägten Image.
Auch wir Erwachsene können so unser „hyperaktives" Verhalten verlassen, weil wir gemeinsam mit den Kindern „flüchtige" Begegnungen durch Aufmerksamkeit und Zuwendung, Zeit und Beständigkeit erset-

zen. Wir bewerten nicht mehr pauschal, was wir glauben, was andere sind. Es fällt uns leichter, Veränderungen, Bewegungen und große Gegensätze deutlicher zu bemerken als einen lang anhaltenden gleichbleibenden Reiz (*Adaption*). Aber zu viele und zu rasche Veränderungen machen uns müde, überreizt und nervös (*Ausblenden und Abschalten*).

 Sinn-lichkeit schafft Verständnis der Gegenwart, Etiketten dagegen verbauen durch Erfahrung und Erwartung die Gegenwart.

3.3 Bewegung

„Warum bewegen sich alle kleineren Kinder ununterbrochen? Für was braucht Helmut die Bewegung?", fragte die Mutter.

Bewegung steht nicht nur im Mittelpunkt der verschiedenen funktionellen Bereiche der Menschen, sie bedingt und unterstützt jegliche Persönlichkeitsentwicklung und ist Werkzeug, um in allen Bereichen des menschlichen Lebens zu handeln. Wenn Bewegung verhindert wird, sind ein Großteil der Erlebnisse nicht mehr oder nur noch eingeschränkt möglich. Kinder brauchen die Bewegung, den Gebrauch und die Erfahrung ihres Körpers, um die Umwelt zu entdecken, zu untersuchen und schließlich zu begreifen. Sie schulen mit Hilfe ihrer Bewegung ihre Wahrnehmungssinne. Sie erfassen und spüren ihren Körper über Bewegung und Material. Sie beginnen über Bewegungserfahrungen, verschiedene Bewegungen und später komplexe Handlungen zu unterscheiden, zu strukturieren, zu planen und zu organisieren. So werden Denkvorgänge (*Kognition*) und Vorausplanung (*Antizipation*) ausgebildet. Die Kinder erhalten über ihren Körper und über Bewegungsspiele die Möglichkeit, Kommunikation und soziale Kontakte auszuprobieren und anzubahnen. Sie lernen, Emotionen durch ihren Körper auszudrücken und ihre Bewegungen mit Emotionen aufzufüllen.

 Bewegung (*Motor-ik*) ist der Motor kindlicher Persönlichkeitsentwicklung

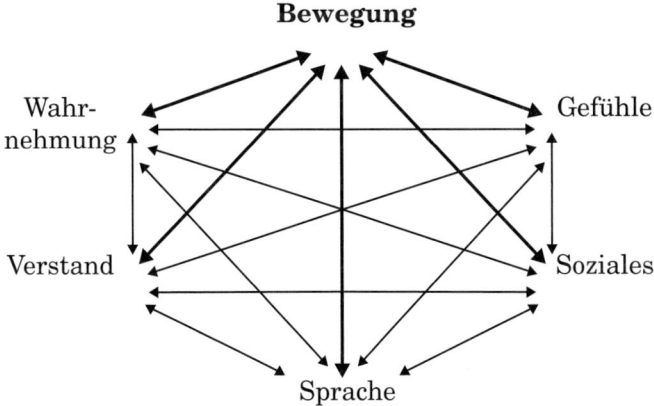

Bewegung als Gegensatz zum Stillstand ist Voraussetzung, um aktiv zu sein, um Leben zu erhalten und Leben zu genießen.

Bewegung ist nicht alles, aber ohne Bewegung läuft nichts!!

Bewegung ist lebendig. Bewegung ist immer anwesend. Bewegung ist allgegenwärtig. Es gibt keine absolute Ruhe, das heißt Abwesenheit von Bewegung. Wir bewegen uns selbst im Schlaf. Feine Bewegungen und ruhige gezielte Bewegungen benötigen mehr Abstimmung und Koordination als grobe weiträumige Bewegungen. Deshalb ist ruhig sitzen oder Ruhe bewahren für kleine oder hyperaktive Kinder, aber auch für uns Erwachsene anstrengender, als ständig in Bewegung zu sein.

TiP Versuchen bitte jetzt für 5 Minuten absolut still zu stehen oder zu sitzen. Dann bewegen Sie sich die nächsten 5 Minuten etwas. In welcher Zeit haben Sie sich entspannter, angestrengter oder verkrampfter gefühlt?

Bewegung ist....

.... kindgemäß, nämlich unverfänglich, unverkrampft, spielerisch und ziellos.

.... real, nämlich lebensnotwendig, sie macht selbständig und ist nicht austauschbar.

.... basal, nämlich das Werkzeug und zugleich Ausgangspunkt aller Entwicklungsprozesse.

.... direkt, nämlich ungefiltert, unverfälscht und ehrlich, sie rührt und berührt.

.... wertfrei, nämlich ohne Bewertung kontrollierend und rückmeldend.

.... konkret, nämlich tatsächlich handelnd, produktiv, erschaffend und kreativ.

.... ganzheitlich, nämlich alle integrativen Prozesse und Aspekte der kindlichen Persönlichkeit verbindend und ausdrückend.

.... sinn-voll, nämlich auf innere und äußere Wahrnehmung reagierend und für Kinder immer mit Sinn gefüllt.

.... situativ, nämlich spontan und einer Situation angemessen begegnend einsetzbar.

.... motivierend, nämlich energievoll, lustvoll und freudvoll.

.... flexibel, nämlich veränderlich und verändernd, anpassend und bewegend.

 In der Kindheit ist Bewegung absolut notwendig.

 Der Fasan, der in einer sumpfigen Gegend lebt, muß zehn mühsame Schritte machen, um zu einem einzigen Bissen Futter zu kommen; will er trinken, muß er gar erst hundert Schritte tun. Trotzdem verlangt er nicht nach einem Käfig, in dem er alles bequem haben könnte, was ihm gefällt (nach Tschuang-Tsu).

Bewegung ist immer ein Zeichen von Entwicklung und Auseinandersetzung mit der sozialen und materiellen Umwelt. Keine Bewegung ist sinnlos. Jede Bewegung hat eine Bedeutung, einen Inhalt, eine Seele. Bewegung ist nie zuviel. Hyperaktive Kinder wissen intuitiv, was für sie notwendig und hilfreich ist. Sie suchen vermehrte Bewegung im Alltag, um sich selbst zu stimulieren. Die Bewegungsenergie sollte deshalb eher ausgenutzt statt unterdrückt werden. Sie kann im Alltag sinnvoll umgesetzt und in der Behandlung hilfreich eingesetzt werden.

 Impulsive Kinder können nicht nur spontan und unbeherrscht sein, sondern auch pulsierend zwischen Anspannung und Entspannung Impulse vermitteln.

3.4 Emotion

„Oft sehen wir nur die unruhigen Bewegungen. Und was ist mit den Gefühlen?", dachte die Mutter nach.

Gefühle bereichern unser menschliches Leben, sie machen es sogar erst menschlich. Sie lassen uns keine Sekunde aus den Augen.

 Sagt ein Roboter zum anderen: „Einmal verliebt sein, das wäre schön." – Sagt der andere: „Lieber nicht, das bringt mich nur durcheinander und bewegt mich zu sehr."

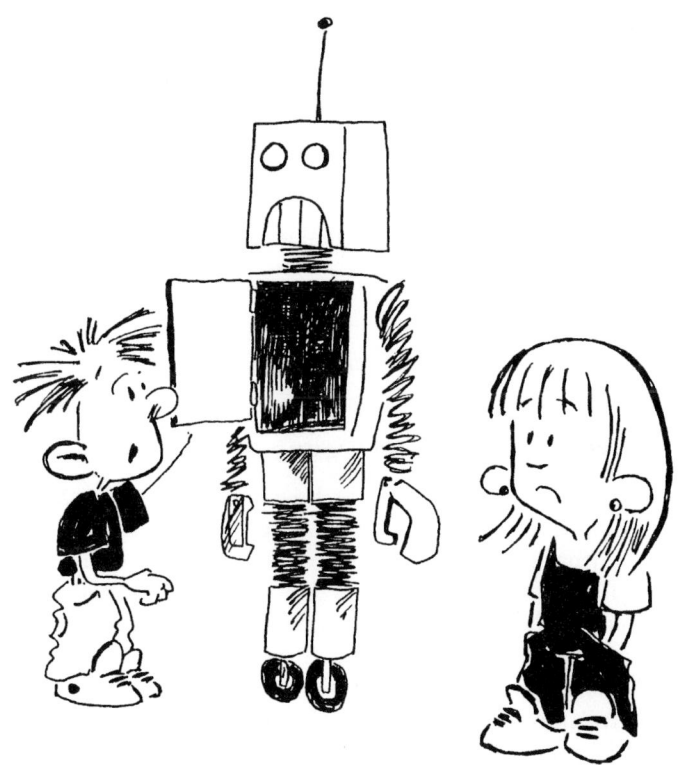

 Sie bewunderten den Roboter, seine perfekten Bewegungen und sein optimales Verhalten. Als sie ihn öffneten, war er innen hohl.

E-motion bewegt.....

als individuelles Lebenszeichen und ständiger Lebensbegleiter (*Individualität*),
als körperlicher Ausdruck (*Mimik, Gestik, Körperhaltung, Kommunikation*),
als Spannungsauf- und -abbau (*Tonusregulierung*),
als Bewegungsinhalt und Erlebnisfähigkeit (*Leiblichkeit*),
als voreingenommene Sichtweise (*Subjektivität*),
als wechselhafte Vergänglichkeit,
als Mittler zwischen bisherigen Erfahrungen, augenblicklichen Erlebnissen und zukünftigen Erwartungen,
als Interaktion, Reaktion und sozialer Spiegel (*Sozialisation*),
als Antrieb und Auswahl für Handlungen (*Motivation*).

Gefilterte Wirklichkeit

Gefühle betonen unsere Einzigartigkeit (*Individualität*), aber auch Voreingenommenheit (*Subjektivität*). Sie manipulieren, verfälschen, filtern oder bewerten alle unsere Wahrnehmungen. Sie interpretieren im Zusammenspiel mit dem Denken wahrgenommene Ereignisse, so daß unser Erleben sich von dem Erleben anderer unterscheidet. So lassen sie individuelle und wechselhafte Wirklichkeiten entstehen.

 „Seitdem ich schwanger bin, treffe ich tausend andere werdende Mütter."

 „Seitdem ich verliebt bin, sehe ich alles in rosa-glücklichen Farben."

Leiblichkeit als gefühlvolle Bewegung

Gefühle kontrollieren nicht nur alle Bewegungen, sondern bereichern jede Bewegung. Gleichzeitig führt Bewegung zu Gefühlen und bringt sie an die Öffentlichkeit. Bewegung und Gefühle füllen den Körper mit Symbolen. Gefühle sind natürlich bei der Motivation beteiligt, also dem Antrieb, Wünsche und Erwartungen entstehen zu lassen, in einen Plan umzuwandeln und sinnvolle, aber auch irrationale Handlungen auszuführen. Sie bauen Spannung – auch direkt Muskeltonus – auf. Sie verhindern oder initiieren Entspannung. Sie verhelfen uns zu einem sinnlichen, einfühlsamen Leib, der die funktionellen körperlichen Abläufe mit Leben beseelt.

Im Zusammenspiel von Gefühl und Bewegung wird der eigene Bewegungs- und Körperausdruck entwickelt, das individuelle, das heißt von den eigenen Gefühlen und Erlebnissen geprägte charakteristische Bewegungsverhalten. Jede Muskelspannung und gewohnte Haltung birgt in sich Erinnerungen an Erlebtes. Das Körpergefühl ist nicht nur vertraut, es vermittelt uns Beständigkeit und verbindet Vergangenes mit der Zukunft.

Gefühle haben Ursprung und Sinn. Kindliche Bewegung hilft sie einzuordnen, auszudrücken und damit umzugehen (*emotionale Integration*).

Gefühle und Erlebtes werden durch Tonus und Haltung bewahrt - durch Bewegungen ausgedrückt und dargestellt.

Jede Bewegung, jede Handlung, jedes Verhalten hat einen tieferen Sinn. Sie sind weder isoliert, noch rein funktionell von der Gesamtpersönlichkeit abgespalten.

Kinder wie Helmut sind nicht nur mit ihrem Körper bewegungshung-
rig und rastlos, sie erleben sich in ihrer Unruhe und drücken ihre Unruhe durch rastlose Bewegungen aus. Sie identifizieren sich mit ihrem
Körper, ihren typischen Bewegungsmustern, ihrer kurzen Konzentrati-
onsspanne und ihrer gewaltigen Energie. Ohne Identifikation mit ihrem Körper und ihrem Ist-Zustand hätten psychische Probleme einen
guten Nährboden.

Bewegte Gefühle

Genauso ermöglichen erst Körper und Bewegung, Gefühle zu entwik-
keln und mit ihnen umzugehen. Körperkontakt vermittelt Geborgenheit, Sympathie und Sicherheit, aber auch Abgrenzung bis hin zur Ag-
gression. Bewegungsleistungen beeinflussen den Umgang mit Gefühlen.
Über selbständige Bewegung lernen die Kinder, sich von ihrer Mutter
zu entfernen und Vertrauen aufzubauen. Wir erfahren Freude und Be-
friedigung über den Bewegungserfolg. Körperliche Stabilität und Gleichgewichtsvermögen können zu emotionaler Stabilität und Ausgewogenheit verhelfen. Beweglichkeit zeigt Flexibilität und Spontaneität. Körperbeherrschung und Behutsamkeit erzeugen Selbstbeherrschung. Wir
können uns austoben, Dampf ablassen und Wut ausagieren. Wir erfahren über Bewegungserlebnisse unseren vorantreibenden Mut, unsere
zurückhaltende Angst oder unsere Verzweiflung in aus-weg-losen Situationen.

Gefühlvolle Begegnungen

Emotionen spiegeln uns im Miteinander, Gegeneinander und Alleinsein.
Jede Berührung löst Gefühle aus. Kontakte entstehen durch gefühlvol-
le Bewegungen. Wir könnten keine Beziehung ohne Gefühle herstellen,
keinen Sinn in Sprache oder Verständigung sehen.

 Achten Sie im Umgang mit den Kindern auf die Gefühle, die
bei Ihnen entstehen oder die Sie bei den Kindern bemerken.

Wohin mit den Gefühlen?

Gefühle scheinen uns zu aufregenden oder langweiligen Erlebnissen zu
verhelfen. Dabei entstehen neue Gefühle oder bekannte werden wieder-
belebt. Sie werden abgespeichert oder an bestimmte Ereignisse geket-
tet, um jederzeit auftauchen zu können. Sie werden wieder verwendet,
Bekanntes zu erkennen oder unbewußt mögliche Entwicklungen oder
Erlebnisse voreingenommen zu blockieren. Gefühle können uns über-
schwemmen, uns verunsichern oder den Boden unter den Füßen weg-
ziehen. Wir können Gefühle unterdrücken und verbergen. Vermutlich

müssen wir in Situationen, in denen wir Eindrücke nicht verarbeiten können, die Erlebnisse und die dabei entstandenen Erfahrungen und Gefühle unverdaut ein-stecken. Dies läßt auf Dauer starre Haltungen und typische Bewegungen entstehen. Diese Blockaden verbrauchen nicht nur einen Großteil unserer Energievorräte, wir sind auch in unserer Beweglichkeit, Reaktionsmöglichkeit, Sicherheit und dadurch unserem Lebensgefühl eingeschränkt.

Gefühle brauchen Raum. Sie wollen akzeptiert und erforscht werden. Sie wollen sich einer verständnisvollen Öffentlichkeit zeigen und nicht abgekoppelt werden.

Wenn Gefühle unterdrückt werden, können Kinder nicht mehr uneingeschränkt lernen. Lernen passiert immer über Wahrnehmen, Bewegen und Erleben, abhängig vor allem von Gefühlen und einer augenblicklichen Wachheit.

 Emotionen treten im körperlichen Spiel ungetrübt, direkt, unverfänglich, kindgemäß und sinnvoll in Erscheinung.

Verändert?

Wenn sich plötzlich die Wahrnehmung des Körpers verändert und dadurch das Erleben und Ausdrücken unserer Befindlichkeit und Wünsche beeinflußt wird, fühlen wir uns nicht mehr wohl in unserer Haut. Wir sind uns selbst fremd. Die Leiblichkeit, uns vertraut und zu Hause in unserem Körper und mit unseren Bewegungen zu fühlen, ist gestört.

 Der eingegipste Arm tut nicht weh, aber verändert unser Wohlbefinden und Verhalten.

Dies gilt auch bei der medikamentösen Behandlung von Bewegungsunruhe, die plötzlich ein verändertes Verhalten und Befinden herstellen kann.

 Jedes Kind ist sein Körper, seine Bewegung, sein individuelles Erleben – eine gesamte Persönlichkeit mit Leib und Seele und keine funktionelle Maschine.

3.5 Ganzheitlichkeit

Nur in theoretischen Betrachtungen können Körperlichkeit, Leiblichkeit, Gefühle, Denken und Kommunikation von einander getrennt werden. Das alltägliche Leben läßt dies nicht zu. Es besteht auf der Ganzheitlichkeit jeder Person, jeder Handlung und jedes Erlebnisses. Genauso geschieht kindliche Entwicklung und verhält sich jeder bei der Arbeit, zu Hause in der Familie, mit Freunden oder in der Einsamkeit. Ständig fühlen wir uns als komplettes Ich, mit eigenem Körper, mit eigenen Gefühlen, Wahrnehmungen und Bewegungen, Gedanken oder Erinnerungen. Erst die gesamte Komposition aller Aspekte scheint jeden Menschen als Person auszumachen, nicht einzelne Teile von ihm. Als komplette Person, als kompetenter Säugling erblicken wir das Licht der Welt und verlassen sie genauso, auch wenn einzelne Teile sich verändert haben und anders funktionieren als zuvor. Ich bin mein Gefühl, mein Körper, mein Denken, meine Beziehungen.

> Das Ganze ist mehr als die Summe der Teile. (Aristoteles)

Diese Ganzheitlichkeit fordert eine Betrachtung und Behandlung der Kinder als ganze, schon perfekte und liebenswürdige Menschen, auch wenn sie – wie alle Menschen – sich ständig im Wachstum befinden werden. Ihnen „fehlt nichts". Sie sind genauso vollkommen wie alle anderen Menschen.

Schattenseiten?

Die Bereitschaft zum Wachsen wird verschüttet, wenn wir nur die kindlichen Fehler und unerwünschten Schwächen sehen. Die Kinder müssen sie verbergen.

 „Wenn ich meine krummen Hoppelbeine zeige, muß ich wieder stundenlang trainieren, sie zu strecken", klagt das Kaninchen in der Storchenschule.

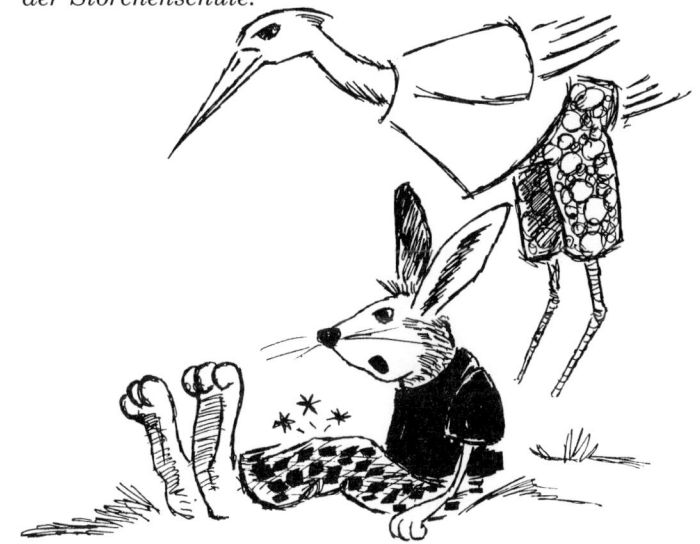

Wenn Kinder Teile ihrer Persönlichkeit nicht zeigen dürfen, werden sie verunsichert und verlieren ihren natürlichen Stolz. Sie werden versuchen, den unerwünschten Teil ihrer Persönlichkeit abzuspalten und bauen deshalb Schuld- oder Minderwertigkeitsgefühle auf. Dies hemmt nicht nur ihre weitere Entwicklung, sondern kostet sie auch enorm viel Energie und Aufmerksamkeit.

Auch Helmut und Anne sind in erster Linie normale Kinder, die Bewegung, Zuwendung, Geborgenheit, Aufmerksamkeit, Anerkennung und unkontrollierte Freiräume benötigen. Nebenbei besteht zwar die problematische Erscheinung von Unaufmerksamkeit und Bewegungsunruhe. Aber zu oft stehen die auffälligen Probleme im Vordergrund und überdecken die Kinder mit ihren tausend unauffälligen Anteilen, ihren normalen kindlichen Bedürfnissen und ihrer Sehnsucht.

 Behandeln wir die Kinder als krankhaftes ADHS, entsteht für alle Beteiligten der zwanghafte Streß, möglichst schnell die Krankheit zu beseitigen. Das endet oft enttäuschend.

Begegnen wir dagegen Anne und Helmut als einfache Kinder, können wir Erwachsene gemeinsam mit den Kindern nur gewinnen.

Auch Anne und Helmut sind in erster Linie vollwertige Menschen.

3.6 Aufmerksamkeit

„Helmut und auch das Nachbarskind Anne werden heutzutage als aufmerksamkeitsgestört beschrieben. Was ist eigentlich Aufmerksamkeit und in welchem Zusammenhang steht sie zu Konzentration?"

Ich bin ein Clown und sammle Augenblicke. (H. Böll)

Auf-merken?

Aufmerksamkeit benötigt folgende Voraussetzungen:
- Reize aus der Umwelt bemerken und verarbeiten (*sensorische Integration*)
- Interne Reize bemerken und verarbeiten (*emotionale und memorale Integration*)
- Staunen und Neugierde entdecken (*motivationale Integration*)
- Keine Informationen übersehen (*divergente Wahrnehmung*)
- Keine Informationen vergessen (*Langzeitgedächtnis*)

Die allgemeine Aufmerksamkeit steht im engen Zusammenhang mit Wachheit, Wachsamkeit oder dem Bewußtsein. Dazu sollte unser Erregungszustand (*arousal level*) ausgeglichen sein. Sind wir zuviel erregt, ist unser Verarbeitungsmechanismus überfordert und wir können weniger aufnehmen. Sind wir zuwenig erregt, ist unser Verarbeitungsmechanismus unterfordert und er schaltet ab. Auch dann können wir weniger aufnehmen. Für die Aufmerksamkeit und unseren Erregungszustand ist u.a. der Netzkörper im Stammhirn (*Formatio reticularis*, siehe Abbildung Seite 38) zuständig.

Wir können für verschiedene Eindrücke aufnahmebereit sein. Durch raschen Wechsel der Beachtung überblicken wir ein größeres Feld (*fluktuierende Aufmerksamkeit*). Aufmerksamkeit kann als Fähigkeit bezeichnet werden, mit offenen Sinnen in der Gegenwart zu leben, möglichst vieler Informationen aus der Umwelt gewahr zu werden, sie aufzunehmen und zu verarbeiten. Ohne Aufmerksamkeit werden gewohnte Kleinigkeiten, aber auch sinn-volle momentane Ereignisse im Lebensraum über-sehen. Auch wenn eine ständige Aufmerksamkeitsbereitschaft möglich ist, kann die Aufnahmekapazität immer wieder erfüllt sein.

> Wenn du dich diesem Augenblick ganz und gar hingibst,
> wenn du mit Leib und Seele in der Gegenwart aufgehst,
> dann verblassen alle Ängste, alle Bedenken und Gewohnheiten
> im Licht des ganz gelebten, ganz geliebten Augenblicks....
> (Kruppa 1999)

Kon-zentration

Konzentration benötigt folgende Voraussetzungen:
- unwichtige Reize aus der Umwelt und dem Gedächtnis ausblenden (*Party-Effekt*)
- wichtige Informationen fixieren (*extern meist als visuelle oder auditive Figur-Grund-Wahrnehmungsleistung, intern als kognitive Leistung*)
- wichtige Reize nicht vergessen (*Kurzzeitgedächtnis*)
- motiviert und ausdauernd, mit gewisser Anspannung, aus eigenem Willen und Interesse eine Sache wahrnehmen oder Handlungen zielgerichtet steuern und ausführen können (*focussierte Praxie*)
- übrige körperliche und psychische Funktionen automatisch entspannen, damit sie nicht stören (*sensomotorisch, statisch, emotional, sozial...*)

Konzentration steht allgemein für eine Zusammenballung oder Zentrierung von Kräften, Stoffen oder Geschehnissen. Die allgemeine Aufmerksamkeit wird bewußt gesteigert und an ein vorgegebenes eng umgrenztes Ziel gebunden (*selektive, willkürliche Aufmerksamkeit*). Beteiligt daran sind verschiedene Hirnzentren, unter anderem der Thalamus und der Frontallappen (siehe Abbildung Seite 38). Konzentration ist die Fähigkeit, sich ausschließlich einer Beschäftigung ohne Ablenkung über einen längeren Zeitraum hinweg widmen zu können. Angefangenes wird zu Ende geführt. Ohne Konzentration ist keine zielgerichtete ausdauernde Tätigkeit oder Übung möglich. Jede Konzentration verbraucht viel Energie und muß nach einiger Zeit nachlassen, bei Schulkindern spätestens nach 20 Minuten. Geringfügige Aufmerksamkeitsschwankungen geschehen sogar schon nach einigen Sekunden.

Förderlich für Konzentration sind Eigenmotivation, Interesse, ausgewogener Wachheitsgrad, Selbständigkeit, Erfolgsvermutung und der aufmerksame Dialog mit anderen.

Unsere Konzentration sinkt,

• wenn wir ermüden,
• wenn unsere Aufnahmekapazität gesättigt ist,
• wenn wir zu vielen oder zu wenigen Reizen ausgesetzt sind,
• wenn wir das Interesse an einer Sache verlieren,
• wenn wir abgelenkt werden,
• wenn uns etwas stört und
• wenn wir zu verbissen und verkrampft um Konzentration kämpfen.

Wenn wir uns zu sehr auf eine einzige Sache konzentrieren, wenn wir nur noch ein Ziel vor Augen haben, schließen wir andere Möglichkeiten und Lösungen aus. Dann wird Konzentration zum Gegner von Kreativität und spontaner Lebensfreude.

Was fehlt wirklich?

Helmut und Anne finden nicht zu ihrer Mitte, sie sind unkon-zentriert. Sie entziehen sich eventuell der anscheinenden Widersprüchlichkeit von Erziehungsbotschaften, der Bedeutungslosigkeit oder der Reizüberflutung, um nicht noch mehr in ihrem Selbstwertgefühl, ihrer Wahrnehmung oder ihrer Gesamtorientierung verunsichert zu werden. Sie scheinen eher eine mangelhafte Ausdauer, fehlende Motivation oder ein erhöhtes Bedürfnis nach verstärkten Reizen zu besitzen, aber auf keinen Fall eine verminderte Wahrnehmung der Umwelt und ihrer eigenen Wünsche. Sie bemerken oft mehr Reize als andere Menschen. Sie scheinen nicht die Ruhe zu besitzen, diese Reize zu verarbeiten oder auszublenden. Es ist verblüffend, wie schnell sie trotzdem Neues ausprobieren und bewältigen können, besonders im technischen oder im Bewegungsbereich.

Das Leben und ihre unmittelbare Umgebung wirken sehr attraktiv und reizvoll für Anne und Helmut. Alles erscheint wert, spontan und neugierig untersucht zu werden. Diese Kinder können vielleicht nicht perfekt planen und ihre Aufmerksamkeit bewußt, gezielt und konzentriert steuern. Aber sie schenken sich und ihrer Umgebung das volle aufmerksame Interesse. Das ist ein kostbares Geschenk und eine Fähigkeit, die kleine Kinder noch besitzen, aber im Laufe der Jahre, besonders in der Schulzeit, meist verlieren (müssen?).

 ADHS-Kinder erscheinen zwar konzentrationsschwach, können aber sehr aufmerksam und wach sein.

Und wir?

 Eines Tages fragte ein Schüler seinen Lehrer: „Meister, wollt Ihr mir bitte einige Grundregeln der höchsten Weisheit aufschreiben?" Der weise Mann griff sofort zu Pinsel und Papier und schrieb: „Aufmerksamkeit". „Ist das alles?", fragte der wißbegierige Schüler. „Wollt Ihr nicht noch etwas hinzufügen?" Der alte Mann schrieb daraufhin: „Aufmerksamkeit, Aufmerksamkeit." „Nun", meinte der Schüler ziemlich gereizt, „ich sehe wirklich nicht viel Tiefes oder Geistreiches in dem, was Du gerade hinzugefügt hast. Was bedeutet überhaupt Aufmerksamkeit?" – „Ganz einfach", antwortete der Meister, „wenn ich esse, dann esse ich, wenn ich gehe, dann gehe ich, und wenn ich schlafe, dann schlafe ich". „Aber das machen doch alle", entgegnete der Fragende ihm, „was soll daran denn so besonderes sein?" „Das stimmt nicht," hielt der Meister ihm entgegen, „die meisten Menschen sind beim Essen mit ihren Gedanken ganz woanders, bei der Arbeit denken sie an den Feierabend, und in der Nacht finden sie keine Ruhe, weil sie an den nächsten Arbeitstag denken müssen."

Aufmerksamkeit bedeutet, ganz im Augenblick und offen für die momentane Situation zu sein. Es erscheint uns nicht leicht, dies im Alltag zu erleben und ständig mit allen Sinnen, eben sinn-voll, anwesend und präsent zu sein.

Wichtiger als möglichst lange Konzentrationsausdauer ist für uns, zwischen entspannter Aufmerksamkeit und kurzzeitiger Konzentration wechseln zu können.

Helmut und Anne brauchen Aufmerksamkeit von uns. Sie wollen, daß wir Erwachsene auf sie aufmerksam werden und daß wir mit ihnen gemeinsam wieder Aufmerksamkeit erlernen.

Beides, Aufmerksamkeit und Konzentration brauchen Zeit und Ruhe, manchmal auch etwas Abstand vom Alltäglichen, um wieder zur Besinn-ung zu kommen.

TiP Lernen Sie von Ihrem Kind mit allen Sinnen, aufmerksam in der Gegenwart zu leben und zu spielen. Auch wenn es schwer fällt, nicht immer an gestern und morgen zu denken. Ihr Kind wird von Ihnen dann leichter die Konzentration auf eine Sache abschauen.

3.7 Kindliche Entwicklung

„Wie entwickeln sich unsere Kinder zu ganzen Persönlichkeiten? Was benötigen sie dazu?", überlegte die Mutter.

Entwicklung findet das ganze menschliche Leben statt. Schon während der Schwangerschaft werden in kurzer Zeit wichtige Entwicklungsschritte durchlaufen. Zellteilungen, Formung des Körpers und seiner Funktionen, komplexe Nervenkernvernetzungen im Gehirn, bis hin zu den ersten Wahrnehmungen, Bewegungen und Kontakten zur Außenwelt. Der kompetente Säugling tritt nach der Geburt immer mehr in den aktiven Austausch mit den Eltern und seiner Umwelt. Er entwickelt sich eigenständig nach seinem inneren Entwicklungsplan, natürlich beeinflußbar durch die soziale und materielle Umwelt. Die materielle Umwelt stellt attraktives Material in geeigneten Räumen eine ausreichende Zeit lang zur Verfügung, das die Kinder reizt, es zu entdecken, sich zu bewegen, damit zu spielen und das neue Wissen zu integrieren.

Die soziale Umwelt knüpft über Kommunikation Beziehungen, schafft Vorbilder, greift Ideen der Kinder auf, ermöglicht ein Nachahmen und setzt einen klaren liebevollen Rahmen der Geborgenheit und Sicherheit.

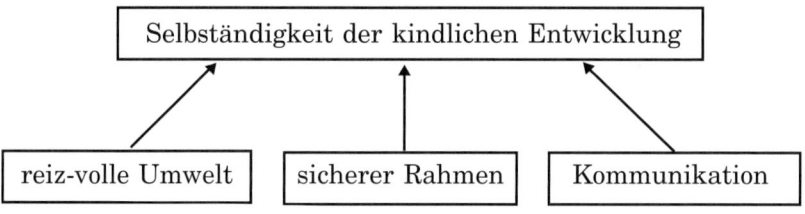

Keine Mutter muß ihr Kleinkind dazu anhalten, das Krabbeln oder Aufstehen zu lernen.

zB *„Anne, du bist jetzt elf Monate alt. Ich will, daß du Gehen lernst. Dazu übe täglich 100 Mal das Aufstehen. Außerdem im Stehen das Wippen und die Gleichgewichtsverlagerungen. Dann gebe ich dir eine Belohnung."*

Kinder schaffen selbständig die notwendigen Voraussetzungen als sichere Basis dafür, zum geeigneten Zeitpunkt die nächste Entwicklungsaufgabe zu lösen. Nur in den seltensten Fällen kann die kindliche Entwicklung sinnvoll von außen beschleunigt werden. Jeder Entwicklungsschritt muß wirklich und fundiert von den Kindern eigenständig getan werden. Zu viel fremde Unterstützung kann sogar selbständige Entwicklungsschritte verunsichern oder verhindern. Abgesehen von dem Verlust der Freude und Neugier der Kinder, Neues zu entdecken und auszuprobieren.

TIP Schreiben Sie einmal auf, welche Fähigkeiten Ihr Kind von alleine, eben „selbst-verständlich" gelernt hat. Und was haben Sie als Erwachsener von sich aus gelernt? Warum lernten Sie ohne Zwang?

> Kinder sind keine Fässer, die gefüllt werden müssen,
> sondern Feuer, die ständig Brennholz und Luft benötigen.

Grundlos auffällig?

Durch verschiedene Ursachen, die im Nachhinein meist selten gefunden werden können, kann die selbständige Entwicklung der Kinder in bestimmten Entwicklungsaufgaben beeinflußt oder blockiert werden. Daraufhin vermeiden die Kinder die weitere Beschäftigung in diesen Lernfeldern. Sie kompensieren durch andere Handlungsmuster und Verhaltensweisen. Sie entwickeln andere Fähigkeiten und Strategien, um den Alltag trotzdem zu bewältigen.

z.B. *„Helmut ist den ganzen Tag ohne Unterbrechung auf Achse, damit er nicht ständig Wutanfälle bekommt."*

So können Auffälligkeiten von Kindern als Signal verstanden werden, daß sie bereit und auch fähig sind, irgendwelche „schwer verdaulichen" Ereignisse auf ihre Art zu überstehen und damit umzugehen. Auch wenn dadurch auffällige und problematische Situationen für sich und ihr Umfeld entstehen.

z.B. *„Helmut ist den ganzen Tag ohne Unterbrechung auf Achse, damit er besonders beachtet wird."*

Die Auffälligkeiten der Kinder können auch als Hilferuf aufgefaßt werden, daß sie in manchen Situationen besondere Unterstützung von außen oder besonderes Verständnis benötigen.

z.B. *„Helmut ist den ganzen Tag ohne Unterbrechung auf Achse, damit wir bemerken, daß Kinder auch in der Schule mehr Bewegung brauchen."*

Sie setzen auch durch ihr Verhalten Zeichen, daß manche Situationen – nicht nur für sie – schwierig gestaltet sind.
Die Auffälligkeiten der Kinder sind nicht absichtlich und willkürlich gewählt. Nie wollen die Kinder uns Erwachsene boshaft mit ihren Auffälligkeiten ärgern oder stören. Auf keinen Fall blockieren Kinder ohne Grund ihre eigene Entwicklung. Alle Kinder, auch Anne und Helmut,

streben nach einem glücklichen und harmonischen Leben.

 Alle Kinder wollen von sich aus lernen und blockieren nicht absichtlich ihre eigene Entwicklung.

3.8 Sicherheit

„Warum brauchen Kinder für ihre Entwicklungsschritte Sicherheit?" fragte die Mutter nach.

In allen Entwicklungsphasen, den kindlichen genauso wie im Erwachsenenalter, besteht ein immer nach ähnlichen Grundsätzen ablaufender Kreislauf. Dies gilt im gleichen Maße für das Erlernen von motorischen, von kognitiven, von emotionalen oder sozialen Fähigkeiten. Als Voraussetzung für einen neuen Schritt müssen wir zunächst das bisher Gelernte beherrschen. Die Situation wird kontrollierbar. Fühlen wir uns sicher, beginnt die Spiellust in den Vordergrund zu treten. Wir können neue Räume, neue Bewegungsformen, neue Handlungsfelder, neue Strategien entdecken, ausprobieren und schließlich erobern. Wir wollen die neuen Fähigkeiten perfektionieren. Feinheiten und Geschicklichkeit werden entwickelt. Damit auf dem neuen Terrain wieder Kontrolle und Sicherheit herrscht, wiederholen wir die neuen Entwicklungen ständig solange, bis sie abgespeichert und dadurch jederzeit abrufbar sind (*Integration*).

Entwicklungskreislauf:

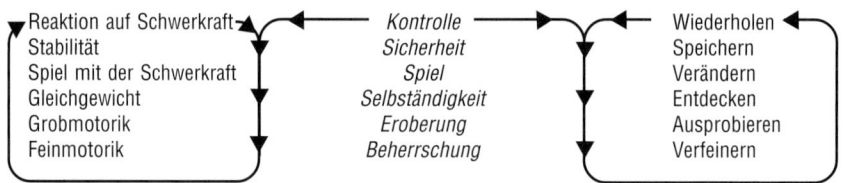

Im Bewegungsbereich ist dieser Vorgang in jeder neuen Position einfach an der Auseinandersetzung mit der Schwerkraft zu beobachten.

z.B. *Das Kleinkind krabbelt immer flinker durch den Raum. Es überwindet schon Hindernisse, die am Boden liegen. Die Hindernisse werden schwieriger. Bald können sich beide Hände gleichzeitig vom Boden lösen. Das Spiel heißt aufrichten und sich fallenlassen. Das Kind wackelt im Kniestand. Es hält sich noch am Stuhl fest. Es wird stabiler im Rumpf- und Beckenbereich. Das Wackeln verschwindet. Es beginnt, im Knien mit den befreiten Händen Spielzeug zugreifen, zu halten und wieder abzustellen. Es fühlt sich zunehmend sicher, sich endlich zum Stehen hochzuziehen.*

Jeder Entwicklungsschritt benötigt unbedingte Sicherheit und Kontrollierbarkeit in der bisherigen Situation. Wir werden in unsicheren Situationen zuerst reflexartig versuchen, die momentane Situation zu sichern, um uns darin wohlfühlen und somit entspannen zu können. Unsichere Situationen führen zuerst immer zu Anspannung, um Stabilität und Schutz aufzubauen.

 Beobachten Sie sich in einer für Sie unsicheren Situation. Wie verhalten Sie sich oder was verändern Sie?

Verändere dich!

Veränderungen können nur dann erreicht werden, wenn eine sichere Basis, Geborgenheit und Routine erreicht sind. Auch Helmut und Anne werden erst dann ihre blockierten Aspekte oder problematischen Bereiche verändern und weiterentwickeln können, wenn sie sich sicher und geborgen, akzeptiert und von Zwängen befreit fühlen. Wer verändert sich gezwungenermaßen gerne, wenn es vehement von Außen gefordert wird? Wenn Streß eintritt: *„Ich muß mich jetzt sofort verändern, sonst werde ich bestraft"*? Streß und Zwang sorgen für Anspannung und nicht für eine sichere und entspannte Atmosphäre. Sie verhindern Veränderung.

 Der ungeduldige Ehemann spricht seiner Ehefrau: „Ich habe mit meiner Mutter über unsere Ehe geredet. Dabei haben wir herausgefunden, Liebling: du kannst nicht kochen, Betten beziehen, sauber machen und auch keine Socken stopfen. Wenn du dies endlich lernst, wird dir die Hausarbeit leicht fallen, und unsere Ehe wird glücklich werden." Sie nickt und eilt..........
davon oder setzt sich beleidigt in die Ecke oder streckt ihn sofort mit einem Faustschlag nieder.

Veränderungen werden selten durch Befehle erreicht. Niemand befolgt gerne die Ratschläge eines Kritikers oder Richters, der uns nicht anhört, uns nicht versteht, uns nicht respektiert, uns ablehnt oder verurteilt.
Wir wollen oft Veränderungen und sichtbare Entwicklungsschritte erzwingen. Dies macht uns und den Kindern gleichermaßen Streß.

 Versuchen Sie einmal nur für einige Stunden, den momentanen Entwicklungszustand Ihres Kindes samt der problematischen Situation zu akzeptieren, auch wenn es schwer fällt. Verändert sich etwas durch Ihr Verhalten?

Die auffälligen Kinder befinden sich in einer unsicheren, noch nicht automatisierten und abgespeicherten Position.

zB *Helmut balanciert zum ersten Mal auf einem Hochseil ohne Netz-sicherung. Gleichzeitig soll er mit fünf Bällen jonglieren und noch im Mathematikunterricht aufpassen.*

Forderungen und Druck verunsichern noch viel mehr. Die Kinder haben dann zwei Möglichkeiten zu reagieren. Entweder werden sie reflexartig Gegendruck erzeugen und für ihre eigene Stabilität kämpfen. Kampf wird selten zur geforderten Veränderung führen. Eher wird um Standpunkte, Rechtfertigung, Verteidigung und im Endeffekt ums Überleben des Selbstwertgefühls gekämpft.

Oder die Kinder geben hoffnungslos auf und schalten ab. Ohne ihre Eigeninitiative wird auch keine Veränderung erreicht werden.

> Nicht wir entwickeln das Kind.
> Es muß seinen nächsten Entwicklungsschritt selbst tun.
> Keine Eltern, keine PädagogIn und keine TherapeutIn
> können ihn für das Kind übernehmen.

Veränderungen werden maßgeblich erleichtert, wenn wir den Kinder bedingungsloses Vertrauen in die jetzigen Fähigkeiten und die weiteren Entwicklungskompetenzen vermitteln können. Die Kinder fühlen sich sicher, wenn wir den jetzigen Zustand wirklich akzeptieren und als sichere Basis ansehen, daß sich die Kinder zum geeigneten Zeitpunkt weiterentwickeln können. Wir können von niemandem Veränderungen verlangen, auch wenn es uns schwerfällt. Wir erreichen damit eher das Gegenteil. Wir können nur beginnen, uns selbst oder etwas an den äußeren Bedingungen zu verändern. Dadurch wird sicher einiges in unserer Beziehung verändert, genauso wie problematische Situationen und alle Beteiligten beeinflußt werden.

 Jede Entwicklung benötigt Sicherheit, Vertrauen und Akzeptanz statt Streß und Zwang.

3.9 Selbstregulierung

„Helmut kann sich schlecht beherrschen. Immer muß ich ihn kontrollieren. Durch was lernen die Kinder, sich selbst zu steuern?" rätselte die Mutter.

Die meisten Fachleute sind sich wenigstens in einem Punkt einig. Viele hyperaktive Kinder scheinen Schwierigkeiten zu haben, sich selbst, eintreffende Sinnesreize, ihren Bewegungsdrang, ihre Impulsivität und ihre Gefühlsregungen selbständig zu regulieren. Diese Unfähigkeit, Handlungen zu steuern ähnelt dem spontanen Verhalten eines Kleinkindes. Als Antwort auf die mangelhafte Selbstregulierung übernehmen meist wir Erwachsene die Verantwortung für das kindliche ungebremste Verhalten, um die Kinder und ihre Umwelt vor zu unkontrollierten Handlungen und deren Ergebnissen zu schützen. Wir reagieren immer eine Kleinigkeit schneller als die Kinder. Die Kinder geben die Verantwortung für ihr Handeln ab oder müssen sie an uns Erwachsene abtreten. Das Spiel um Verantwortung und Verantwortungslosigkeit kann ewig weitergeführt werden. Die Spielrollen sind sehr schnell festgelegt und werden unmerklich zur Gewohnheit.

 Kochkurs im Winter. Die Siegerin verliebt sich im Frühjahr in den strahlenden Zweiten. Den Sommer über verwöhnt jeder den anderen mit den leckersten Speisen. Im Herbst ziehen sie ins gemeinsame Haus. Im Winter kocht nur noch der Mann. Er ist schneller am Herd. Die Frau fügt sich dem Schicksal. Sie kümmert sich jetzt verstärkt um die Sauberkeit im gemütlichen Nest. Im nächsten Frühjahr will der Mann die geliebte Frau zum Küchenherd er-ziehen. Will die Frau kochen, schält er schon längst

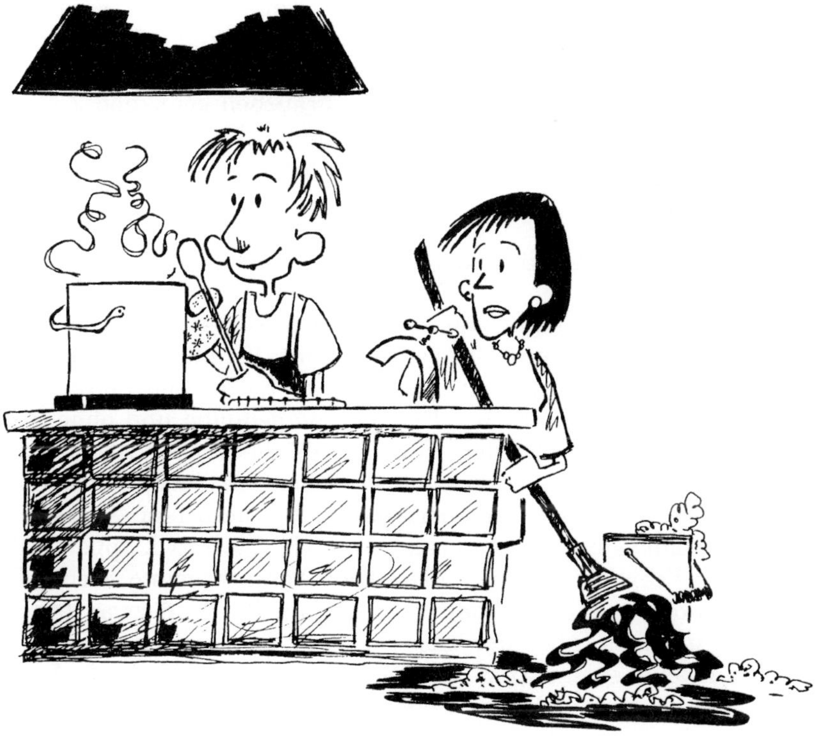

die Kartoffeln und ... guckt vorwurfsvoll. Ist die Frau als erste am Herd, schaut er zufällig vorbei und hilft ihr freundlicherweise, solange, bis sie leise die Küche verläßt. Im Sommer wird die Frau zum Kochkurs geschickt, erhält jeden Tag neue Kochbücher und lauscht geduldig den Erklärungen, während der Mann kocht. Im Herbst schwärmt ihr der pädagogisch erfahrene Göttergatte von der Lust des Kochens vor. Aber den Freunden klagt er völlig genervt von seinem Leid, und daß er nicht verstehen kann, warum seine Frau keinen Spaß mehr am Kochen zeigt. Normalerweise müßte sie doch kochen können. Braucht sie vielleicht Therapie?

 Wann geben Sie Verantwortung ab oder übernehmen sie für andere?

Zuviel Kontrolle und Verantwortung entbinden die Kinder aus ihrem eigenen Verantwortungsgefühl. Genau dies verhindert, daß sie lernen, eigenständig Bewegungen und Handlungen zu planen, zu steuern, durchzuführen und zu kontrollieren. Das erschwert den Kindern, kritische und logisch-intellektuelle Fähigkeiten auszubilden. Der einzige Weg aus dem versteckten oder offensichtlichen Kampf um die Verantwortung ist, den unkontrollierten Kindern genügend Zeit und Raum zur Verfügung zu stellen, damit sie selbständig den ersten Schritt aus der Verantwortungslosigkeit tun können. Sie brauchen genügend Zeit, um sich – von sich aus – in dem für sie geeigneten Moment zur Selbstregulierung zu entschließen und auszuprobieren.

> Ein einziges Blättchen Erfahrung ist mehr wert
> als ein ganzer Baum voll guter Ratschläge. (aus Litauen)

Der Raum und die Situation müssen anfangs so gestaltet sein, daß es für die Kinder attraktiv und sinnvoll erscheint, Verantwortung für eine selbständige Strukturierung zu übernehmen. Es müssen klare Bedingungen herrschen, in denen wir Erwachsene geduldig und ohne Streß abwarten können, ohne wieder schneller als die Kinder reagieren zu müssen. Es ist notwendig, in diesen Situationen Anne und Helmut nicht durch zu hohe Ansprüche zu überfordern. Wir brauchen Geduld und Nachsicht, wenn es nicht beim ersten Mal wie erwartet klappen sollte. Diese ersten Schritte wieder in die eigene Verantwortung, sich selbst zu kontrollieren und ihr Verhalten zu regulieren, sind zwar für alle Beteiligten mühsam, aber immens wichtig. Nur so lernen die Kinder von sich aus, eine eigene Struktur in Handlung und Spiel aufzubauen. Solange sie von außen durch erzieherische Maßnahmen, Bestärkung oder Bestrafung, reguliert werden, solange wir Erwachsene zwanghaft schneller als die Kinder verantwortungsvoll reagieren müssen, solange werden die Kinder keine Selbstverantwortung für ihr Handeln übernehmen. Auch das selbständige sinnvolle Spiel wird daran scheitern. Selbstregulierung bedeutet, die Kinder wollen und können sich selbständig – und nicht wegen uns Erwachsenen – regulieren. Dazu sind Selbstverantwortung und Selbständigkeit Voraussetzung.

 Selbstregulierung benötigt Selbstverantwortung und Selbständigkeit, und Selbständigkeit kann nur durch Selbsttätigkeit erreicht werden!

3.10 Kreativität

„Ich höre immer wieder von kreativen Spielen. Kreativität ist doch nicht so wichtig. Nicht jeder kann ein Erfinder sein. Hauptsache, mein Kind lernt etwas,“ behauptete die Mutter.

Kreativität ist die Fähigkeit, produktiv zu denken, bisherige Informationen neu zu verarbeiten und schöpferisch umzusetzen. Im Gegensatz zum Auswendiglernen, zum Wiedergeben bekannter Lösungsstrategien und zum Anhäufen von möglichst viel Wissen beruht Kreativität auf Variationsreichtum, überraschenden Einsichten und Originalität, auf der Vielzahl möglicher Lösungen und Verbindungen (*Assoziationen*) zu einem Thema. Dazu müssen wir Freude am Spiel haben, neugierig werden, Gewohnheiten in Frage stellen, Vieldeutigkeit ertragen können, selbständig eigene Erfahrungen machen, uns genügend Zeit und Raum nehmen, aufmerksam die Vielfalt der Umgebung wahrnehmen, spontan und flexibel denken und intuitiv handeln. Kreativität benötigt Übung im spielerischen, ziellosen Denken und qualitatives fundiertes Wissen, das wirklich begriffen ist. Sie kann aber ohne angehäuftes auswendig gelerntes Wissen auskommen. Bekannte Informationen können neu kombiniert werden. Kreativ kann der Alltag spielerisch leicht bewältigt, neue Situationen angstfrei entdeckt und auf überraschende Veränderungen beweglicher reagiert werden. Neue Ideen und Impulse treiben Entwicklungen in der Gesellschaft und Industrie voran. Kreative Menschen müssen nicht an einer Lösung auf einem vorgegebenen Lösungsweg beharren. Sie können Alternativen zur Auswahl stellen und flexibel reagieren.

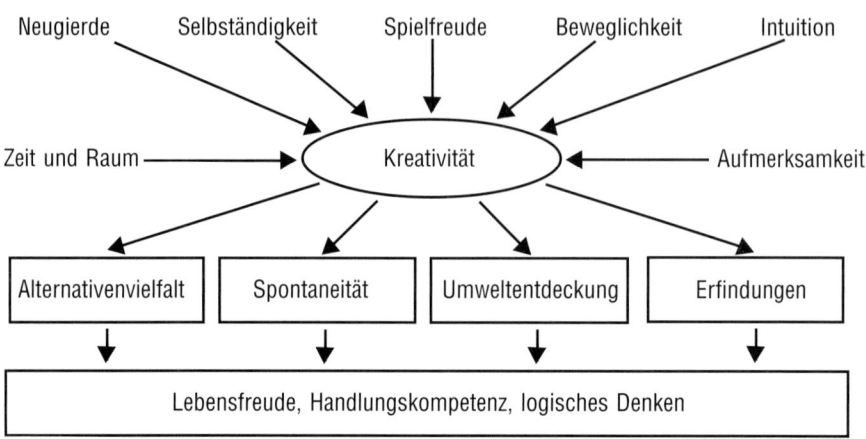

In der kindlichen Entwicklung sind diese Eigenschaften von großer Bedeutung. Sie schaffen erst die Voraussetzung, die Umwelt zu entdecken und zu begreifen. Sie sind wichtig, um komplexere Handlungen, auch unbewußt, angemessen als Reaktion in speziellen oder neuen Situationen anwenden zu können. Sie schulen über Experimentier- und Erfindungsfreude logisches, variationsreiches, breitflächiges (*divergentes*) Denken. Kinder sollen deshalb viel Zeit und Raum erhalten, selbständig den Umgang mit Gegenständen auszuprobieren, zu verändern, zu variieren und mit anderem Material zu kombinieren. Kreativität ist eine Bereicherung nicht nur für kindliches Lernen. Auch Erwachsene können dadurch eine bessere Lebensqualität erleben. In unserer schnell veränderlichen Zeit müssen wir flexibel und vernetzt reagieren können.

Phantasie ist wichtiger als Wissen. (Einstein)

Kreativität wird verhindert von einem engen Handlungsrahmen, von gezielten methodischen Wegen, von reiner Wissensvermittlung, von einer abgestumpften Aufmerksamkeit, von zuviel Regeln, von Leistungsstreß und Zwang genauso wie von außen gesetzter Motivierung. Kreativität läßt sich nicht erzwingen.

 „Sei jetzt spontan! Aber nur die nächsten zehn Minuten."

Hyperaktive Kinder haben meist eine faszinierende Kreativität. Sie scheinen sich einen Teil kindlich-neugieriger Seele erhalten zu haben.
Wenn Helmut seine Impulsivität konstruktiv umsetzt, wird sie zu Kreativität. Aus dem Nirgendwo entsteht eine Idee, auf den Flügeln eines Impulses kommt eine Idee herbei geflogen. Verblüffend und unerwartet.

100

Hochzerstreute Genies wie Mozart, Edison oder Einstein wären heutzutage bestimmt als ADHS behandelt worden und hätten sich als „Normale" bestimmt nicht so entfalten können.

Alle Menschen haben kreative eigene Lösungen für Probleme in ihren eigenen Ressourcen, wenn sie sich von alten Denkschablonen und festgefahrenen Lösungswegen lösen können.

Wir können uns von der kindlichen Kreativität anstecken lassen. Wir gewinnen dadurch nicht nur Lebensfreude, sondern finden vielleicht dadurch eigene Wege aus problematischen Situationen.

Kreativität hilft bei Lösungen und verbessert Lebensqualität.

3.11 Spielen

„Helmut will nicht folgen, wenn ich ihn rufe. Immer will er nur spielen und nicht lernen. Warum spielen Kinder so gerne?" beklagte sich die Mutter.

Spielen wird oft als Gegensatz zum Arbeiten gesehen. Spielen sei zwar Entspannung und Erholung, aber Lernen müßte mit Übung ernst betrieben werden. Nur zufällig und selten macht Lernen auch Spaß. Wer hat diesen grundlegenden Irrtum in die Welt gesetzt? Die Kinder auf keinen Fall.
Alle Kinder, auch Helmut und Anne, bewegen sich und lernen gerne in Spielsituationen.

Wozu spielen?

Spielen ist ein menschlicher Trieb, der besonders in der kindlichen Entwicklung stark im Vordergrund steht. Im Spiel wird die gesamte Entwicklung vorbereitet und geübt. Spiel geht dem alltäglichen Verhalten voraus. Spiel unterscheidet nicht nach körperlichen, psychischen oder sozialen Entwicklungsinhalten. Spiel dient der gesamten Persönlichkeitsentwicklung, nicht zielorientiert und geradlinig, aber im Augenblick vertieft, eben spielerisch.
Das Spiel berücksichtigt den Erwerb von neuen Fähigkeiten, aber auch den Lustgewinn. Es werden offensichtliche oder verdeckte Bedürfnisse befriedigt. Der gleiche Spielablauf kann sooft wiederholt werden, bis sich Zufriedenheit eingestellt hat. Die Umwelt wird auf diese Weise erfahren. Neue Bewegungstechniken, unbekannte Gegenstände oder soziale Kontakte werden ausprobiert und angeeignet. Es entstehen Gewohnheiten und selbstgeschaffene Regeln. Die Realität wird nachge-

spielt, verändert, neu geformt oder mit Wünschen angereichert und verzerrt. Was im Spiel nicht verarbeitet werden kann, taucht in der Realität wieder auf. Kinder können spielerisch die Realitäten wechseln. Sie gelangen auf diese Weise zu mehr Sicherheit im Alltag. Sie brauchen dann nicht ängstlich auf Veränderungen reagieren. Sie können unverdaute Erlebnisse im gefahrlosen Spiel sicher verarbeiten. Sie können neue Handlungen, Rollen und Träume ausprobieren und im Spiel auch entfernte Ziele verwirklichen. Im Spiel sind paradoxe, überraschende, unglaubliche Lösungen von Problemen und Konflikten erlaubt, ja sogar oftmals erwünscht.

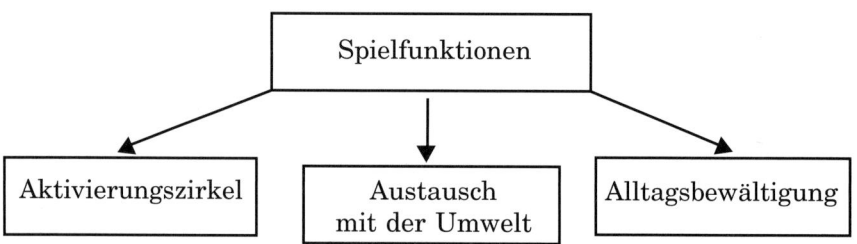

Was braucht ein Spiel?

Jedes Spiel braucht Wiederholbarkeit, Spielraum und Material, Aufbau des Spiels, Spannung, Spielregeln, aber auch Spontaneität, freies Handeln, offenen Ausgang des Spiels, das Ungewöhnliche im Gegensatz zum Alltag und Rituale.

Er-leicht-ernde Spiele?

Das Spiel ist die einzige Gelegenheit aller Menschen, den Ernst des Lebens mit dem Leichten, Unverfänglichem und Lustvollem zu verknüpfen. Spiel ist meist der Gegensatz zum realen Alltag. Der Alltag braucht das Spiel, sonst wird er langweilig, tragisch, verbissen, steif oder zu ernst. Auch Probleme können spielerisch gelöst werden. Konflikte erhalten durch die Spielsituation wieder ihren Humor und ihre tatsächliche Größe und Gewichtung zurück. Wie erleichternd kann es sein, wenn wir über uns selbst lachen können. Im Spiel fühlen wir uns ernst genommen.

Die Tragik einer Situation wird von uns mit gestaltet, wenn wir Erwachsenen aus dem Gleichgewicht geraten, an unseren Vorstellungen hängen oder die wirklichen Bedürfnisse unserer Kinder übersehen.

Wenn sich Helmut und Anne gegen den alltäglichen Zwang zur Wehr setzen, erzeugen sie dadurch Unruhe und Spannung. Dann wird für sie das Spiel zu einem wertvollen, ungezwungenen und kindgemäßen Hilfsmittel, um aus dem destruktiven Teufelskreis herauszukommen, sich weiterzuentwickeln, Regeln einhalten zu lernen oder zu entspannen.

Lernen oder Spielen?

Wenn wir spielende Kinder beobachten, erhalten wir wichtige und kompetente Hinweise für pädagogisch und therapeutische Situationen. Die spielenden Kinder zeigen uns ihre eigenen Lernmethoden, die Bedeutsamkeit und Ernsthaftigkeit der leicht anmutenden Spielatmosphäre. Sie spielen konzentriert und aufmerksam. Sie verwischen den Unterschied zwischen Lernen und Spielen. Kindliches Lernen ist kindliches Spiel.

Am besten zeigt das kindliche Spiel
die Natürlichkeit der menschlichen Entwicklung:
spielerisch – sinnvoll – selbständig – ziellos

Tip Spielen Sie wieder öfters. Mit Kindern fällt es uns anfangs leichter. Für Sie können auch andere Erwachsene zum Spielpartner werden. Spiel belebt den Alltag, schafft Abwechslung, löst Spannungen und verbindet durch das gemeinsame Erleben.

 Jedes Kind lernt spielerisch und spielt lernend.

3.12 Motivation

„Wenn er nur machen würde, was ich ihm sage", klagte die Mutter enttäuscht, „dann wäre vieles einfacher."

Jede Handlung, jedes Verhalten und jede Äußerung bedarf eines Impulses. Motivation ist immer vorhanden. Alle Menschen sind deshalb immer motiviert. Die Frage ist nur, für was. Motivation ist nie gleichbleibend, sie ändert sich ständig. Dieser Antrieb zur Bewegung, zum Nachdenken, zur Ruhe, zur Verweigerung oder zum Kommunizieren wird von verschiedenen Faktoren ausgelöst und beeinflußt. Man unterscheidet zwischen inneren (*intrinsischen*) und äußeren (*extrinsischen*) Faktoren.

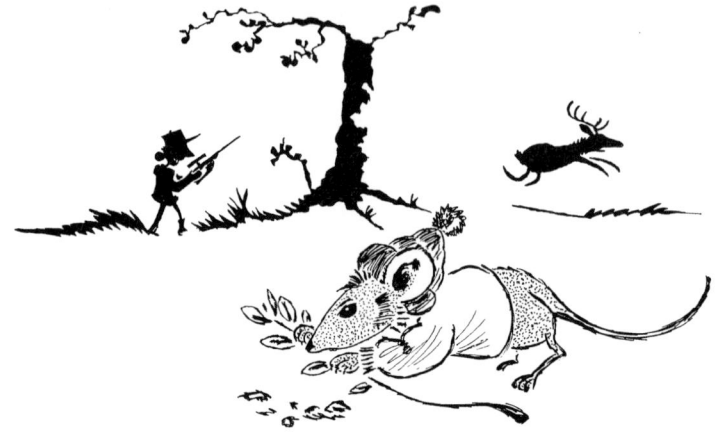

 „Renn schnell weg," schrie im Vorbeilaufen der Hirsch, *„der Jäger kommt." – Die Maus knabberte genüßlich weiter: „Solange es nicht die Katze ist, bleibe ich hier."*

Eigenmotivation

Die inneren Faktoren sind in jedem Menschen größtenteils schon vor der Geburt vorhanden. Sie bestehen hauptsächlich aus Neu-gierde, Neues zu entdecken, die Umwelt zu erforschen, zu begreifen und einzuordnen, aus Bewegungslust, den eigenen Körper zu entdecken, ihn zu spüren, einzusetzen, die Sinne immer wieder erneut zu reizen, die Lebensenergie zu erleben und aus Bequemlichkeit, Erlerntes und Bekanntes zu vereinfachen. Außerdem beeinflussen grundlegende Lebensbedürfnisse wie Schlaf, Hunger, Sexualität, außerdem Streben nach Selbständigkeit, bisherige Erfahrungen und momentane Gefühle unsere Aktivität. Diese angeborenen Eigenschaften treiben automatisch jede Entwicklung voran.

Welches Ziel habe ich? Erwarte ich, das Ziel zu erreichen? Welchen Aufwand brauche ich dafür? Rechtfertigt der Ertrag den Aufwand? Welche Hilfe kann ich dabei erhalten? Wie reagiert die Umwelt? Welche Vorerfahrungen habe ich dabei?

Fremdmotivierung

Natürlich spielen auch viele äußere Faktoren eine Rolle. Beziehungen begünstigen durch Zuneigung, Wünsche und Hilfe. Kinder vergleichen sich mit anderen. Sie wollen Anerkennung und Lob. Bedingungen versprechen Lohn oder Strafe, Erwartungen, Ermahnungen und Regeln leiten. Material lockt mit hohem Aufforderungscharakter. Fremdmotivierung ist bekannt unter den fünf B-Faktoren: Belohnen, Beloben, Be-

strafen, Bestechen, Bedrohen (vgl. Sprenger 1993).
Es ist erwiesen, daß äußere Motivierung die Eigenmotivation hemmen und sogar abbauen kann.

 Der Hase hatte Spaß, täglich zwei Stunden durch den Wald zu joggen. Der neidische Igel versprach dem Hasen für jeden Kilometer eine Möhre. Der Hase strengte sich an. Manchmal schaffte er sogar in drei Stunden beinahe zehn Möhren zu verdienen. Nach einer Woche hatte er keine Lust mehr am Joggen, aber einen Heißhunger auf Möhren.

Müssen wir motivieren?

Wenn wir versuchen, Kinder zu motivieren, sind wir mißtrauisch, daß sie diese Aktivität eigentlich nicht wollen oder können. Es kostet uns viel Energie, zu überzeugen, zu er-ziehen, zu mani-pulieren, meine Ziele zu den Zielen der Kinder zu machen. Es kostet den Kindern Energie, sich meinen Zielen anzupassen, auf meine Versprechungen oder Reaktionen zu achten, ihre eigenen Bedürfnisse zu unterdrücken oder gegen meine Erwartungen anzukämpfen. Die Kinder werden abhängig von unserem Lob und unserer Anwesenheit. Sie vernachlässigen ihre eigenen Interessen und Ideen. Im schlimmsten Fall haben sie Angst vor negativen Konsequenzen und übertragen uns ihre Verantwortung für ihre eigene Entwicklung. Und wir haben mit unseren Ent-täuschungen zu kämpfen: „Es könnte doch so schön sein (für wen?), wenn sie nur mitmachen würden."

 „Hasen sind undankbar", klagte die Katze. „Da biete ich billige Kurse im Mäusefangen an, und kein Hase meldet sich!" (Shah,I: Das Zauberkloster, Reinbek 1986)

 Alle Kinder sind immer motiviert. Sie wollen motiviert sein, nicht motiviert werden.

Die hyperaktiven Kinder haben eine sehr ausgeprägte Eigenmotivation. Wenn sie nach ihren Bedürfnissen lernen und spielen dürfen, können sie sich verblüffend gut und ausdauernd konzentrieren. Sie zeigen uns mit ihrem Verhalten sehr deutlich die Grenzen und Nachteile von fremdbestimmter Motivierung und Manipulation.

Was fördert Motivation?

Eigenmotivation benötigt Sicherheit, Selbständigkeit und Sinnhaftigkeit. Dann kann sie sich entfalten und Leben und Entwicklung impulsiv antreiben.

Förderlich für eine eigene Motivation sind deshalb

- Freiarbeit für Selbstverantwortlichkeit, subjektiver Bedeutsamkeit und Eigenkompetenz
- spielerisches Lernen für Lustbefriedigung
- erreichbare Lernziele für Spielfreude und Bestätigung
- Neugierde für Wissensdrang
- aktives Handeln für konzentriertes Erleben statt Zwang zum Aufpassen
- individuelle Wahlmöglichkeit des Lernniveaus, Frei-Zeit und Frei-Räume gegen Leistungsdruck, -vergleich und -überforderung
- sinnvolle Spielideen und einfache Spielformen für leichtes Verständnis und Selbständigkeit
- reizvolle Umgebung und attraktives Material- und Spielangebot für Erlebniswunsch (in Ausgewogenheit von Vertrautem und Neuem)
- feste Rahmen und einzuhaltende Spielregeln für Sicherheit
- freundliche und warme Atmosphäre, notwendige Unterstützung und ehrlichem Lob für Geborgenheit

3.13 Normen

„Manchmal wäre es mir lieber, wenn wir einfach eine normale Familie sein könnten," wünschte sich die Mutter.

Es liegt in unserer Natur, mit einem gewissen Drang nach Ordnung unser Sicherheitsgefühl zu befriedigen. Wir gewöhnen uns an öfters erlebte Ereignisse. Ähnliche Handlungen werden erkannt und ritualisiert. Sie werden gewöhnlich. Wir müssen uns in der erlebten Situation nicht mehr bewußt damit auseinandersetzen. Dadurch entstehen in der Gesellschaft Normen. Die Normen dienen als Anhalt, was normal und gewöhnlich ist, also keiner besonderen Beachtung mehr bedarf. Man kann sich anscheinend darauf verlassen. Es ereignet sich alles in der bekannten Weise. Es soll nichts Ungewöhnliches oder Neuartiges stören, auffallen oder zumindest be„fremden". Alles soll normal sein. Unnormales und Ver-rücktes werden vermieden und bekämpft. Dieser Vorgang der geschaffenen Normen wäre für den Alltag gut zu verwenden, wenn er nicht einige Fallstricke beinhalten würde.

Sind Normen allgemeingültig?

Die Normen werden von jeder einzelnen Gruppe oder einer Gesellschaft immer wieder neu geschaffen, um sich innerhalb der Gruppe und im Alltag sicher zu fühlen, aber auch, um sich gegenüber anderen Gruppen abzugrenzen. Es gibt also keine absoluten Normen, auch wenn sie manchmal gegenüber Andersartigen verteidigt werden.

Es ist für Zimmerleute normal, lange schwarze Kordhosen zu tragen und auf Wanderschaft zu gehen. Für Bankangestellte ist dagegen eine Krawatte zum weißen Hemd Pflicht.
In Europa ist ein deutsches Kind normal, in Afrika dagegen auffällig.

Ist Normal immer richtig?

Oft wird normal und richtig miteinander verwechselt. Es ist noch lange nicht gesagt, daß alles Normale auch richtig für die Gruppe, die Gesellschaft oder zumindest für einzelne Gruppenmitglieder ist. Was unnormal ist, muß noch lange nicht falsch sein. Was für uns normal ist, kann für unsere Kinder komisch oder inakzeptabel sein. Was für eine Gruppe normal erscheint, kann für eine andere Gruppe unnormal sein. Das belegen alle kulturellen Unterschiede. Dies betrifft auch die Einstellungen der Erwachsenen zu ihren Kindern. Was für die Mehrheit einer Gruppe normal ist, muß noch lange nicht für die Minderheit richtig sein.

 Warum kennt man in Italien kaum Hyperaktivität?

Berichten zufolge ist es bei beinahe 20% der amerikanischen Schüler normal, mit Psychopharmaka ihre Schullaufbahn zu bestreiten.

Normen sind veränderlich

Normen sind nicht unveränderlich. Sie sind im Gegenteil ständigen Veränderungsprozessen unterworfen. Was gestern als normal galt, wird morgen als altmodisch und überholt belächelt.

 Galten früher Körpergrößen von 1.70 m als normal, werden bald die Riesen von heute normale Körpergröße ausweisen.
War es früher normal, mit 60 Jahren zu sterben, werden bald 200.000 Hundertjährige in Deutschland leben.
Die kindlichen Bewegungsleistungen sind in den letzten 20 Jahren um 15 % gesunken.

Normal bleibt stehen

Manche ungewöhnlichen Auffälligkeiten können bisherige veraltete oder unpassende Normen in Frage zu stellen.

Ver-rückt sein heißt beweglich und bewegend sein.

Jede gesellschaftliche, aber auch individuelle Entwicklung benötigt Auffälligkeiten als Impuls für Veränderungen.

Trotzphase, Pubertät oder Ablöseprozeß aus dem Elternhaus verunsichern, genauso wie die Abwahl einer langjährigen Regierungspartei.

Bei vehementen und plötzlichen Impulsen werden sich die traditionsbewußten Kräfte verunsichert dagegen zur Wehr setzen, um die alte gewohnte Sicherheit wieder herzustellen. Über einen längeren Zeitraum, beständig und schleichend, kann es sein, daß frühere Auffälligkeiten immer mehr als normal angesehen werden.

 Die ersten Wohngemeinschaften waren als verlotterte Kommunen verrufen. Wohnen alleine ohne Familie war mit einem Makel behaftet. Radfahren war zuerst als Verrohung der Sitten verpönt. Gewerkschaften waren als Untergang der Industrie abgelehnt.

Vergleiche

Nur wenn wir mit den Normen vergleichen, kann Auffälligkeit entstehen. Auffällige Kinder werden als krank erklärt. Sie sind schuldig. Sie werden behandelt, damit sie wieder normal werden und nicht mehr auffallen oder stören.

Im Reich der Tiere gab es lange Zeit keine Norm. Da gab es langsame und schnelle Tiere, ängstliche und mutige, große und kleine, einsame und beliebte, fliegende und krabbelnde, schwimmende und hüpfende. Bis eines Tages ein Geier geflogen kam und alle Tiere gleich machen wollte. Sie sollten lernen, so zu werden wie das ideale Tier. Plötzlich gab es zu langsame und zu schnelle Tiere, zu zaghafte und zu wagemutige, zu große und zu kleine, zu eigenbrötlerische und zu hemmungslose, zu hoch und zu tief bewegende Tiere. Nur ... das ideale Tier war nicht überlebensfähig.

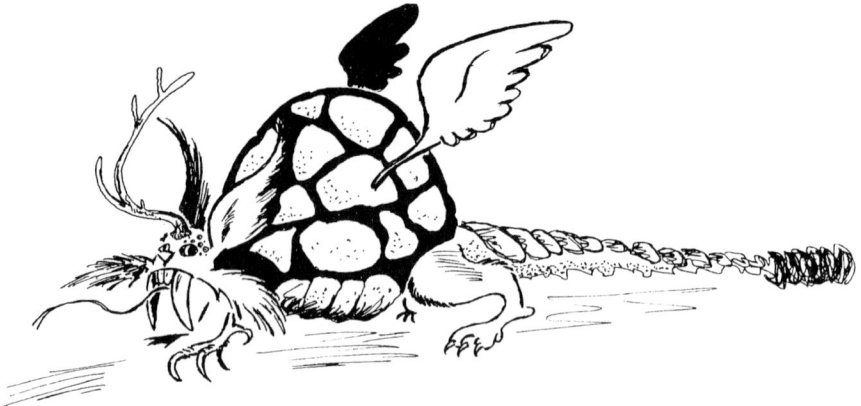

Gibt es in einem speziellen Bereich keine gewohnte Normalität, wird auch keine Auffälligkeit stören. Außerdem vergessen wir meist, daß Gesundheit genauso wie Krankheit zum normalen Leben gehört. Jeder will beides sein, unauffällig normal, aber auch einzigartig.

Normal zu sein heißt, so zu sein, wie man wirklich ist.
Eben einzigartig.

Normen sind künstlich – allgemein – verschieden – veränderlich – wertfrei – sichernd – gewohnt.

Auffälligkeit bedeutet dann
individuell – reaktiv – entwickelnd – bewegend – fordernd.

Es sollte nicht unser Ziel sein, Kinder an eine feste Norm anzupassen. Wir sollten den Kindern ein Umfeld gestalten, in dem sie, so wie sie sind, sich optimal entfalten und zufrieden sein können.

 Ein ganz normaler Mensch fiel in einen tiefen Schlaf und wachte erst nach 100 Jahren wieder auf. Da mußte er sich entscheiden. Wollte er so werden wie die Bewohner der Südhalbkugel der Erde – völlig kopflastig und unbeweglich mit verkümmerten Armen und Beinen, müßte er stillsitzen trainieren. Wollte er so werden wie die Bewohner der Nordhalbkugel – völlig aufgedreht und zappelig, müßte er täglich Tabletten schlucken. Wer oder was ist hier normal?

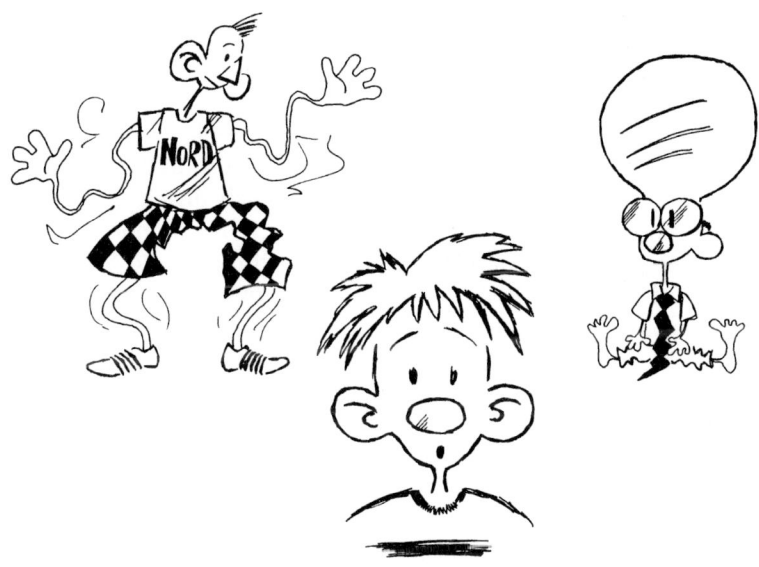

Jeder von uns besitzt eine außergewöhnliche Gabe oder eine besondere Eigenschaft. Hinter jeder normalen Fassade verbirgt sich auch ein Stück anormaler Familiengeschichte.

 Finden Sie heraus, wer von Ihrem Bekanntenkreis wirklich perfekt normal ist. Schreiben Sie Ihre eigenen Besonderheiten auf. Es ist leichter, zu unseren Besonderheiten zu stehen, als sie ängstlich verbergen zu wollen. Wir dürfen und können stolz auf unsere Besonderheiten sein. Sie machen uns zum einzigartigen Individuum.

 Auffällige Kinder sind etwas Besonderes und Bewegendes.

3.14 Ordnung

„Mein Sohn ist so unordentlich. Ich muß ihm immer alles aufräumen. Wann lernt er endlich, Ordnung zu halten?" beschwerte sich die Mutter.

Beinahe unglaublich, aber wahr: Auch die anscheinend strukturlosen Kinder wollen ihre eigene Ordnung herstellen. Ohne den automatischen inneren Drang, ohne unsere „Sicherheitskräfte", unser augenblickliches Leben zu organisieren, wäre kein Mensch überlebensfähig. Dazu müssen alle Eindrücke und Erfahrungen eingeordnet werden (*integrieren*). Dies können Eindrücke und Erfahrungen über die Wahrnehmung sein (*sensorische Integration*), über die verschiedenen Bewegungsmöglichkeiten und deren Anwendung (*motorische Integration*), über Gefühlsbewegungen, ihre Wünsche und Äußerungen (*emotionale Integration*), über mögliche Begegnungen, Beziehungen und Austausch (*soziale Integration*) genauso wie über mögliche erfolgreiche Handlungen (*praktische Integration*).

Die verschiedenen Einordnungen können durch viele Einflüsse verlangsamt, gestört oder verhindert werden. Dies kann durch neurologische, entwicklungsbedingte, durch situative aber auch durch soziale Faktoren passieren. Weil Un-ordnung ver-un-sichert, ist immer das Bedürfnis vorhanden, selbständig Erfahrungen, Handlungen und Wünsche einzuordnen. Auffällige Kinder benötigen dafür manchmal mehr Zeit, einen sichereren Rahmen, unsere Aufmerksamkeit, unsere behutsame Unterstützung und Klarheit. Und doch ist es für sie wichtig, ihre eigene Ordnung, und nicht unsere, herzustellen. Wenn wir ihre Unordnung verhindert haben, haben wir trotzdem noch lange nicht für sie Ordnung geschaffen. Wir brauchen Geduld und Respekt vor dem Ordnungstalent anderer.

 Kinder können und müssen selbst ordnen.

Chaos

Ordnung ist das halbe Leben, aber eben nur das halbe. Ordnung will uns helfen und nicht einengen. So liegt der Ordnungssinn oft mit dem anscheinenden Chaos im Widerspruch. Beide Seiten ergänzen sich aber und schließen sich nicht aus. Wenn wir etwas ergreifen und einordnen, müssen wir es auch wieder loslassen können. Lassen wir los, benötigen wir dagegen ein sicheres Fundament. Ordnung gibt für einen Moment berechenbare Sicherheit. Vieles auf der Welt ist von vielen unbekannten Faktoren abhängig. Es reagiert sehr sensibel auf verschiedene Einflüsse und ist nicht berechenbar.

 In Japan bewegt der Schmetterling seine zarten Flügel und löst damit einen Wirbelsturm in Amerika aus.

Von uns unbemerkt bewirkt eine Ursache einen beachtlichen Effekt, der uns dann „zufällig" erscheint.

Die neueste Forschung entdeckt im menschlichen Gehirn immer mehr wechselhafte, anscheinend chaotische Verbindungen zwischen den Nervenzentren. Die Aufgaben werden nicht, wie bisher angenommen, von festgeschriebenen Hirngebieten bewältigt, sondern durch die momentane Kombination vieler verschiedener Impulse zwischen den Nervenkernverbindungen.

Die Quantenphysik beschreibt eine impulsive, spontane, sich ständig verändernde Beweglichkeit der kleinsten physikalischen Elemente, ohne erkennbare Ruhe und beständige Ordnung.

Auch die kindliche Entwicklung besitzt zwar bekannte Eckpfeiler und Entwicklungsaufgaben. Sie gehorcht jedoch nicht linear-kausalen Gesetzen. Kinder lösen auf ihre persönliche Weise und nicht immer vorhersagbar die einzelnen Entwicklungsaufgaben.

Chaos stört bestehende Ordnungen. Es birgt in sich unvorhersehbare Veränderungen, aber auch die Möglichkeit für Erneuerung und Wachstum. Beides, Ordnung und Chaos, ist wichtig und muß individuell ausgewogen gelebt werden. Sind wir zu fixiert, werden wir unbeweglich. Sind wir haltlos, verlieren wir den Überblick und den Boden unter unseren Füßen. Wir können beides, uns geradlinig und aktiv um Problemlösungen bemühen, und gleichzeitig loslassen und „Zufällen" die Tore öffnen. In manchem Chaos steckt eine unentdeckte einfache Ordnung, die wir nur noch nicht sehen können. Trifft dies auch auf unsere „chaotischen" Kinder zu?

 Chaotische Kinder sind offen für Entwicklung.

3.15 Regeln

„Letzte Woche erzählte mir eine andere Mutter, daß sie nur noch mit vielen Regeln ihre Tochter erziehen könne. Stimmt es, daß wir nur mit Regeln unseren Kindern helfen können?", wunderte sich die Mutter.

In jedem Zusammenleben entstehen Gewohnheiten und Regeln. Manchmal werden die Regeln traditionell oder von äußeren Formen, wie zum Beispiel der Gesellschaft, übernommen. Manchmal entstehen Regeln individuell aus einer Situation oder Notwendigkeit heraus. Regeln wollen das Zusammenleben vereinfachen. Sie wollen komplexere Situationen hilfreich regeln und strukturieren. Sie wollen der Entfaltung als sicherer Rahmen dienen. Regeln sind im Alltag genauso wie im Spiel notwendig. Sie sorgen für einen reibungslosen Ablauf. Regeln sind gemeinsame Absprachen, auf die wir uns verlassen können. Regeln setzen klare Grenzen, die uns im momentanen Lern- und Lebensfeld Übersicht verschaffen, aber uns auch vor Übergriffen anderer schützen. Überholte oder unpassende Regeln müssen verändert oder abgeschafft werden. Zu viele Regeln engen die Entwicklung und das bewegliche Leben ein.

Regeln benötigen eine Konsequenz. Wenn Regeln überschritten werden, müssen Sanktionen abgesprochen sein. Regeln müssen genauso wie die Konsequenzen für alle Beteiligten einzuhalten sein. Sie dürfen weder die Kinder noch die Erwachsenen in ihrer Durchführung überfordern. Wir dürfen nur diejenigen Konsequenzen bestimmen, die wir auch, ohne mit der Wimper zu zucken, guten Gewissens durchführen können. Sonst werden wir unglaubwürdig und geraten in Streß.

zB *Vater zum Kind: „Wenn du dein Zimmer nicht aufgeräumt hast, dann darfst du nicht mit zur Oma fahren." – Vater zur Mutter: „Hoffentlich räumt er auf, sonst können auch wir nicht fahren, weil niemand auf ihn aufpassen könnte."*

> Je weiter der Rahmen gesteckt ist,
> desto strikter muß auf seine Einhaltung geachtet werden,
> nach dem Motto:
> Eingreifen nur so oft wie nötig und so wenig wie möglich.

Die minimalen, aber festen und klar definierten Regeln werden, falls nötig, jeden Tag kurz wiederholt. Sie werden ohne Verhandlungen und langen Erklärungen konsequent eingehalten. Sind die Absprachen bekannt, muß nicht in jeder Situation neu darüber verhandelt werden.

Minimalregeln in einer Spielsituation können sein:
- Niemand darf verletzt werden.
- Kein Kind darf im Spiel gestört werden.
- Kein Kind darf zu etwas gezwungen werden.
- Kein Material darf mutwillig zerstört werden.

Helfende Regeln?

Es ist ein Balanceakt, nicht zu viele oder zu wenige Regeln aufzustellen. Einerseits vermitteln Helmut und Anne den Eindruck, viel Struktur und Reglementierung von außen zu benötigen. Auf der anderen Seite können sie nur wenige Regeln überschauen und sich daran halten, ähnlich kleineren Kindern, die sich eher spontan um ihre Bedürfnisse kümmern als immer an alle Absprachen zu denken. Zu viel Kontrolle von außen verhindert die Selbstverantwortung und erstickt eigene Strukturierungsversuche schon im Keime. Zuviel Regeln machen abhängig.

 Welche Regeln brauchen Sie? Gibt es Regeln in Ihrem Leben, die Sie zu sehr einengen?

Regeln sollen das Leben regeln und nicht einengen. Auch Helmut und Anne wollen nicht ständig beobachtet, reglementiert oder kontrolliert werden! Sie brauchen Freiräume zum unbeschwerten Leben und genügend Raum für tiefe Atemzüge.

Die Kinder haben Grenzen, die wir nicht aus Neugierde oder zu großem Verantwortungsgefühl überschreiten dürfen. Alle Grenzen müssen respektiert werden.

Dennoch erfahren wir oft, daß Grenzbereiche für Kinder immer reizvoll sind, untersucht zu werden. Ist die Grenze stabil, gibt sie Halt, oder ist sie verschwommen und unsicher?

 Regeln sind für das Leben da und nicht für den Stillstand!

3.16 Klarheit

„Oft ist mir alles zu viel: ich will Helmut helfen, höre Erziehungsratschläge und finde keine Zeit mehr für mich selbst. Manchmal weiß ich nicht mehr, was ich tun soll," klagte die Mutter.

Egal, in welcher Situation wir uns befinden, wir benötigen Klarheit. Wir wollen wissen, welche gesellschaftlichen Normen gelten, an welche Regeln wir uns zu halten haben, was uns Sicherheit in der Situation verschafft und welche Veränderungen wahrscheinlich sind. Es ist nicht möglich, in allen Situationen schon alles zu wissen. Der Reiz an Neuem schafft uns das gewisse Prickeln, eben dies Unbekannte zu entdekken oder auf Überraschungen reagieren zu müssen. Aber um Neues zulassen und erobern zu können, brauchen wir unbedingt eine sichere Basis. Diese Sicherheit wird durch zwei Faktoren geschaffen. Erstens durch ein gesundes Selbstwertgefühl (*innere Sicherheit*) und zweitens durch Klarheit in der Situation (*äußere Sicherheit*). Diese Klarheit erhalten wir, indem wir versuchen, unsere Umwelt und unsere inneren Gefühle zu strukturieren.

Klarheit erhellt undurchsichtige, verschwommene Konturen. Klarheit ordnet äußere und innere Eindrücke. Klarheit fesselt nicht, sie unterstützt die Bewältigung einer Situation. Klarheit will Doppelbotschaften und unnötige Kämpfe verhindern. Einige Fragen sind dabei hilfreich.

Was brauche ich wirklich? Was will ich in der Situation? Welche Absicht verfolge ich mit meiner Handlung? (Moore 1998)

Wir Erwachsenen sollten nicht nur versuchen, Klarheit den Kindern beizubringen, sondern immer zuerst unsere eigene Klarheit überprüfen. So können wir konsequenter und streßfreier den Alltag mit den Kindern erleben. Unser Vorbild und die klaren Begegnungen helfen den Kindern viel mehr als ständige Verbesserungsforderungen.

 Klarheit ist Voraussetzung für ehrliche unkomplizierte Beziehungen

TIP Klarheit will geübt sein. Nehmen Sie sich Zeit dafür. Der erste Schritt ist zu merken, wann Sie unsicher und unklar werden. Fangen Sie bei Kleinigkeiten an, sich selbst oder im Gespräch mit Ihrer PartnerIn diese drei Fragen ehrlich zu beantworten.

3.17 Die Warum-Frage

Die Mutter beklagt sich: „Warum passiert es ausgerechnet mir? Warum haben wir es in unserer Familie so schwer?"
Auch die LehrerIn jammert: „Warum kommt ausgerechnet der Helmut in meine Klasse und bringt alles durcheinander?"

Es ist leichter, bei alltäglichen Kleinigkeiten klar zu handeln. Aber wenn wir grundlegende Probleme, wie zum Beispiel die Situation mit auffälligen Kindern, erleben, fällt es uns viel schwerer, Klarheit zu gewinnen.

Solange wir den momentanen Zustand, so problematisch er auch sein mag, nicht akzeptieren, solange wir ständig nach dem „Warum" als Verhängnis fragen, solange werden wir unsere Energie und Aufmerksamkeit an das Erforschen des „Warum" binden. Wir werden uns mit Argumenten rechtfertigen und uns damit von dem eigentlichen Inhalt oder der eigentlichen Botschaft des Problems ablenken. Die Frage nach der Schuld blockiert uns. So können wir uns nicht auf die Konfliktbewältigung konzentrieren. Der wesentliche Schritt bei jeglicher Problemlösung ist die Akzeptanz der momentanen Situation. Oft können wir dies erst, nachdem wir schmerzhaft Wut, Verzweiflung, Resignation und Trauer erfahren haben. Seltsamerweise meist nach einem intensiv durchlebten Zustand von Hilflosigkeit. Dann können wir aufhören, rastlos Symptome zu bekämpfen und endlich loslassen. Sich von alten Gewohnheiten und Widerständen zu „lösen", bedeutet Veränderungen als „Lösung" anzuerkennen.

> Sich lösen ist wichtig für eine Lösung!

Erst dann können wir uns mit der belastenden Situation klar und weitreichend aussöhnen. Krankheiten und Probleme gehören zum normalen Leben, auch wenn wir uns dagegen wehren. Rückblickend merken wir manchmal, daß diese Probleme uns wachgerüttelt haben, und wir selbst uns dadurch weiterentwickeln konnten.

Vogel Strauß-Taktik?

Es gibt keine Wunderheilmittel, erst recht nicht für komplexe Probleme. Auch wenn es sehr verlockend ist, das Problem blitzschnell wieder verschwinden zu lassen. Ähnlich wie der Vogel Strauß den Kopf in den Sand steckt und hofft, daß das Problem sich von selbst oder durch einen Zauber auflöst.

Vogel Strauß sieht Problemkiste.
Steckt Kopf in Sand. Problem schnell weg?
Kopf aus dem Sand. Problem noch da.
Kopf in den Sand, mit den Füßen die Problemkiste verscharren.
Kopf aus dem Sand. Problemkiste noch zu sehen.
Kopf in den Sand und einen Zauber beschwören.
Kopf aus dem Sand. Wütend um Kiste rennen und Kiste anschreien.
Verzweifelt Federn ausreißen und Sand übers Haupt streuen.
Große-Vogel-Straußtränen. Kiste noch da.
Erschöpft fällt Vogel Strauß neben die Kiste. Atmet schwer.
Öffnet endlich die Augen und ...
Öffnet endlich die Problemkiste. Was ist denn darin verpackt?

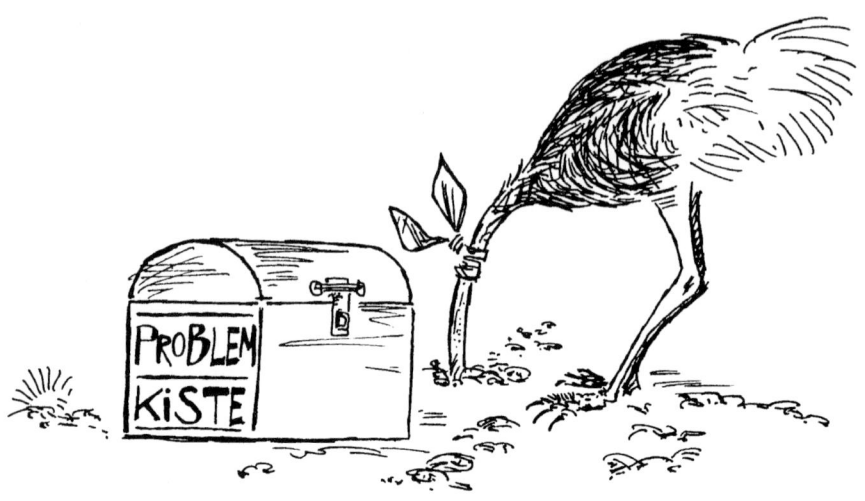

Unser Vogel-Strauß-Verhalten ähnelt dem hyperaktiven und unaufmerksamen Verhalten der Kinder in dem rastlosen Bemühen, das „Warum" möglichst schnell zu lösen. Wir nehmen nichts anderes mehr wahr. Das Problem überdeckt alle Lebensbereiche.

rastlos ↓	Verdeckung, Vermeidung, Rechtfertigung	„Weil"
blockiert ↓	Ablehnung, Kampf, Widerstand	„Nein!"
emotional ↓	Wut, Verzweiflung, Traurigkeit	„Warum?"
gelöst ↓	Hilflosigkeit, Aufgabe, Resignation	„?"
präsent ↓	Akzeptanz	„Ja!"
neugierig	Untersuchung, Lernbereitschaft	„Wie?"

Wenn wir jedoch die Warum-Frage aufgeben und die momentane Situation akzeptieren, können auch wir unsere Zeit zum Lernen investieren und Wertvolles in der „Problemkiste" und in anderen Bereichen des Lebens entdecken. Dies kann dann für uns genauso neugierig, nicht wertend, geduldig, ausdauernd, konzentriert, beinahe spielerisch und ziellos sein wie kindliches Lernverhalten. Wir wollen nicht mehr nur ehrgeizig etwas erreichen, besitzen und festhalten, sondern fühlen uns in der momentanen Situation – im Hier und Jetzt – zufrieden, so zu sein, wie wir sind und offen für Veränderung.

Vom Haben zum Sein (E. Fromm 1989)

 Erinnern Sie sich an eine vergangene schwierige Lebensphase? Haben Sie jetzt im Rückblick das Gefühl, daß sie für Sie zwar schwer aber förderlich war?

Unser Erwachsenenverhalten scheint Helmut´s Verhalten zu spiegeln, zu verstärken oder sogar zu prägen. Wenn wir beteiligte Erwachsene es schaffen, aus dieser sich immer wieder neu verstärkenden Spirale durch verändertes Verhalten auszusteigen, kann dies der erste Schritt in eine neue Sichtweise des Problems, in eine positiv veränderte Beziehungsqualität zu den hyperaktiven Kindern und dadurch in gemeinsames und motiviertes Lernen von Lösungsstrategien bedeuten.

 Probleme sind eine Aufgabe für den gemeinsamen Fortschritt.

3.18 Pädagogisch-therapeutische Grundhaltungen

„Wie soll ich mit meinem Kind umgehen? Was für Möglichkeiten gibt es denn?" fragte die Mutter.

Es gibt drei verschiedene Grundhaltungen im Umgang mit Kindern.

Defizitfixiert

Hauptsächlich die Schwächen der Kinder werden gesucht, um sie durch gezielte Übungen direkt zu beheben.

zB *„Wenn du nicht auf einem Bein stehen kannst, üben wir jetzt die nächste Stunde auf einem Bein zu stehen."*
„Wenn du nicht ruhig sitzen kannst, üben wir jetzt ruhig sitzen, solange, bis du es endlich kannst."

Durch spezielle Übungsprogramme sollen gezielt und unmittelbar die auffälligen Schwächen der Kinder ausgeglichen werden. Der Bewegungsdrang der Kinder soll eingeschränkt, die Selbststeuerung trainiert, die Impulsivität kontrollierbar gemacht und die Konzentration gesteigert werden. Dazu werden funktionelle Übungen als Programm oder methodischer Weg von Erwachsenen für die Kinder geplant und vorbereitet, ihnen vorgegeben, vorgemacht und mit ihnen durchgeführt. Die Kinder werden von uns Erwachsenen auf irgendeine Weise motiviert. Sie ahmen die Übungen nach, wiederholen sie und werden individuell korrigiert, um möglichst schnell die von uns Erwachsenen gesteckten Ziele zu erreichen. Die Störung der Kinder soll beseitigt werden, damit sie und ihre Umwelt nicht mehr von dem auffälligen Defizit gestört werden.

Schenken wir den Schwächen Aufmerksamkeit, stärken wir ihre Bedeutung und sie können wachsen. Die Kinder glauben, sie wären nicht in Ordnung. Wollen wir die Schwächen verbessern, beginnen wir oftmals einen Kampf mit ihnen. Druck erzeugt immer Gegendruck. Verwunderlich wenn Anne in der Pause den Unterrichtsstoff nachlernen soll und immer zappeliger wird? Wir er-ziehen manchmal zu kräftig in Richtung unserer Ziele.

 „Wo hast du denn deine Haarpracht gelassen?" fragte der Zottelbär seine kahle Frau. „Ich habe an den Haaren gezogen, damit sie schneller zu einer schönen Frisur wachsen."

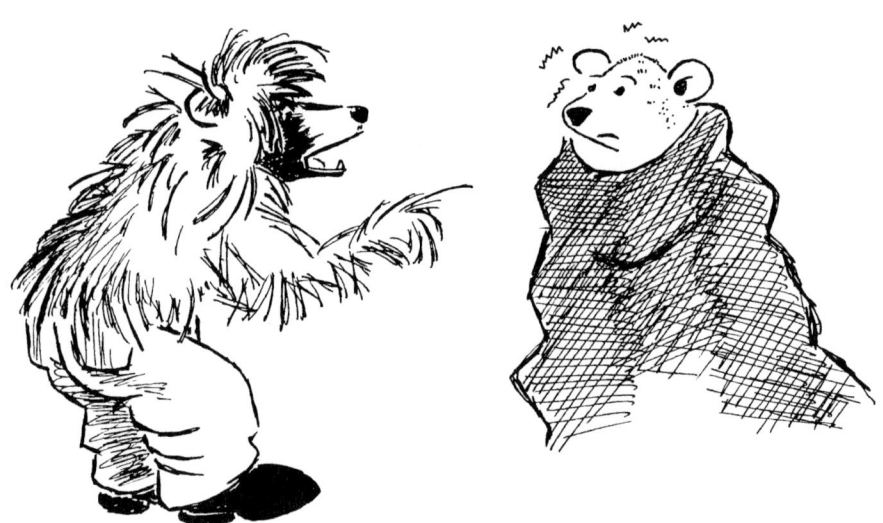

Entwicklungsorientiert

Grundlegende frühere fehlende Erfahrungen werden gezielt nachgeholt.

zB *„Wenn du nicht auf einem Bein stehen kannst, fehlt dir vielleicht eine gute Verarbeitung der Gleichgewichts-Wahrnehmung. Deshalb darfst du jetzt schaukeln."*
„Wenn du nicht ruhig sitzen kannst, fehlt dir vielleicht eine stabile Körperwahrnehmung. Dazu darfst du dich zwischen zwei Matratzen legen."

Aufgrund der ausführlichen Befunde wird auf ein Fehlen früherer grundlegender Bausteine in der kindlichen Entwicklung geschlossen. Diese anscheinenden fehlenden Erfahrungen werden nachgeholt. Sie werden den Kindern funktionell oder spielerisch angeboten, damit sie dadurch gestärkt und in ihrer Entwicklung stabilisiert wird. Die Kinder machen einige Schritte zurück, um besser springen zu können (nach I. Flehmig). Je stabiler die Basis wird, desto leichter können die Kinder darauf aufbauend ihre bisher blockierte Entwicklung wieder weiterverfolgen. Dadurch werden sich ihre sichtbaren Schwächen reduzieren.

Stärkenzentriert

Die Stärken und Fähigkeiten der Kinder werden gestärkt. Ihre Ressourcen werden betont.

zB *„Macht nichts, wenn du nicht auf einem Bein stehen oder ruhig sitzen kannst. Was magst du jetzt spielen?"*

Haben wir Vertrauen in die eigenständige Entwicklungsfähigkeit der Kinder, brauchen wir die Kinder nicht mehr bevormunden und uns allein verantwortlich für ihre Wachstumsprozesse zu fühlen. Wir sorgen für eine entsprechend reizvolle Umgebung, in der die Kinder genügend Sinneseindrücke, Bewegungserfahrungen und sozial-emotionale Beziehungen erhalten. Wir akzeptieren die eigenen und die kindlichen Schwächen. Sie werden nicht zum Mittelpunkt der Behandlung. Wir betonen die kindlichen Stärken, Fähigkeiten und Eigenschaften. Die kindlichen Bedürfnisse werden im Alltag oder in der Behandlung berücksichtigt. Das Selbstvertrauen wird gestärkt, so daß die Kinder selbständig und im eigenen Tempo Entwicklungsblockaden im kindgemäßen, spielerischen Lernen auflösen können.

Gestärkt lernt es sich besser.

Veränderungen werden nicht mehr aus Angst vor Neuem blockiert. Gemeinsam mit den Kindern spüren wir wieder den Reiz des Neuen. Bewertende Diagnostik und vorbereitete Therapiesituationen werden weniger nützlich. In einer offenen Begegnung entwickeln Kinder und Erwachsene gemeinsam die Geschehnisse in der Gegenwart. Die Kinder werden als gesamte kindliche Persönlichkeit mit all ihren Seiten angenommen. Sie lernen, sich selbst ernst zu nehmen. Sie bekommen Mut, freiwillig ihre Schwächen anzuschauen und zu korrigieren. Sie können dadurch aus fixierten Rollen als Verweigerer oder Störenfried aussteigen. Sie helfen ihrer Umwelt, sie endlich als vollwertige, liebenswürdige Kinder zu sehen und deshalb ihr bisheriges Verhalten ihnen gegenüber zu verändern.

Der Erwachsene wird zum partnerschaftlichen Entwicklungsbegleiter.

 Stärkenzentrierte Situationen stärken die Kinder.

Machen Sie ein Experiment und probieren die oben beschriebenen drei Möglichkeiten aus. In welcher Situation erleben Sie am meisten Motivation, Begegnung und Lernbereitschaft?

4. Was folgt daraus?

Nach der weiten Reise landete die Mutter wieder zu Hause im Vorgar-
ten, verabschiedete sich vom Adler, setzte sich in ihren Lieblingsschau-
kelstuhl und dachte nach: „Welche verschiedenen Perspektiven haben wir
erlebt? Das sieht während der Flugreise vielleicht schön aus, aber was
folgt daraus?"

4.1 Thesen

Auf den bisherigen Seiten des Buches sind wir verschiedenen Perspektiven begegnet. Zusammengefaßt bilden sie folgende Thesen:

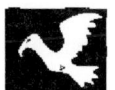 • Die zwei Seiten eines Goldstücks: Trotz auffälliger Problem-
seiten sind immer viele positive Aspekte zu entdecken.

• Die Illusion der Diagnostik:
1. Einseitige Untersuchungen können leicht zu falschen Ergebnissen
   führen.
2. Fünf bewußte Schritte (Erleben – Beobachten – Beschreiben – Interpretieren – subjektive Beurteilung) führen zur verstehenden Diagnose.
3. Es gibt keine absolut objektive und genaue Diagnostik.
4. Ergebnisse unter Streß vermitteln nicht das tatsächliche Können.
5. Viele Teilaspekte ergeben nicht immer die kindliche Gesamtpersönlichkeit.
6. Nur soviel Diagnostik wie nötig, so wenig wie möglich.

• Die Spekulation der Ursachen: Kein Modell ist exakt beweisbar, eher
  ein Erklärungsversuch zu unserer eigenen Sicherheit. Vieles spricht
  für ein Zusammenspiel verschiedener Faktoren.

• Individuelle Behandlung kennt keine Patentrezepte und Wunderheilmittel. Veränderungen brauchen Zeit und Durchhaltevermögen.

• Zusammenhänge: Alle Beteiligten tragen gemeinsam zu dieser kräftezehrenden Balance bei. Statt Kampf um Ursache und Schuld führen
  gemeinsames Loslassen und Akzeptanz in Richtung Lösung.

• Perspektivenvielfalt hilft individueller als fixierte Einfalt.

• Subjektive Wahrnehmung:
1. Ich nehme meine Wirklichkeit als wahr.
2. Störungen: „Ich fühle mich jetzt gestört" statt „das gestörte Kind".
3. Die Wirklichkeit anderer verdient unseren Respekt.

• Sinn-lichkeit: Etiketten von Erfahrung und Erwartung verbauen ein
  Verständnis der Gegenwart.

- Bewegung: Motorik ist absolut notwendig und der Motor kindlicher Persönlichkeitsentwicklung.

- Impulsive Kinder können Impulse vermitteln.

- Persönlichkeit statt funktioneller Maschine: Jedes Kind ist mit Leib und Seele sein Körper, seine Bewegung, sein individuelles Erleben, sein Gefühl.

- Auch ADHS-Kinder sind in erster Linie vollwertige Menschen.

- Verblüffende Aufmerksamkeit: ADHS-Kinder erscheinen zwar konzentrationsschwach, können aber sehr aufmerksam und wach sein.

- Illusion der Erziehung: Alle Kinder wollen von sich aus lernen und blockieren nicht absichtlich ihre eigene Entwicklung.

- Entwicklungsbasis: Jede Veränderung benötigt Sicherheit, Vertrauen und Akzeptanz statt Streß und Zwang.

- Selbstregulierung benötigt Selbstverantwortung und Selbständigkeit – dies kann nur durch Selbsttätigkeit erreicht werden.

- Hilfreiche Kreativität: Sie verbessert Lebensqualität, Denkvermögen und Lösungsstrategien.

- Wertvolle Spiele: Jedes Kind lernt spielerisch und spielt lernend.

- Bewegende Motivation: Kinder sind immer motiviert. Sie wollen motiviert sein, nicht motiviert werden.

- Fragwürdige Normen: Auffällige Kinder sind etwas Besonderes und Bewegendes.

- Bedingungslose Ordnung: Kinder können und müssen selbst ordnen. Chaotische Kinder sind offen für Entwicklung.

- Regeln sind für das Leben da und nicht für den Stillstand!

- Klarheit ist Voraussetzung für ehrliche unkomplizierte Beziehungen.

- Die Warum-Frage: Probleme sind eine Aufgabe für den gemeinsamen Fortschritt.

- Grundhaltung: Stärkenzentrierte Situationen stärken die Kinder.

4.2 Forderungen

Aufgrund der oben genannten Thesen ergeben sich als Konsequenzen für jede kindgerechte Behandlung von Helmut und Anne folgende Forderungen:

- Verständnis statt Vorurteil
Diagnostik erscheint als Vor-urteil, weil sie schnell und großzügig beurteilt, ohne meist wirklich beweisbar zu sein. Sie verunsichert und etikettiert die Kinder. Sie wird oft ihren eigenen Ansprüchen nach gezielter Förderung oder Heilung nicht gerecht. Stattdessen kann individuelles Verständnis versuchen, die Kinder in ihrer speziellen Situation zu verstehen, auch wenn es manchmal schwer erscheint.

- Individualreisen statt Pauschalangebote
Patentrezepte und Wunderheilmittel locken durch einfache und schnelle Handhabung. Sie übersehen aber die individuellen Eigenschaften und Fähigkeiten, die speziellen Situationen und Entwicklungsmöglichkeiten der Kinder. Pauschalangebote treffen nicht die individuellen Wünsche.

- Persönlichkeit statt Etikett
Alle Kinder sind vollkommen und zugleich entwicklungsfähig, normal und zugleich besonders, liebenswürdig und zugleich fordernd, ganzheitlich und zugleich leibhaftig. Krankheiten und Probleme gehören zum Leben, dürfen aber nicht die Kinder mit Etiketten überdecken.

- Stärken statt Schwächen
Selbstheilungskräfte können nur in einem sinn-vollen stärkenden Rahmen die notwendige Sicherheit erlangen, um das Selbstwertgefühl zu steigern.

- Eigenkontrolle statt Fremdbestimmung
Selbststeuerung und Selbständigkeit können nur über Selbsterfahrung und -verantwortung geübt werden.

- Sinnvoller kindgemäßer Weg statt erwachsenenzentriertem Ziel
Kinder lernen selbständig und spielerisch, ziellos und motiviert in Bewegung. Sie müssen individuell die Welt entdecken und begreifen. Sie stolpern über vorgegebene fordernde Ziele und Erwachsenenschritte und verlieren die impulsive Freude am Lernen.

- Beziehung statt Er-ziehung
Kinder entwickeln sich nicht unter Zwang und Druck, sondern weil sie sich auf Vorbild, Partner und Umwelt beziehen können.

- Dialog statt Monolog
Die Aufmerksamkeit im partnerschaftlichen Erleben wird durch Klarheit, Ehrlichkeit und Offenheit geprägt. Eigenantrieb und Konzentration werden durch ständiges Zuhören und Befolgen von einseitigen Vorgaben gelähmt. Ordnende Regeln fördern die Sicherheit als Rituale, jedoch ohne bewegende Veränderungen einzuengen oder zu verhindern.

- Handlung statt Be-handlung
Gemeinsame Handlungen schaffen gemeinsames Erleben, führen zu gegenseitigem Lehren und vermeiden abweisende oder distanzierte manipulierende Behandlungen.

- Begegnung in Beziehung und Bewegung
Nur in Bewegung können Begegnungen zu Beziehungen führen.

- In der Gegenwart gemeinsam lernen
Wir haben die Chance, uns mit den Kindern gemeinsam zu verändern, wenn wir die Kinder, uns und unsere momentane Situation akzeptieren und uns von einengenden Normen und Vergleichen lösen können. Wir können wieder lernen, aufmerksam, sinnlich und kreativ die Gegenwart zu erleben. Durch Vertrauen erfahren wir Lebensfreude.

- Zeit statt Streß
Wir alle benötigen mehr Zeit, um neue Situationen nicht bedrohlich erleben zu müssen. Angstfrei können wir uns anpassen, damit auseinandersetzen, sie akzeptieren und verändern. Kinder brauchen Zeit für ausreichende Wiederholungen, für Erfolgserlebnisse und anscheinende Rückschritte, für Kreativität und eigene Problemlösungen, für selbständige Auseinandersetzung mit Material und Umwelt.

> Nur wenn wir bereit sind, von den Kindern zu lernen, werden sie auch von uns lernen können.

4.3 Grundprinzipien

„Was sind die ersten Schritte? Was müssen Helmut und ich für einen Neubeginn beachten?"

Unter Berücksichtigung der oben genannten Thesen und der daraus erhobenen Forderungen können wir konkrete Grundprinzipien für die Begegnungen mit Anne und Helmut betrachten. Dazu ist es hilfreich, nach den natürlichen Faktoren der kindlichen Entwicklung zu schauen. Der verhängnisvolle Teufelskreis muß durchbrochen und unsere Beziehungen zu den Kindern neu überdacht werden.

1. Voraussetzungen für kindliche Entwicklung

Alle Kinder benötigen Freiräume für Bewegung, positive Beziehungen, Anerkennung und eine bedeutsame Umgebung, um sich überhaupt von Geburt an entwickeln zu können. Außerdem sind als Rahmen Sicherheit und als innerer Antrieb Neugier wichtig. Dies gilt erst recht für die auffälligen Kinder. Da sie meist mit einer oder mehreren der aufgeführten Voraussetzungen Probleme haben, gilt es diese Punkte nicht zu vernachlässigen, auszublenden oder zu vermeiden. Gerade die „hungernden" Stellen brauchen lebensnotwendige Nahrung in Form von genügend Aufmerksamkeit, Zeit und Raum.

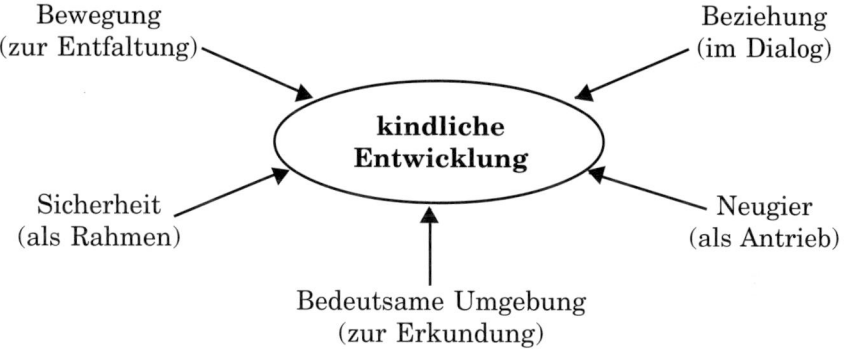

Bewegung (zur Entfaltung) — kindliche Entwicklung — Beziehung (im Dialog) — Sicherheit (als Rahmen) — Neugier (als Antrieb) — Bedeutsame Umgebung (zur Erkundung)

- Bewegung ist kindgemäß und spielerisch. Sie hilft den Kindern, körperliche Schwächen auszugleichen, fehlende Entwicklungsbausteine nachzuholen und Neues in allen Lebensbereichen zu lernen. Genauso wird dadurch Frust oder Bewegungsdrang abgebaut, Konzentration geschaffen, Strukturen und Regeln erlernt und Selbstbewußtsein und Lebensfreude aufgebaut.

- Eine echte Beziehung nimmt die Kinder ernst, berücksichtigt ihre Bedürfnisse, bestätigt ihr Selbstbewußtsein, stärkt ihr Selbstvertrauen, ist im ständigen Kontakt, bietet den gleichwertigen Austausch mit offenem Ausgang, ist ihnen Vorbild, kann von ihnen genauso etwas lernen, begleitet ihre Eigeninitiative, gibt ihnen Sicherheit und Rückhalt, auch durch klare eindeutige Grenzen.

- Eine bedeutsame Umgebung ist nicht nur reiz-voll und interessant. Sie besteht aus attraktiven Materialien, die erforscht werden wollen. Sie wird immer wieder wichtig und sinnvoll für die Kinder sein. Die Bedeutsamkeit stellt den Bezug und zugleich die Verlockung dar. Sie ermöglicht ein Begreifen von Gegenständen und Sachinhalten, ein Ausprobieren von Problemlösungen, ein Verändern und Erfinden neuer Situationen.

- Sicherheit schafft die Voraussetzung, sich nicht mehr verkrampft und ängstlich um den Erhalt von Stabilität und Geborgenheit kümmern zu müssen. Es kann der Mut entstehen, aufmerksam und offen sich, die Umgebung und allgemein alles Neue wahrnehmen und ausprobieren zu können.

- Neugier ist mehr als eine Eigenschaft. Sie ist als innerer Antrieb notwendig, um sich vom Gewohnten zu lösen und um Neues kennenlernen zu wollen.

2. Der erste Schritt aus dem Teufelskreis

Ich glaube fest daran,
daß man jederzeit etwas aus dem machen kann,
was aus einem gemacht wurde. (Sartre)

Die Situation der Erwachsenen

Wir Erwachsenen sind meist mit im Teufelskreis verwickelt.
Das Zusammenleben mit auffälligen Kindern ist oft anstrengend und schwierig. Verständlicherweise sind manchmal die Eltern von Anne und Helmut genervt, fühlen sich überfordert, zweifeln an ihren eigenen Fähigkeiten und wissen nicht mehr weiter. Sie hören viele Rat-schläge und kennen optimale und pädagogisch wertvolle Reaktionsweisen. Theorie ist immer leichter als Praxis. Das gilt auch für dieses Buch. Wenn wir wirklich genervt sind, können wir zwar den Bewegungsdrang der Kinder verstehen, aber nicht liebevoll die tobenden Kinder ermuntern, weiter lautstark die Wohnung auf den Kopf zu stellen.
Wir Erwachsenen sind genauso wichtig wie unsere Kinder. Wir haben Verantwortung für sie, aber auch für uns. Wenn wir überfordert sind, müssen wir auch die Grenzen unserer Belastbarkeit wahren, für Erholung, Abstand und Klarheit sorgen. Wir dürfen auch für uns Hilfe in Anspruch nehmen. Wenn wir Selbstzweifel oder Schuldgefühle haben, benötigen wir selbst auch Stärkung und Anerkennung. Gestehen wir uns nicht zu, für uns selbst ausreichend zu sorgen, verwickeln wir uns noch tiefer in den Teufelskreis.

Er-wachsene Schritte aus dem Teufelskreis

Es ist eine Illusion zu glauben, nur die störenden Kinder sind zu verändern. Wir müssen selbst anfangen, die verhängnisvollen Zusammenspiele zwischen uns und den Kindern zu erkennen, für uns Auswege zu finden und uns zu verändern. Wir können uns neue Sichtweisen und Rollen aneignen und das Zusammenleben neu gestalten. Wir bemerken, daß die Auffälligkeiten nicht absichtlich gegen uns gerichtet sind. Wir können das individuell Besondere bei den auffälligen Kindern sehen und auf Leistungsnormen verzichten. Wir können die Umgebung, die alltäglichen Lern- und Spielfelder der Kinder kindgemäßer gestalten. Wir ermöglichen den Kindern wieder mehr Eigenverantwortung und Selbständigkeit, damit sie Selbstregulierung üben können. Wir dürfen von der Lebensenergie, Spontaneität und sinnlichen Aufmerksamkeit der Kinder lernen. Wir können mehr Zeit und Struktur in unser eigenes Leben bringen. Wenn wir uns verändern, verändert sich auf alle Fälle unser Verhalten und unsere Beziehung zu den Kindern. *„Der Klügere steigt als erster aus."* Die Kinder lernen von unserer Gelassenheit und Aufmerksamkeit besser als von unseren Ermahnungen.

Veränderung beginnt immer bei mir selbst.

Wollen wir etwas verändern, müssen wir immer zuerst bei uns selbst beginnen, weil wir für uns, unser Verhalten und unser Erleben selbst verantwortlich sind. Das kann zur Folge haben,
- daß sich dadurch die gesamte Situation entspannt (Lösung),
- daß sich dadurch die anderen Beteiligten nicht mehr verkrampft verteidigen und rechtfertigen müssen, so daß auch sie beginnen, sich freiwillig zu verändern (Sicherheit),
- daß wir als Vorbild wirken und die anderen merken, es ist nicht schlimm, sich zu verändern und von uns lernen (Nachahmung).

Veränderung findet statt, wenn jemand wird, was er ist,
nicht wenn er versucht zu werden, was er nicht ist.
Der Mensch ist sehr stark, wenn er nur ist, was er ist.
(Autor unbekannt)

Kindliche Schritte aus dem Teufelskreis

Außer dem Verständnis und den Veränderungen von uns Erwachsenen helfen den Kindern noch weitere wichtige Faktoren, den Teufelskreis zu durchbrechen:
Bewegungsfreude, freie Entscheidungs-möglichkeiten, Eigenständigkeit und Messen nur an eigenen Leistungen.
Dadurch können sie wieder Eigenmotivation, Selbstbewußtsein und Selbstverantwortung entwickeln, als Grundvoraussetzung, um selbständig allmählich aus ihrer problematischen Auffälligkeit herauszufinden.

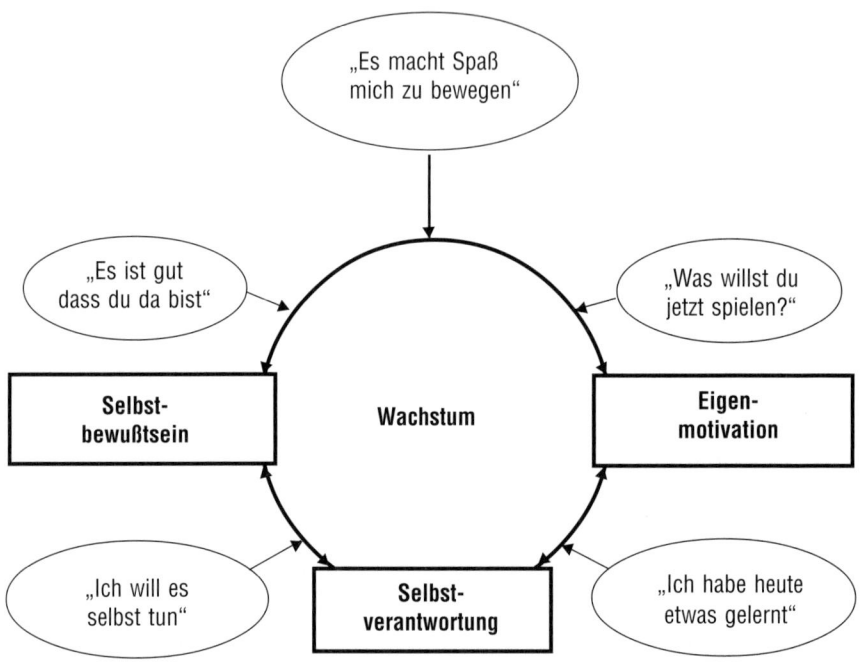

3. Der präsente Erwachsene

Allein durch die Anwesenheit der Erwachsenen empfangen die Kinder deutliche Signale. Diese Botschaften sollten von uns klar, eindeutig, bewußt und offen gesendet werden. Wichtig ist die authentische, also klare, ehrliche und echte Haltung. Sie ist wertvoller als jede wohlgemeinte, aber aufgesetzte und nicht „stimmige" pädagogische Rolle. Dadurch werden vielmehr Doppelbotschaften, das heißt gleichzeitig eine oberflächliche (*„ich muß jetzt so sein"*) und eine verdeckte Botschaft (*„eigentlich bin ich aber ganz anders drauf"*), geschickt. Das verwirrt die Kinder, weil sie nicht wissen, woran sie sind.

Präsent heißt, daß wir mit voller Konzentration und offenem Herzen anwesend sind. Wir teilen, egal in welcher Rolle, unsere Zeit und unsere Aufmerksamkeit, unsere Lebensfreude und Sinn-lichkeit mit den Kindern. Wie können die Kinder Aufmerksamkeit lernen, wenn wir ihnen nicht unsere Aufmerksamkeit schenken? Wir sind jetzt hier im Augenblick mit den Kindern gemeinsam, wenn möglich, ohne in Vergangenheit oder Zukunft abzuschweifen.

Die Kunst des Liebens (E. Fromm)

Verschiedene Rollen?

Es gibt kein Patentrezept für eine optimale Begegnung. Die Kinder sind unterschiedlich und haben wechselnde Stimmungen und Bedürfnisse. Die Situationen sind unterschiedlich. Wir Erwachsene sind unterschiedlich; wir haben verschiedene Rollen und Beziehungen zum Kind. Auch wir dürfen unterschiedliche Stimmungen haben. Wichtig ist deshalb, daß zwischen mehreren Möglichkeiten die angemessene Präsenz ausgewählt werden kann, anstelle verkrampft und fixiert in immer der gleichen Rolle reagieren zu müssen.

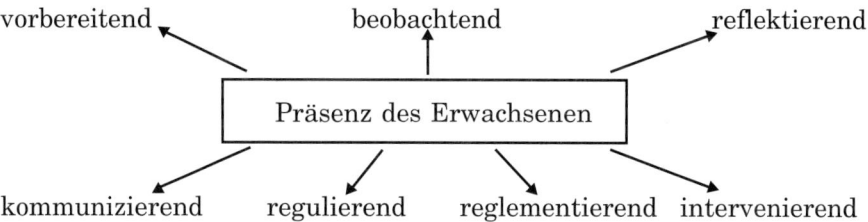

vorbereitend   beobachtend   reflektierend

Präsenz des Erwachsenen

kommunizierend   regulierend   reglementierend   intervenierend

Wir Erwachsene können Situationen vorbereiten, indem wir aus einer Vielfalt von Möglichkeiten gezielt etwas auswählen, den Kindern als Bewegungs- oder Beziehungsangebot zur Verfügung stellen, dadurch die Initiative ergreifen und eventuell den ersten Schritt im Dialog machen.

Wir Erwachsene können die Kinder in Spielsituationen konzentriert beobachten und „unscheinbar" am Geschehen Anteil nehmen. Die Kinder können sich dadurch selbständig entfalten, während wir einerseits in Ruhe viele Informationen erhalten, andererseits aber durch unsere Anwesenheit helfen, die konzentrierte Atmosphäre aufrecht zu halten.

Wir Erwachsene können den Kindern wertfrei ihr Verhalten kommentieren und reflektierend bewußt machen.

Wir können als Helfer fungieren, wenn die Kinder es ausdrücklich wünschen oder wenn es für diese Situation notwendig erscheint. Dies kann der Fall sein, um Unfälle zu verhindern, um den Kindern zu zeigen, daß ihnen geholfen wird oder mit den Kindern ein Erlebnis herzustellen, das sie alleine nicht erreicht hätten.

Wir Erwachsene können als Mitspieler auf der gleichen Ebene mit den Kindern gemeinsame Erfahrungen, Spielfreude und Austausch erleben. Ideen können entwickelt werden. Wir können auf diese Weise mit den Kindern kommunizieren, ihnen „zufällig" etwas zeigen oder gezeigt bekommen und sie nebenbei in ihrem Tun bestätigen.

Wir können von außen eingreifen, um als Grenzschützer für die Einhaltung der Regeln zu sorgen. Wir geben den Kindern den notwendigen Halt, damit sie sich ausreichend sicher fühlen.

Wir Erwachsene können in einer Krisensituation mit einer gezielten Maßnahme auch blitzschnell intervenieren. Massive Grenzverletzungen, Aggressionen gegen sich selbst oder andere Kinder, mutwilliges Zerstören von Material rufen nach schnellem und konsequentem Handeln, um eine weitere Eskalation zu verhindern und die Kinder vor sich selbst zu schützen.

Die wichtigsten Botschaften sind:

> „Es ist mir wichtig, daß Du da bist."
> „So wie du gerade bist, bist du o.k. und liebenswert."

TiP Wann waren wir Erwachsene das letzte Mal im Alltag gelassen und ruhig? Wann hatten wir das letzte Mal im Alltag ausgiebig Zeit für die Kinder, weil keine Terminuhr unerbittlicher tickte? Wann haben wir gemeinsam mit den Kindern „un-pädagogisch" gespielt? Wann hatten wir Zeit, Kindern länger aufmerksam zuzuschauen oder ihren endlosen Erzählungen und Fragen ernsthaft zuzuhören?

Wir profitieren

Wir Erwachsene lernen wieder durch die Auseinandersetzung mit den auffälligen Kindern, mehr in der Gegenwart präsent zu sein. Ständig sind wir gefordert, uns mit uns selbst auseinanderzusetzen, um überhaupt wirklich anwesend sein zu können. Eigentlich profitieren wir mindestens genauso wie die Kinder von der gemeinsamen präsenten Entwicklung. Abgesehen davon ist es auch für uns bereichernd, intensive Begegnungen und lustvolle ehrliche Spielsituationen mit den Kindern erleben zu können. Die Gegenwart spiegelt uns unsere Fähigkeit, präsent sein zu können.

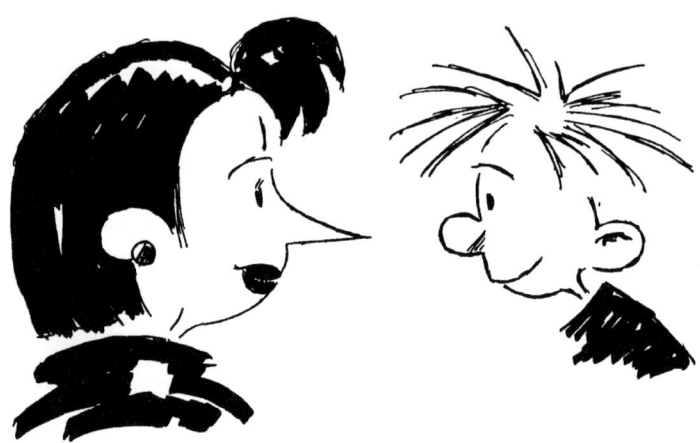

4. Dialog

Schon Säuglinge ergreifen die Initiative, um Kontakt zur Mutter herzustellen. Sie sind kompetent, ihre Bedürfnisse und Wünsche zu artikulieren und auch durchzusetzen. Sie haben intuitiv verschiedene Möglichkeiten, Spiele anzubieten oder Spielangebote der Eltern aufzugreifen, zu wiederholen, zu verändern oder neu zu beantworten. Der Dialog entsteht in früher Kindheit automatisch, vielleicht weil wir Erwachsene noch sehr aufmerksam die Körpersprache und Bewegungen unserer Kinder verfolgen. Vielleicht auch, weil wir jede kindliche Initiative als wundervolle Entdeckung feiern und uns Zeit nehmen, diese Neuigkeiten überhaupt zu bemerken. Wenn wir verliebt sind, passiert Ähnliches.

Im Alltag dagegen vergessen wir immer mehr die bereichernde und lebendige, sinnliche und achtsame Begegnung mit unseren Kindern. Sie wird durch Streß, Desinteresse oder eine oberflächliche Sprache verdeckt. Helmut und Anne erinnern uns an unsere eigene Unaufmerksamkeit und Rastlosigkeit. Sie brauchen unsere Aufmerksamkeit. Sie wollen mit uns wieder in einen Dialog treten.

Dialog kann zu einer neugierigen Erkundung des Partners werden. Dialog ist eine achtsame Begegnung mit offenem Ausgang. Keiner kennt den Weg, den man gemeinsam geht. Das Ziel wird durch die Gegenwart überlagert. Es findet veränderbare und variable Bewegung unter gleichberechtigten Partnern statt. Es entwickelt sich ein fortlaufender kommunikativer Prozeß. Alle Beteiligten lassen sich von der Begegnung emotional berühren. Der Dialog wird zu einem kreativen Ausdruck des Moments.

Alle Beteiligten sind bereit, Neues zu lernen, sich selbst zu verändern und auf einseitige Forderungen an den Partner zu verzichten. Dies schafft Verständnis, Vertrauen und Selbstbewußtsein.

 Wann und mit wem hatten Sie Ihren letzten Dialog? Wie war dieses Erlebnis im Vergleich zum „normalen Gespräch"?

Hilfen für den Dialog

Aufmerksam beobachten wir den Gesichtsausdruck, Gesten, Körperspannung und Körperhaltung. Der Atemrhythmus und die Atemtiefe erzählen genauso wie die Augen, wie der Klang und Inhalt von Lautmalerei von dem momentanen Erlebnis.

Der Dialog benutzt Körperberührung und Blickkontakt, intuitives konzentriertes spielerisches Erleben, sprachliche Äußerungen, Fragen und Antworten, Handeln, Imitieren, und Reagieren.

Der Dialog benötigt Achtsamkeit und Aufmerksamkeit, Konzentration und Wachheit. Er sucht den Weg und nicht das verlangte Ziel. Er läßt eine kreative Entwicklung des „Gesprächs" zu. Er ist nicht kalkulierbar. Der Partner darf oder soll sogar andersartig sein, damit es nicht langweilig, sondern anregend für alle Beteiligten wird. Die Kinder wollen nicht nur ihre Initiativen von uns Erwachsenen wiederholt und gespiegelt sehen. Sie merken, wenn wir nur automatisch und unbedeutend reagieren und keinen Respekt vor ihren Handlungen zeigen. Sie verlangen neben der Bestätigung auch nach Veränderungen und Weiterentwicklungen ihrer Angebote. So wird der Dialog zu einem gemeinsamen Erleben in Zeit und Raum. „Nebenbei" wird sich Anne wacher und konzentrierter zeigen.

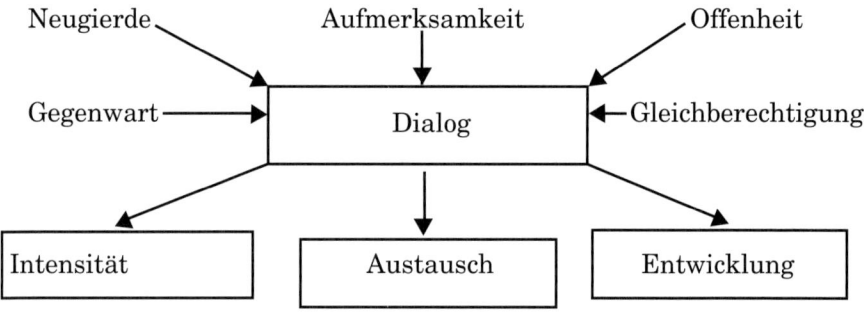

Sind die Kinder nicht gleichberechtigte Partner, entstehen für uns Erwachsene Auf-gaben. Welche unserer Gaben (Liebe, Verständnis, Achtsamkeit...) müssen wir dann auf-geben?

5. Was kann man tun?
– Vorschläge für konkrete Konsequenzen

„Mein Kind braucht also spielerische Bewegung und stärkende Beziehungen. Auch seine unmittelbare Umgebung ist verbesserungswürdig," faßte die Mutter noch einmal zusammen. „Mein Kind kann sich nicht alleine verändern."

Es wurden auf den letzten Seiten eine Vielzahl von Perspektiven aufgezeigt. Diese Perspektiven können uns helfen, immer wieder neue Sichtweisen auf festgefahrene Problemsituationen zu erhalten. Sie relativieren einseitige Dogmen, sie erweitern unseren Blick auf die verschiedenen Seiten eines Problems. Sie zeigen immer wieder neue Aspekte der gleichen Situation. Es gibt keine Patentrezepte. Erst recht nicht im Zusammenleben mit Anne und Helmut. Nicht die eine Wunderlösung schafft immer Abhilfe und normalisiert alle auffälligen Kinder. Werden uns durch verschiedene Sichtweisen, Handlungen und Reaktionen mehrere Möglichkeiten geboten, können wir eine geeignete Vorgehensweise auswählen. Nur so können wir individuell und adäquat, das heißt der Situation entsprechend, dem Kind und uns angemessen handeln.

> Viele Wahlmöglichkeiten sind besser
> als ein vermeintliches Wunderheilmittel.

Die zusammengefaßten Thesen stellen grundlegende Forderungen an jede pädagogische oder therapeutische Situation mit Anne und Helmut. Darauf aufbauend können wir verschiedene Techniken und Therapieansätze anwenden, wenn sie den oben genannten Thesen nicht widersprechen. Die Auswahl, Anwendung und Variation angemessener Mittel ist wesentlich sinnvoller, als ein Patentrezept für alle auffälligen Kinder in verschiedensten Situationen einzusetzen. Zu verschieden sind die familiären Verhältnisse, Bedürfnisse und Fähigkeiten, genauso wie die schulischen oder wohnlichen Situation.

Die folgenden Kapitel mögen deshalb als Anregung dienen, einige Elemente daraus auszuprobieren, zu verändern oder konsequent anzuwenden. Sie sind nicht als Lösungsmittel für alle Kinder gleichermaßen gedacht. Jedes Kind, jede Familie und jede Situation benötigen ihre individuelle passende Antwort.

5.1 Im Elternhaus

Zuerst dachte die Mutter an ihr Zusammenleben zu Hause. Sie besprach vieles mit dem Vater. Vor allem wollte sie wieder mehr Zeit für sich und die Familie erleben und ohne Streß notwendige Veränderungen und Therapien durchführen.

Alle Kinder machen vermutlich in den ersten Lebensjahren ihre größten Entwicklungsschritte. Sie sind sehr aufnahmefähig, wißbegierig und unermüdlich auf der Suche nach neuen Erfahrungen. In dieser Zeit werden die meisten Nervenverbindungen im Gehirn gebahnt. Bewegungserfahrungen sowie Beziehungen zu den Eltern und dem materiellen Umfeld helfen, die neue Welt zu entdecken und einzuordnen. Die Grundlage dazu ist immer wieder das konkrete Erlebnis, das selbständige Ausprobieren, das Wiederholen und Abspeichern, kaum das Üben nach Anweisung und Anforderung. Diese vielfältige Bewegungsentfaltung passiert ständig in zahlreichen alltäglichen Situationen zu Hause. Auch Anne und Helmut haben immer noch ähnliche Grundbedürfnisse nach Bewegung, nämlich die Bewegungsfreude, den Entdeckungstrieb und die Lust an Experimenten und neuen Konstruktionen. In unserer Gesellschaft mangelt es an kindlichem Bewegungsraum, Zeit und Muße. Deshalb brauchen gerade Helmut und Anne auch im Elternhaus außer Geborgenheit, Austausch und Anerkennung vor allem Gelegenheiten zu ungezwungenen Bewegungs- und Begegnungsspielen.

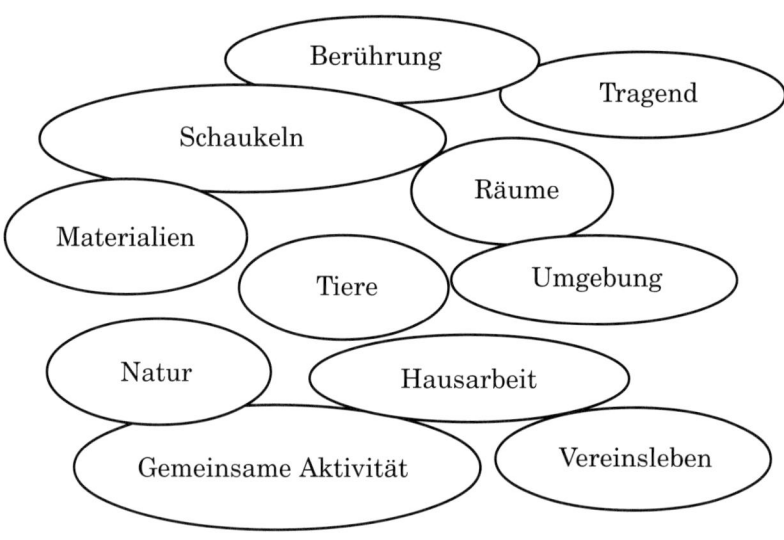

Berührung verbindet

Von Geburt an sind die Sinne der Kinder hellwach. Berührungen und Bewegungen wirken als Dialog beruhigend und geben nicht nur dem Neugeborenen Sicherheit. Blickkontakt und Hautkontakt schaffen ungetrübte Aufmerksamkeit, sanfte Berührung und intensiven Kontakt. Die Berührungen sind zunächst großflächig, klar, fest, eindeutig und langsam. Diese Körpererfahrungen bleiben für Anne und Helmut ebenso wie für uns Erwachsene unverzichtbar und sollten immer wieder aufs Neue erlebt werden.

Konzentrationsschwache Kinder benötigen genügend Zeit, um sie wahrzunehmen und unterscheiden zu lernen. Sie verfolgen innerlich den Weg der berührten Körperteile entlang.

Immer wieder genießen auch unruhige Kinder, sich zwanglos an den Erwachsenen anschmiegen zu können. Im Arm gehalten spüren sie die Atembewegungen und die Körperwärme der Erwachsenen.

Auch bei dem Einreiben mit Öl oder der spielerischen Massage steht nicht das schnelle Wechseln der Handgriffe und die perfekte Massagetechnik im Vordergrund, sondern das lustvolle Genießen der Kinder und die Kommunikation über die Berührung zwischen Kind und Erwachsenem. Verschiedene Berührungsmöglichkeiten lassen sich immer wieder neu entdecken und als Symbole mit kleinen Geschichten kombinieren, denen die Kinder aufmerksam folgen und immer wieder in dieser Weise wiederholt erleben wollen.

Tragen gibt Halt

Zappelige Kinder lieben es, in der Wohnung oder im Freien im Tragesitz, Huckepack oder als „Mehlsack" über der Schulter liegend getragen zu werden. Dabei genießen sie die Geborgenheit des elterlichen Haltens, die enge Verbundenheit und die erregende Bewegung. Sie werden gedrückt, geschüttelt, berührt und bewegt. Mutige Kinder wollen auf den Schultern reiten, sich anklammern und die behutsamen oder wilden Bewegungen ihres „Pferdes" vertrauensvoll genießen.

Schaukeln beschwingt oder beruhigt

Schaukelbewegungen stimulieren das Gleichgewichtssystem, ordnen die Wahrnehmungsreize, schaffen kleine Nervenkitzel, wecken Bewegungsfreude und Konzentration. Die Kinder werden hochgeworfen und wieder aufgefangen. Sie werden sanft geschaukelt, dann wieder schwungvoller im Kreis gedreht. Sie werden auf und ab bewegt. Sie wollen vom Erwachsenen an beiden Oberarmen oder an einem Arm und einem Bein gefaßt und im Kreis gedreht werden. Hängematte oder Schaukelstuhl dienen behutsam zur Beruhigung oder zum Einschlafen. Zum Aufwachen dagegen helfen betont ruckartige beschleunigende, abbremsende oder richtungswechselnde Bewegungen von Schaukel, Karussell und Achterbahn. Schaukeln können in allen Varianten, zum Beispiel Rundhölzer, Autoreifen oder starke Taue, aufgehängt werden. Auf breiteren, mehrfach verleimten breiteren Brettern können zwei bis drei Kinder gemeinsam schaukeln. Der aufgeblasene LKW-Schlauch und die Hängeleiter werden senkrecht aufgehängt. Aufgehängte Plastiktonnen oder stabile Stoffe bieten während des Schaukelns Höhlenatmosphäre. Eine Zugfeder versetzt die Schaukel zusätzlich in Auf- und Abwärtsbewegungen.

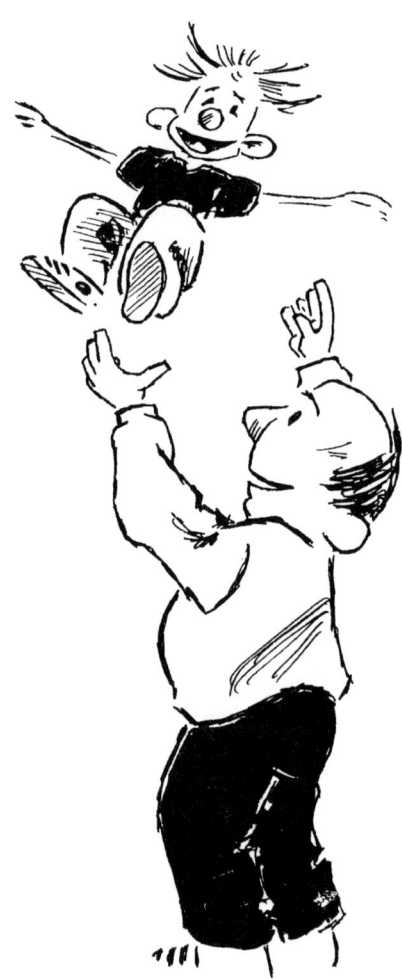

Material ordnet

Über das Ertasten und Befühlen der Gegenstände entdecken Kinder ihre Umgebung und werden zu neuen Erfahrungen animiert. Unzählige Spielsachen lassen sich nur für eine Funktion verwenden. Am besten sind die Spielmaterialien geeignet, die von den Kindern mit all ihren Sinnen und ihrem ganzen Körper untersucht oder variabel benutzt werden können und Fantasie und Kreativität wecken. Diese höheren Anforderungen an die Bewegungszentren bringen verfeinerte und geschicktere Bewegungen hervor. Die Kinder benötigen Zeit, zuerst für gründliche Untersuchungen mit Händen, Mund und Körperbewegungen, später für Überlegungen, Planungen, Erfindungen und Kombinationen mit anderem Material. Material hilft Anne und Helmut, Wahrnehmungsreize und Bewegungshandlungen einzuordnen, um sie später gezielt anwenden zu können. In jedem Greifen steckt ein Stück Berührung und Begegnung, aber auch Konzentration.

Ein Überangebot an verschiedenen Gegenständen lenkt die Aufmerksamkeit der Kinder ab. Spielmaterial braucht einen Platz zum Wegräumen. Geeignet sind übersichtliche, beschriftete Kisten.

Bewegung braucht Raum

Kinder brauchen viel Raum, um Bewegungen zufällig produzieren, erproben und ständig wiederholen zu können. Teppichböden eignen sich zum Drehen und Rollen, blanke Fußböden zum Schlittern und Rutschen. Auf dem Boden liegende Kissen fordern zum Werfen, Bauen, Verstecken oder Klettern auf. Anne und Helmut wollen mit Decken und Tischen Höhlen gestalten oder Stühle als Eisenbahn oder Brücke benutzen.

Viele Bewegungsangebote lassen sich im Kinderzimmer einfach integrieren, wenn auf herkömmliche Möbeleinrichtung verzichtet wird. Kinder brauchen Materialien, die zum Toben, Bewegen, Bauen und kreativen Gestalten benutzt werden können. Dreiteilige Sprungfedermatratzen, die auf dem Boden liegen, sind ein ideales Spielfeld. Sie sind variabel für Spiele einsetzbar, sind schnell beiseite geräumt, eignen sich zur Stimulation wichtiger Wahrnehmungssysteme und für Grundbewegungsmuster, wie Klettern, Fallen, Springen, Balancieren, Tragen und Bauen von Höhlen.

Unter Hochbetten entstehen Kuschelecken und Höhlen. Über ein schräg eingehängtes Brett können sich kräftige Kinder hochziehen oder wieder auf den Boden rutschen. Haken in der Wand spannen eine Hängematte zum Entspannen auf. Ein Trimmpolin lädt zum Springen ein, um frische Impulse und neue Konzentration zu wecken.

Anne und Helmut spielen am liebsten auf dem Boden, der ihnen genügend Bewegungsfreiheit bietet, ständig ihre Position und Haltung verändern zu können. Ihr Körper kann so neue Informationen sammeln und zu starke einseitige Belastungen durch Abwechslung vermeiden. Dies gilt besonders bei der Beschäftigung mit feineren oder schwierigeren Bau- oder Bastelspielen.

In den ersten Schuljahren werden die Kinder die Hausaufgaben lieber am Eßtisch in der Nähe der Eltern oder im Liegen auf dem Bauch auf dem Teppich machen. Ein breites Brett oder eine stabile Schreibunterlage ersetzen den Schreibtisch, ein Kissen unter dem liegenden Körper den Stuhl.

Umgebung er-fahren

Säuglinge erforschen ihren eigenen Körper, Kleinkinder den Wohnraum und Vorschulkinder die nähere Wohngegend. Kinder benötigen die Anreize der Umgebung, um neue Lernfelder zu erschließen, Begegnungen zu ermöglichen und Zusammenhänge zu erkennen.

Kleinkinder begleiten auf ihrem Dreirad die Mutter beim Einkaufen. Wir Eltern suchen mit unseren Kindern die geeigneten Gehsteige, Radwege oder freien Spielräume in der näheren Umgebung auf, möglichst ohne das Auto zu benutzen. So lernen Anne und Helmut tatsächlich die zusammenhängenden Wege zu den Zielorten kennen.

Roller- und Radfahren, Gleiten auf Skateboards und Inlineskates vermitteln Gleichgewicht und vor allem Geschwindigkeitsrausch und strukturieren den Bewegungsdrang.

Reizvolle Natur

Anne und Helmut zieht es meist ins Freie.

Im eigenen Garten sollte ein Teil speziell für unsere Kinder gestaltet werden. Eine Schaukel fehlt selten. Mit Hölzern, Brettern, ausgedienten Autoreifen und Kisten konstruieren und verändern die Kinder ihre eigenen Geschicklichkeitsparcours. Zwischen zwei Bäumen können mit Seilen Überstiege und Hängebrücken hergestellt werden. Steht eine Wasserpumpe oder ein Schlauch zur Verfügung, wird aus dem bekannten Sandkasten im Nu ein attraktives Gelände zum Matschen.

Aber auch der Park inmitten der Stadt, der breitere Grünstreifen am nahe gelegenen Fluß, das Naherholungsgebiet am Stadtrand oder der Urlaub auf dem Bauernhof bieten viele Reize. Aber nicht, wenn wir mit unseren Kindern auf geraden Wegen spazierengehen. Schon zwei Schritte abseits des Weges beginnen die Abenteuer. Verstecke und geheime Wege durch Büsche werden entdeckt, Steine gesammelt. Große Laubhaufen werden auseinandergewirbelt. Man kann rennen und stehen bleiben, fangen und mit geschlossenen Augen durch den Wald geführt werden. Man kann über Baumstämme balancieren, in Pfützen springen oder das Bachbett barfuß entlanglaufen. Kleine steile Hügel können ohne Weg erklommen werden.

Und das bei jedem Wetter. Wichtig ist nur die richtige Kleidung, die warm und trocken hält und vor allem schmutzig werden darf.

Schlamm und Matsch locken für Rutsch- und Gleichgewichtsspiele. Der Herbstwind läßt Segelboote schwimmen und Drachen in die Lüfte steigen. Der Winter verspricht Schlittenfahrten, Schneemannbauen, Schneeballschlachten und Glatteis für Schlitterbahnen.

Mit Tieren lernen

Kinder lieben Tiere. Sie sind ihnen Spielgefährten und verschaffen Bewegung. Hunde wollen fangen spielen, Stöckchen holen und die Gegend erkunden. Sie wollen raufen und toben. Sie wollen schmusen und gestreichelt werden. Sie können Kunststücke üben. Katzen können gesucht oder gejagt, gestreichelt und gefüttert werden. Auf dem Bauernhof oder im Pferdestall können bei häufigeren Besuchen Beziehungen und Verständnis für Tierbetreuung und -pflege aufgebaut werden. Tiere reagieren wertneutral auf alle Kontakte. Auffällige Kinder erhalten konkrete Rückmeldungen über ihre Bewegungen, ihre Körperbeherrschung (z. B. beim Reiten) oder Beziehungsgestaltung. Sie lernen Aufmerksamkeit und Einfühlvermögen, aber auch Selbstvertrauen und Verantwortung, wenn sie sich auf eine beständige Beziehung zu Tieren einlassen.

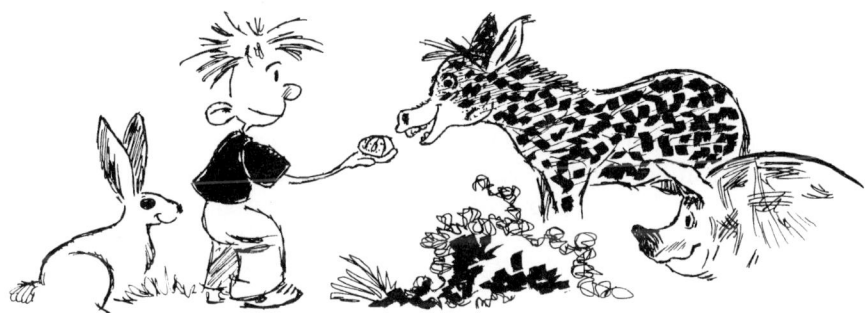

Sinn-volle Hausarbeit

Kindlicher Bewegungsdrang und gemeinsame alltägliche Arbeit müssen sich nicht widersprechen. Arbeit kann Spaß machen, wenn sie sinnvoll und überschaubar ist, wenn die Kinder sie freiwillig aufsuchen und selbständig verrichten können. Anne und Helmut lernen dabei komplexere Handlungen. Sie sind stolz, uns Erwachsenen bei „richtiger" Arbeit helfen zu können.

zB. *Kuchen und Brot backen, Gemüse schneiden und kochen, Staubsaugen und Teppich ausklopfen, Blumen gießen und umtopfen, Rasenmähen und Laub zusammenrechen, Auto waschen und einkaufen gehen, Nüsse aufsammeln und Obst ernten.*

Gemeinsam aktiv

Kinder drücken sich über ihre Bewegungsspiele aus. Gemeinsames Erleben auf körperlicher Ebene schafft Nähe, Vertrauen und Verständnis. Anne und Helmut brauchen die gleiche aufmerksame Zeit, die wir Eltern sonst nur für Säuglinge und Kleinkinder aufbringen.

Sie lieben es, mit uns Erwachsenen zu toben, zu raufen und dadurch unsere Stärke und die feste Umarmung zu spüren. Sie wollen mit uns rennen, uns fangen oder eingefangen werden. Sie wollen sich verstecken und möglichst schnell gefunden werden. Sie zeigen uns gerne ihre Bewegungskunststücke.

Sie genießen gemeinsam mit uns abwechslungsreiche – nicht eintönige – Fahrradausflüge, Bootsfahrten, Schwimmbadbesuche, Inlineskaten durch die Stadt, Abenteuer am Spielplatz und Klettertouren am Kletterturm.

In gemeinsamen Psychomotorikgruppen können Eltern mit ihren Kindern gelöst und befreit vom Alltagsdruck spielen. Hilfreich ist immer eine lockere Atmosphäre in spielerischer Umgebung. Dann können alte Rollenmuster aus Streß und Verboten abbröckeln. Freuden und Sorgen werden mit anderen Eltern ausgetauscht.

Vereinsleben

Schulkinder suchen das gemeinsame Spielerlebnis in einer Gruppe Gleichaltriger außerhalb der Familie. Sie brauchen größere Bewegungsräume und neue Betätigungsfelder. Vielerorts entstehen in letzter Zeit im Rahmen der Sportvereine oder auf privater Initiative Psychomotorikvereine, Kindersport- oder Bewegungsspielgruppen. Sie sind für auffällige Kinder geeignet, wenn sie spielerisch, ohne Leistungszwang und sturem Üben Freude an der gemeinsamen Bewegung vermitteln, als wichtige Brücke zu selbständigem Freizeitsport.

Im Sportverein ist es meist vom jeweiligen Übungsleiter abhängig, ob Anne und Helmut Spaß und Motivation für das Erlernen und Betreiben einer Sportart erhalten oder ob sie sich resigniert und frustriert zurückziehen werden.

Die Wahl der Sportart sollte immer den Kindern nach einigen Wochen Schnupperzeit selbst überlassen werden. Judo, Karate und Trampolinspringen üben Körperwahrnehmung und Geschicklichkeit. Fußball, Schwimmen, Boxen und Krafttraining sorgen für das Austoben. Beim Wandern, Kajakfahren, Höhlenforschung und verschiedene Jugendgruppen bewegen sich die Kinder in der Natur. Klettern ermöglicht Körpererfahrung, Geschicklichkeit, Partnervertrauen und Konzentrationsausdauer. Der Umgang mit Pferden und Reiten läßt die Kinder an die Bewegungen des Pferdes anpassen. Sie lernen Körperstabilität, Geschicklichkeit und Verantwortung in einer gesunden Beziehungen

Weitere Hilfen können sein:

1. Echte Beziehungen

- Wir und unsere Kinder brauchen gemeinsame Zeit, Zuwendung, Zärtlichkeit und Offenheit in der Begegnung.

- Wir brauchen nicht ständig mit den Kindern kämpfen, wer Recht hat, wer sich besser durchsetzen kann oder wer gewinnt. Wichtig ist, daß wir uns klar sind, was wir jetzt wollen oder brauchen und daß wir dementsprechend handeln. Trotzdem sollten wir offen für Anregungen und Wünsche der Kinder bleiben.

- Es ist gefährlich, wenn wir unsere auffälligen Kinder mit ihren Geschwistern oder mit Nachbarskindern vergleichen. Dadurch entsteht Leistungsdruck oder Unzufriedenheit. Sie sind eben anders, und das ist gut so, auch wenn wir es manchmal schwer akzeptieren können.

- Die Kinder und wir können nicht den ganzen Tag perfekt sein. Es genügt, wenn das Wesentliche funktioniert.

- Auch wenn das Handlungsergebnis wieder einmal nicht genügend war, können wir wenigstens die Anstrengungsbereitschaft unserer Kinder anerkennen.

- Anne und Helmut können nichts für die Auswirkungen ihrer Auffälligkeiten. Auch wenn sie uns oft nerven, wären Strafen der falsche Weg.

- Wir können gemeinsam mit unseren Kindern ihre Stärken erleben. Gestärkt lernt es sich leichter. Wir können durch Worte nebenbei ihre Stärken mitteilen, aber auch über Bilder oder ein „Stärkenbüchlein" verdeutlichen. Die aufregenden Schwächen spüren sie selbst.

- Falls die Kinder es wünschen, können wir gemeinsam mit ihnen ihre Schwächen herausfinden und ihnen helfen, sie zu verändern. Wir dürfen aber nicht die Veränderung einfordern.

- Wir brauchen nicht unsere Problemkinder aus einem Schuldgefühl heraus verwöhnen. Das strengt nur an und niemand wird uns dafür danken.

- Wenn wir Verständnis für die Situation der Kinder haben, verstehen wir manches ungewöhnliches Verhalten.

- Bei auffälligen Kindern müssen wir manchmal zwischen dem tatsächlichen Alter und dem Entwicklungsalter (z.B. in Aufmerksamkeit) unterscheiden, um sie nicht zu überfordern.

- Wir müssen auch unseren schwierigen Kindern nicht ständig Ratschläge erteilen. Rat-schläge wirken meist überheblich und verletzen.

- Unsere Kinder können in bestimmten Bereichen gut Verantwortung übernehmen und selbständig sein. Wie sollen sie sonst Verantwortung lernen?

- Es ist wichtig, Geduld mit unseren Kindern, aber auch mit uns selbst zu haben. Echte Entwicklung und Veränderung dauern manchmal lange und verlaufen selten geradlinig. Es wird immer wieder anscheinende Rückschritte geben.

- Wenn wir öfters auf die Bedürfnisse der Kinder Rücksicht nehmen können, werden sie auch eher auf uns Rücksicht nehmen.

- Kinder lernen mehr von Vorbildern und Helfern als von einem ständig zurechtweisendem Kritiker.

- Es ist für unsere Kinder peinlich, vor anderen Leuten verbessert oder gerügt zu werden. Korrigieren wir sie, wenn möglich, wenn wir mit ihnen alleine sind.

- Fehler müssen erlaubt sein. Das ist menschlich. Niemand muß und kann perfekt sein, weder wir noch Anne und Helmut.

- Wir können versuchen, nicht nachtragend zu sein. Jeder Tag ist ein neuer Tag mit einem erneutem Versuch, gemeinsam das Leben zu genießen.

2. Klare Strukturen

- Freiräume mit weiten, aber klaren Begrenzungen helfen unseren Kindern, eigene Strukturen ausprobieren und entwickeln zu können.

- Wir stellen gemeinsam mit den Kindern die wichtigsten Regeln auf, jedoch nur so viele, wie wir gemeinsam konsequent durchhalten können.

- Gesetzte Grenzen vermitteln uns und unseren Kindern Sicherheit und Geborgenheit.
- Die Grenzen unserer Kinder zu respektieren heißt auch, nicht als ständiger Kontrolleur ihr ganzes Leben bestimmen zu wollen. Wir Eltern müssen nicht alles wissen oder beaufsichtigen.
- Wesentliche Dinge sollten wir geradlinig und bestimmt ansprechen und durchführen, ohne uns in Kleinigkeiten zu verzetteln.
- Kurze Ansprachen sind verständlich und ausreichend. Lange Erklärungen verunsichern und lenken Anne und Helmut vom Wesentlichen ab.
- Wir treffen mit den Kindern klare eindeutige Absprachen, ohne Doppelbotschaften oder abschwächende Füllwörter.
- Wenn wir abgesprochenen Konsequenzen anwenden müssen, sind verlangte Erklärungen für das falsches Benehmen oft überflüssig. Manchmal weiß man es selbst nicht, warum es passiert ist.
- Unsere Kinder müssen nicht vor Konsequenzen oder unangenehmen Folgen einer Handlung bewahrt werden. Jeder lernt aus eigenen Erfahrungen.
- Erinnerungszettel oder abgesprochene Signalhilfen können die Kinder unterstützen, ihre Absprachen und Ordnung einzuhalten.
- Anne und Helmut können besser zuhören, wenn wir mit ihnen Blickkontakt halten. Sie brauchen eine kurze Zeit, um in Ruhe antworten und reagieren zu können.
- Ruhe, Ordnung und wenige Regeln sind besser als Strafen.
- Weniger Reize von Außen sind besser als zu viele. Deshalb planen wir nicht zuviel an Tagesprogramm, erlauben nicht zuviel Fernsehen oder Computerspiele oder gehen nicht „schnell mal" mit unseren Kindern zum Einkaufen.
- Wir können unseren Kindern helfen, im Kinderzimmer selbst Ordnung zu ermöglichen. Dazu sortieren wir mit ihnen unbenutztes Spielmaterial immer wieder aus, kaufen weniger Spielsachen und schaffen Übersicht durch beschriftete Kisten in Regalen.
- Der Tagesablauf sollte möglichst geregelt und regelmäßig sein. Die Kinder wissen dadurch, was der Reihe nach passiert. Wir führen nicht mehrere Sachen gleichzeitig durch, sondern gezielt eins nach dem anderen.
- Situationswechsel kündigen wir vorher an, damit Anne und Helmut sich darauf einstellen und vorbereiten können. Das gilt auch, um Spiele zu beenden, zum Eßtisch zu kommen oder um ins Bett zu gehen.

- Ruhige Phasen, zum Beispiel nach der Schule oder vor dem Einschlafen, helfen uns allen, sich zu erholen und ab- bzw. umzuschalten.

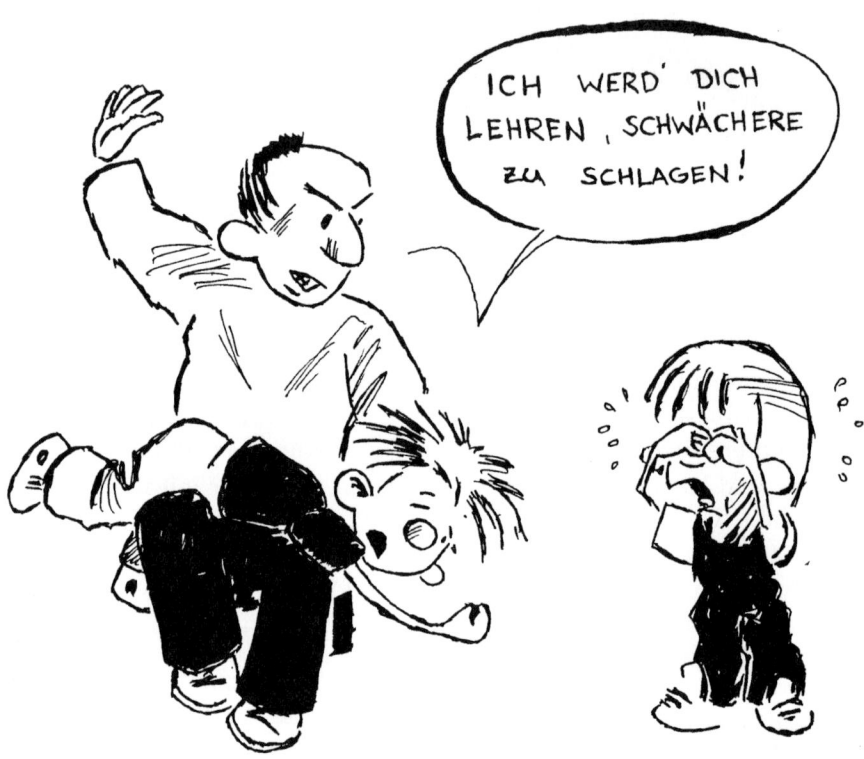

3. Veränderung beginnt bei uns

- Wir können nicht die Kinder radikal verändern, aber wir können unsere Lebensweise, unsere Haltung und unsere Einstellung zu den Kindern ändern.
- Wir sind für die Kinder Vorbild. Deshalb zeigen wir, wie man mit festen Strukturen und Regeln leben kann.
- Klarheit ist für uns und unsere Kinder wichtig. Klarheit schafft bessere Beziehungen und eindeutige Begegnungen.

- Echtheit und Authentizität gibt unseren Kindern die Sicherheit, daß wir verläßlich und präsent für sie sind. Aufgesetzte Pädagogik oder gespielte verkrampfte Ruhe sind fehl am Platz. Bin ich nicht ruhig, muß ich mich um meine Ruhe kümmern und nicht nur um die Ruhe des Zappelphilipps. Das entspannt alle Beteiligten und vermeidet unnötige Konflikte.

- Wenn wir selbst zur Ruhe finden, können wir auch öfters Nerven in Streßsituationen bewahren. Das hilft uns, geduldiger zu sein. Vielleicht lernen unsere Kinder auch das von uns?

- Wenn wir unseren eigenen Terminkalender reduzieren, haben wir mehr Gelassenheit und Zeit für unsere Kinder und die Familie. Wenn wir nicht mehrere Dinge gleichzeitig erledigen wollen, wird ein Miteinander ohne Hektik und Streß gemütlicher.

- Wenn wir immer auf Ungewöhnliches eingestellt sind, fällt es uns etwas leichter, nicht die Fassung zu verlieren, wenn wieder einmal etwas Unbeabsichtigtes passiert.

- Als Vorbild für die Kinder ist es wichtig, daß wir uns auch für Fehler oder nicht eingehaltene Versprechen entschuldigen.

- Wir können es nicht jedem, nicht allen Nachbarn oder Verwandten, recht machen. „Ist erst der Ruf ruiniert, lebt sich`s völlig ungeniert". Wir brauchen diese Energie viel notwendiger für unsere Familie.

- Wir dürfen und müssen uns von unseren Kindern abgrenzen. Es ist für uns wichtig, unseren eigenen Bereich zu verteidigen, aber auch den Bereich der Kinder zu respektieren.

- Es ist wichtig, möglichst früh auch fachmännische Hilfe und Beratung zu suchen. Es ist bereichernd, mit LehrerIn, TherapeutIn und ÄrztIn zusammen zu arbeiten und gemeinsam nach Lösungen zu suchen. Trotzdem muß die Verantwortung bei uns bleiben.

- Statt die Schuld bei uns, den Kindern oder dem Schicksal zu suchen, können wir lernen, unsere Situation erst einmal zu akzeptieren.

- Wir dürfen Hilfe von Freunden, Nachbarn und Paten im Alltag annehmen. Sie können uns im Haushalt mit einem Großreinigungstag entlasten, mit den Geschwistern oder mit Helmut und Anne Ausflüge unternehmen oder die Kinderbetreuung übernehmen.

- Oft verwenden wir unbewußt Doppelbotschaften, wenn wir etwas sagen. Unser Körper drückt manchmal das Gegenteil davon aus. Auch die Formulierung oder Betonung der Sprache hat seine eigene Wirkung.

- Mit vorwurfsvollen Formulierungen verhindern wir, daß die Kinder bereit sind, uns anzuhören und sich zu verändern. Sie werden sich eher zurückziehen oder sich rechtfertigen.

- Wir müssen in unseren Sätzen unterscheiden, ob wir die Kinder fragen oder eigentlich beauftragen, ob wir bitten oder befehlen wollen. *„Willst du mal gleich zum Abendessen kommen?"*

- Wir erleichtern den Kindern eine weitere freudvolle Entwicklung, wenn wir mit der momentanen Leistung ohne Einschränkung zufrieden sind. *„Ganz gut, aber das und das könnte besser sein."*

- Wir sind in erster Linie Eltern. Die Kinder benötigen unsere elterliche Zuneigung, aber auch unsere eigenen Grenzen. Wir sind keine TherapeutInnen, die rund um die Uhr unsere eigenen Kinder behandeln.

- Wir sind zu Hause keine ErsatzlehrerIn. Wir können wenige Hausaufgaben betreuen und Sachinhalte erklären, aber nicht den ganzen Nachmittag. Das überfordert die Kinder und uns. Es belastet und verändert unsere elterlichen Beziehungen. Es ist besser, Nachhilfe, wenn möglich, von anderen Schülern oder Erwachsenen geben zu lassen.

- Wir brauchen uns nicht selbst überfordern. Wir sind nicht nur für unsere Kinder und deren optimaler Förderung da. Wir sind weder perfekt, noch Automat oder ohne eigene Bedürfnisse.

5.2 Im Kindergarten

Im Kindergarten gab es aufgeschlossene ErzieherInnen, die bereit waren, gemeinsam mit den Eltern einige Konsequenzen zu besprechen, um bisher unerträgliche Situationen zu entschärfen.

Viele Kindergärten berücksichtigen die Bedürfnisse der bewegungshungrigen und auffälligen Kinder. Kinder brauchen dort nicht mehr lange Phasen ruhig sitzen und basteln. Statt dessen werden verschiedene Bewegungsfreiräume und abwechslungsreiche Außenanlagen angeboten. Es wird Wert auf Eigeninitiative und Kreativität gelegt. Projekte betonen das Erleben des eigenen Körpers oder der Natur mit allen Bewegungs- und Wahrnehmungssystemen. Die Kinder erhalten die Möglichkeit, in unserer Gesellschaft verloren gegangene Erfahrungen innerhalb des Kindergartenalltags nachzuholen. Dadurch können vor der Schulzeit hyperaktives und unkonzentriertes Verhalten vermieden oder zumindest abgeschwächt werden.

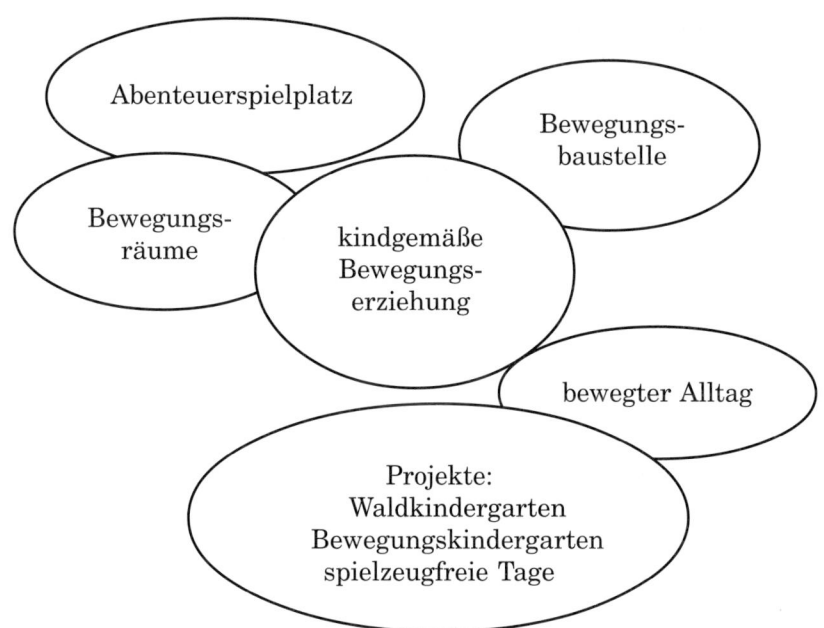

Abenteuerspielplatz

Das Außengelände der Kindergärten ist abwechslungsreich und vielfältig gestaltet. Die Kinder können ihren Bewegungsdrang ausleben. Sie rennen über Hügel und um Büsche herum. Sie klettern steile Hänge hinauf, über Stege, Hängebrücken und liegende Baumstämme. Sie konstruieren mit Hölzern und Kisten Wippen und Balancierstraßen. Sie schaukeln und rutschen. Sie verstecken sich in Sträuchern. Sie spielen an der Wasserstelle mit der Wasserpumpe, leiten Wasser in den Sand- und Matschbereich und bauen Kanäle, Burgen oder riesige Torten.

Bewegungsbaustelle

In einem Raum, im Eingangsbereich oder im Freien werden mit Brettern und Kisten, mit langen und kurzen Vierkanthölzern Wippen, Balancierstege und Bewegungslandschaften gebaut. Mit Drehkreisel, Rutschbrettern oder Schaukelvorrichtungen werden die Fliehkräfte erfahren. Die Kinder aus allen Kindergartengruppen können selbständig die Bewegungsbaustelle besuchen und unter minimaler Aufsicht sich austoben, alleine oder gemeinsam kreativ eigene Bewegungsanlässe herstellen und dadurch ihre Bedürfnisse nach den grundlegenden Bewegungs- und Sinneserfahrungen befriedigen. Besonders bewegungshungrige Kinder vertiefen sich in Experimente, Planung und Konstruktionen, die sofort ausprobiert und verbessert werden (vgl. Miedzinski 1998).

Bewegungsräume

In einem speziellen Raum oder in der Turnhalle werden den Kindern Kletterlandschaften aus Turngeräten oder andere Materialien (*aufgeblasene Schläuche, Sitzbälle, Schaumstoffbausteine*) zur eigenständigen Benutzung zur Verfügung gestellt. Jedes angebotene Material verändert durch seine spezifischen Eigenschaften die Bewegungs- und Spielmöglichkeiten. Kinder wie Helmut können sich austoben, behutsam balancieren, bauen lernen oder sich zur Entspannung in eine Ecke verkriechen (siehe Bewegungsräume Seite 170).

Kindgemäße Bewegungserziehung

Die Bewegungsstunde bietet den Kindern den Rahmen, sich gemeinsam in der Kindergartengruppe auszutoben, Bewegungsfreude und Kreativität, Körpererfahrung und Bewegungsspiele mit ungewöhnlichen oder reizvollen Materialien, auch aus dem Alltag, ungezwungen und lustbetont zu erleben. Leistung und Wettbewerb, gezielte Sportübungen, langwierige Erklärungen, viele komplizierte Spielregeln und langes Anstehen haben im Kindergarten nichts zu suchen. Sie überfordern die impulsiven Kinder, provozieren Anpassungsprobleme und Regelverstöße oder verhindern ein freudvolles gemeinsames Spielen. Dagegen sorgen Bewegungsgeschichten oder sogenannte Überraschungen für kindgemäße Spannung und Vorfreude. Wenn Anne und Helmut die aufgebauten Stationen oder die angebotenen Bewegungsmaterialien frei auswählen und eigenständig benutzen dürfen, lernen sie Selbstverantwortung und überschaubare Handlungsabläufe selbst zu strukturieren.

Bewegter Alltag

Im gesamten Kindergartenalltag können mehr Bewegungsmöglichkeiten für die Kinder angeboten werden. Tische und Stühle können beiseite geräumt werden. Sie werden nur noch selten benutzt. Kinder liegen oder sitzen selbst zum Malen, Basteln oder Bilderbuch anschauen lieber auf dem Boden. Bewegungsunruhige Kinder dürfen so oft, wie sie wollen, Bewegungspausen machen, ihre Sitzhaltung verändern oder den Bewegungsraum aufsuchen. Dadurch stören sie nicht bastelnde Kinder und bauen keinen Widerwillen gegen feinmotorische Beschäftigung auf. Es ist wichtiger, mit viel Bewegungsfreiräumen eine sichere

Basis für spätere Feinmotorik zu schaffen als für einige Kinder zu früh schulische Fähigkeiten anzubahnen und statt dessen nur Stör- und Ausweichverhalten zu ernten.

Bewegungs- und Waldkindergärten

Einige Kindergärten haben sich ganz der Bewegungserfahrung verschrieben. Sie sind gerade für aktive Kinder kostbar. Sie vermitteln die immens wichtige Bedeutung von Körper- , Bewegungs- und Naturerfahrung für die gesamte kindliche Entwicklung. Bewegung und Wahrnehmung werden ohne Grenzen täglich ermöglicht. In Waldkindergärten sind die Kinder jeden Tag bei jedem Wetter im Freien, wenn möglich im nahegelegenen Wald, auf einer Wiese, oder an einem Bach. Nach dem Motto: Es gibt kein schlechtes Wetter, nur unpassende Kleidung. Die Natur ist zwar nicht mehr im natürlichsten Zustand, aber immer noch mit Abstand der ausgewogenste, vielfältigste Erlebnis-, Spiel- und Bewegungsraum. Die Kinder klettern auf Bäume, hüpfen vom untersten Ast, rennen um die Wette, springen über oder in Pfützen, schleichen durch Gestrüpp, balancieren über Baumstämme, sammeln Blätter und Zweige, matschen im Schlamm, ertasten Rinde und Tannenzapfen, spüren den Regen im Gesicht, schlittern auf Eis, lassen sich in den Schnee fallen und entdecken überall unbekanntes Land und Schätze. Außer der Vielzahl der Bewegungs- und Wahrnehmungsreize erleben die Kinder ihren eigenen Körper, Grenzsituationen, Erschöpfung, Erholungsbedürfnis, gemeinsame Aktionen, Zufriedenheit und ein gesteigertes Selbstwertgefühl.

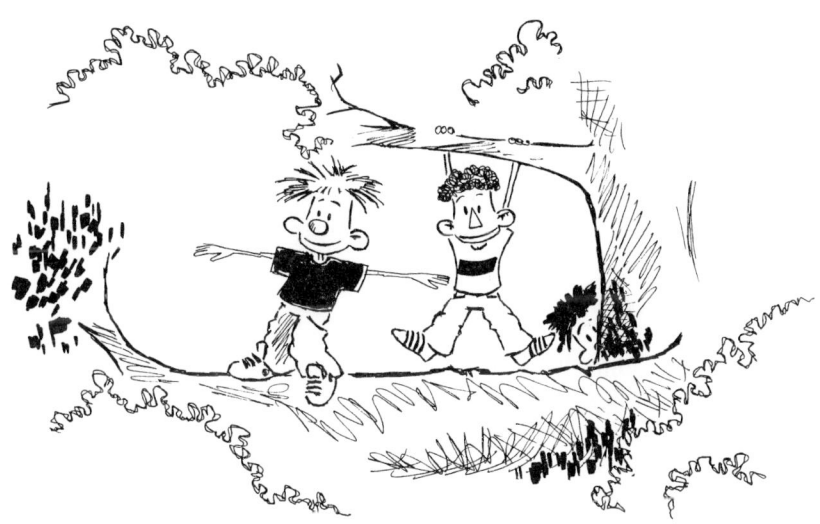

Weitere Hilfen können sein:

- Möglichst wenige, aber klare Regeln geben einen weiten Rahmen, in dem die Kinder sich frei entwickeln, selbständig bewegen und ausdrücken können. Sie fühlen sich nicht ständig kontrolliert und er-zogen. Trotzdem erleben sie die konsequenten Grenzen als starken Halt, um sich sicher, geborgen und beachtet zu fühlen.
- Feste regelmäßige Rituale und Tagesabläufe vermitteln eine äußere überschaubare gewohnte Ordnung.
- Klarheit in der Ansprache zeugt von Eindeutigkeit und Verläßlichkeit.
- Kurze überschaubare Absprachen sind von den Kindern und ErzieherInnen zu erfüllen.
- Hilfen ermutigen die kindliche Entwicklung, viele Strafen lassen die Kinder resignieren.
- Auffällige Kinder brauchen außer Klarheit vor allem Verständnis für ihre Situation.
- Streß und Leistungsvergleiche stoßen in die altbekannten schmerzhaften Wunden und desmotivieren auffällige Kinder.
- Ruhe und Entspannung können nicht erzwungen werden, sie kommen in Begleitung von Anerkennung, Sicherheit und Genuß.
- Bewegungsfreiräume fördern Körper- und Sozialerfahrung, Planungs- und Strukturierungsfähigkeit. Späteres Stillsitzen, Handgeschicklichkeit und ohne Körper zu denken bauen auf diese Erfahrungen auf.
- Die Kinder werden in ihren auffälligen Teilbereichen nicht im tatsächlichen Alter gesehen und gefordert, sondern nach ihrem jeweiligen Entwicklungsstand und Fähigkeiten. Jüngere Kinder dürfen auch noch mehr impulsiv und unkonzentriert sein. Dies vermeidet Überforderung und schafft Verständnis und Geduld.
- Die Zusammenarbeit mit Eltern oder TherapeutInnen passiert als gleichberechtigte Partner, ohne sich gegenseitig Schuld zuweisen oder rechtfertigen zu müssen. Konflikte und Beziehungen werden im Kindergarten sofort zwischen Kindern und ErzieherInnen geregelt. Beschwerden bei den Eltern über ihre Kinder werden möglichst vermieden.

5.3 In der Schule

Nicht nur Anne und Helmut sollten sich verändern. Auch die Schule wird nicht mehr als unveränderbare Festung angesehen. Sie schreit nach mehr Freiheit, lachenden und spielenden Kindern, kleinen und großen Forschern. Sie will sich weiterbewegen, neue Ideen ausprobieren und Irrtümer hinauswerfen.

Es ist für alle Kinder ein großer Schritt, vom spielerischen Freiraum des Kindergartens in die geordnete Schulzeit zu wechseln, in der verstärkt ausdauernde Aufmerksamkeit erwartet wird. Besonders bewegungshungrige Kinder wie Helmut haben es schwer, sich an stundenlanges Sitzen, ruhiges Zuhören und gleichzeitiges Arbeiten ohne viel Abwechslung zu gewöhnen. Sie verstehen nicht, warum sie nicht in Bewegung, in kürzeren Unterrichtsabschnitten und vor allem nicht mehr im Spiel lernen dürfen. Für sie gibt es vor dem Besuch der Schule noch keine Aufteilung in Lernen mit dem Kopf und Gedanken, Lernen mit dem Körper und Bewegung und Lernen in sozialen Begegnungen und Gefühlen. Diese Kinder werden auch durch die steigenden Anforderungen auffällig.

> Sie wollten nur den Kopf, doch es kam das ganze Kind!
> (Verfasser unbekannt)

Manchmal wird erklärt, daß solche Kinder noch nicht schulreif sind, obwohl sie schon vor der Einschulung selbständig spielerisch angefangen haben, Buchstaben und Zahlen zu beherrschen. Sie lernen alleine gut. Aber sie sind nicht genügend an unser Schul- und Lernsystem angepaßt. Es ist anstrengend und manchmal unmöglich, die unangepaßten Kinder an das ruhige und gehorsame Sitzen zu gewöhnen. Das wird für die betroffenen Eltern, Lehrer und Kinder immer schwieriger und kostet viel Energie oder entsprechende Medikamente. Ärzte sind eigentlich nicht dafür da, mit Medikamenten Schwierigkeiten der Schule zu lösen. Konzentrationsmangel bedeutet, daß anderes wichtiger und interessanter für die unkonzentrierten Kinder ist als das im Unterricht Angebotene. Werden die eigentlichen Opfer beschuldigt? Von Fehlern unseres Schulsystems wird abgelenkt. Warum nicht die unübersehbaren vehementen Signale der auffälligen Kinder aufgreifen und unsere nicht kindgemäße Schule zumindest teilweise den Bedürfnissen der Kinder anpassen? Nicht nur Anne und Helmut brauchen kurze Konzentrationsabschnitte im Unterricht, viel Bewegung, Abwechslung und wieder Motivation zum Lernen.

Dies wird seit langem außer von den Kindern auch von vielen Orthopäden, Sportmedizinern, Reformpädagogen und Entwicklungspsychologen gefordert. Zu massiv haben schon in den ersten Schulklassen bei vielen Kindern Haltungsschäden und Konzentrationsmangel, fehlende Lernmotivation, zunehmende Lernstörungen und Verhaltensauffälligkeiten zugenommen. Sie geben uns das Signal, daß wir auch innerhalb unserer Schulpädagogik noch einiges verändern müssen. Die Kinder müssen sich den Gegebenheiten in den Schulen anpassen. Die Schulen könnten sich auch den Bedürfnissen der Kinder nach mehr Bewegung und spielerischem Lernen anpassen.

Die Schulen sind für die Kinder
und nicht die Kinder für die Schulen da.

 In den anderen Klassen lehrte man sie wahrscheinlich vieles, aber ein wenig so, wie man Gänse mästet. Man setzte ihnen fix und fertige Nahrung vor und bat sie, sie gefälligst zu schlucken. In Monsieur Bernards Klasse fühlten sie zum ersten Mal, daß sie existierten und Gegenstand höchster Achtung waren: Man hielt sie für würdig, die Welt zu entdecken. (Camus, A.: Der erste Mensch, Reinbek 1995)

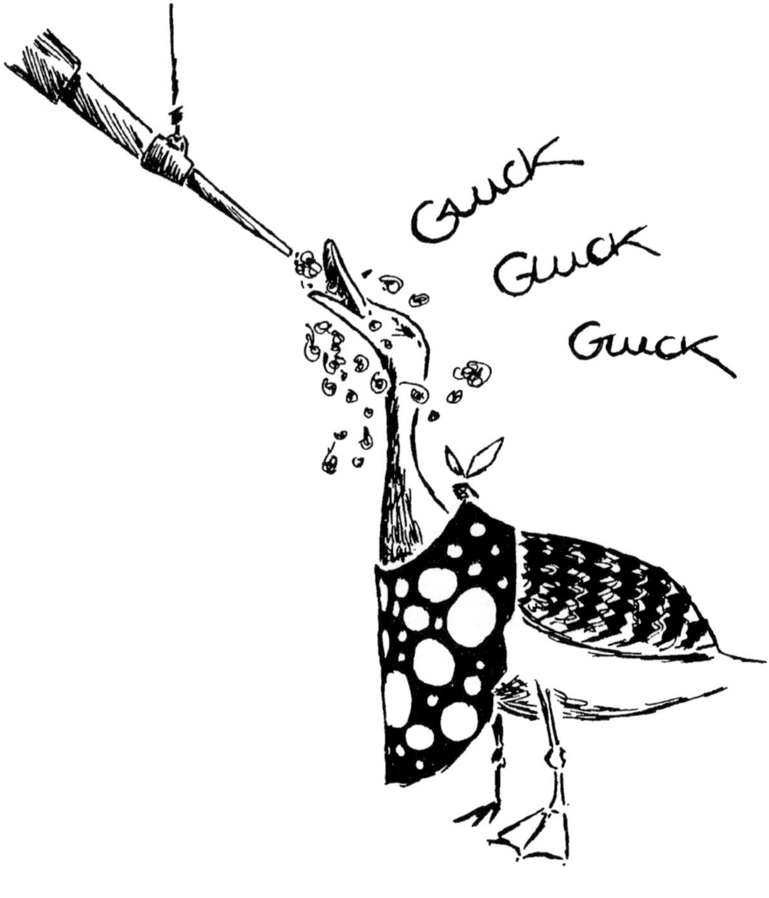

Die Initiative „Bewegte Schule" schlägt deshalb einige leicht durchführbare Verbesserungen für unsere Schulen vor:

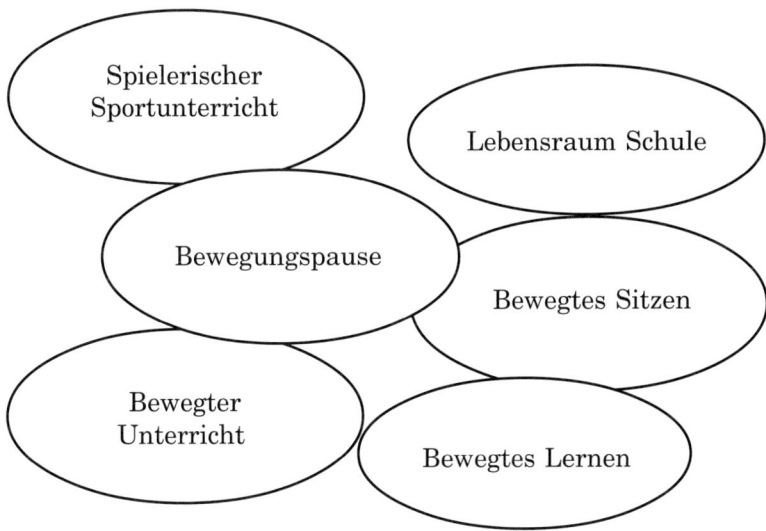

Spielerischer Sportunterricht

Hyperaktive Kinder brauchen die Bewegung. Sie wollen sich austoben, sich großräumig und schnell bewegen, möglichst ohne durch viele Regeln eingeengt und kontrolliert zu werden. Dies können sie im Alltag oftmals nicht mehr erleben. Der Sinn des Sportunterrichts ist verfehlt, vor allem in den ersten Schulklassen, wenn zappelige Kinder lange ansitzen, zuhören, gezielte Übungen nachturnen sollen, ohne den Sinn der Bewegungen zu verstehen. Für die bewegungshungrigen Kinder liegt der Sinn der Bewegung in Bewegungsfreude, Bewegungsausdruck und Bewegungserlebnis, weniger darin, in möglichst kürzester Zeit angestrengt eine für sie sinnlose Übung (*Felgaufschwung am Reck oder einen sauberen Schlußsprung mit geschlossenen Beinen*) einzuüben. Sie wollen Dampf ablassen, spielen, ihren Körper und ihre eigenen Grenzen spüren. In späteren Jahren kommt das Bedürfnis nach Regelspielen, nach Wettkampf und Leistung von alleine. Durch einen veränderten Sportunterricht erhalten Kinder wie Helmut die Chance, sich positiv zu erleben, nicht ständig an viele durch Regeln gesetzte Grenzen zu stoßen und selbständig eine Erholungspause zu suchen.

Das Reh hatte Lust, einfach durch den Wald zu rennen. Bis eines Tages ein Hirsch vorbeikam und dem Reh erklärte, wie es durch sein exakt bemessenes Trainingsprogramm seine Leistung enorm verbessern könnte. Das gutgläubige Reh folgte tagelang den Anweisungen des Hirsches mit Stoppuhr, Intervalltraining, kurzen erholenden Pausen und Zusatzeinheiten am Abend. Nur, es hatte keine Freude mehr am Wald und am Laufen. Klar, daß seine Laufleistungen auch nicht besser wurden. Der Hirsch ärgerte sich, er gab sich doch solche Mühe. Das Reh ärgerte sich, es gab sich doch solche Mühe. Der Wald ärgerte sich, er wurde gar nicht mehr beachtet. Und so würden sich alle drei heute noch ärgern, wenn nicht der Wald zufällig die Stoppuhr versteckt hätte, und Hirsch und Reh sich gemeinsam auf die Suche gemacht hätten. Das war ein richtiges Abenteuer mit Laufen und Wühlen und .... auch der Wald wurde wieder beachtet.

Sportunterricht bietet dabei die beste Gelegenheit, Kindern Selbstvertrauen, Bewegungsfreude und Kreativität zu vermitteln. In der Turnhalle ist genügend Raum. Anne und Helmut können ihren Bewegungsdrang ausleben, verloren gegangene Spielfreude und Körpererfahrung wieder entdecken, selbständig zur Selbststeuerung und zu Partnern bzw. Gruppen finden. Die Kinder erhalten durch offene Bewegungssituationen und Bewegungsaufgaben die Freiräume, um aktiv Probleme zu lösen oder neue Ideen zu erfinden. Die gezeigten Bewegungslösungen werden nicht miteinander verglichen.

Schule als Lebensraum

Kasernenartige, eingeebnete und asphaltierte Pausenhöfe, gerade kahle Gänge und Treppenhäuser wecken nicht die Lebens- und Lernfreude der Kinder, sie reizen eher zum planlosen Herumrennen, ohne auf andere Kinder zu achten. Sie sind eintönig und übersichtlich, aber provozieren mehr Unfälle als abwechslungsreiche Pausenhof- und Schulgebäudegestaltungen. Anne und Helmut lieben die Abwechslung, die verschiedenartigen Reize, das Rennen über Rasenflächen oder verschlungene Wege, das Erkunden von interessanten Spiel- und Geländeecken, das Balancieren über Hängebrücken, das Verstecken in Büschen, das Klettern an einer Querkletterwand knapp über dem Boden, das Spielen mit verschiedenen Sport- und Bewegungsgeräten, zum Beispiel mit Stelzen, Softball, Pedalos, Einrädern, Federballschlägern, Riesenmikados und Jongliermaterial. Auch in den Gängen wollen sie an verschiedenen Formen und Materialien der Wandverkleidung mit den Händen entlangstreifen oder Veränderungen in der Wandgestaltung herausfinden. Durch die Vielfalt können alle Sinnes- und Bewegungssysteme zum Einsatz kommen. Die Pause wird zum Erlebnis. Die konzentrationsschwachen Kinder kommen wieder erholt und entspannt in ihr Klassenzimmer zurück. Die Schule, in der die Kinder sich immerhin einige Jahre überwiegend aufhalten, wird zum attraktiven Lebensraum. Die Lernanstalt wird zum lebensfrohen Lernraum, in dem alleine durch die äußere abwechslungsreiche Gestaltung die auffälligen Kinder sich wohler fühlen, deshalb entspannter und aufnahmebereiter sind, und das Lernen wieder mehr Spaß macht. Selbst an den Nachmittagen kann das Schulgelände von allen bewegungshungrigen Kindern genutzt werden, weil der freie Bewegungsraum innerhalb der Stadt selten geworden ist.

Bewegungspausen entspannen

Schon für Erwachsene ist es anstrengend, länger als eine halbe Stunde aufzupassen. Eine Unterrichtsstunde ist für die Konzentration vieler Schulkinder eine Überforderung. Das merken LehrerInnen deutlich, wenn die allgemeine Konzentration in der Klasse nach zwanzig Minuten stark abfällt. Besonders die konzentrationsschwachen und bewegungshungrigen Kinder benötigen öfters kurze erholende Pausen. Diese Pausen sind kein Zeitverlust. Fünf Minuten Bewegungs- oder Entspannungspausen schaffen Abwechslung, fördern die Durchblutung und dadurch die Sauerstoffversorgung des Gehirns, befreien von Bewegungsdrang, lassen die zappeligen Körperteile sich bewegen und verkrampfte Rücken sich wieder lockern. Dadurch entstehen sofort erneute Aufnahmekapazität und Konzentration, bessere Lernbereitschaft und Spaß an einer effektiven Mitarbeit im Unterricht. Statt den Rest der Unterrichtsstunde mit Ermahnungen, Aufmunterungen oder Motivierungsversuchen der Kinder zu verbringen, kann der Unterrichtsstoff leichter, fast spielerisch, vermittelt werden. Für die Durchführung der Bewegungspausen wird keine methodische Unterrichtsumstellung, keine Sporthalle und kein großen Aufwand benötigt.

 • *Die Kinder öffnen die Fenster und holen als Lokomotiven mit schrecklichen Geräuschen tief Luft.*
• *Sie rennen in den Pausenhof und wieder zurück.*
• *Sie probieren verschiedene verrückte Positionen auf dem Stuhl aus.*
• *Sie massieren sich gegenseitig.*
• *Sie stupsen Luftballons hoch.*
• *Sie schütteln erst einzelne Gliedmaßen, dann den ganzen Körper.*

Bewegter Unterricht

Für die auffälligen Kinder ist nicht nur in den Pausen oder im Sportunterricht Bewegung sinnvoll und notwendig. Bewegung schafft auch im „normalen" Unterricht körperliche und geistige Entlastung und fördert Konzentration durch Abwechslung zwischen geistiger und körperlicher Aktivität. Es ist ein Irrtum zu glauben, daß nur eine Klasse mit ruhig sitzenden Kindern gut lernen kann bzw. leicht zu unterrichten ist. Es ist erwiesen, daß das Gehirn unter leichter Bewegungsbelastung bis zu 20 % besser arbeiten kann als in Ruhe.

Eine normale Schulstunde bietet vielerlei Möglichkeiten, Bewegungsangebote einzubauen, ohne den Unterrichtsfluß zu unterbrechen.

Bewegung während des Unterrichts

Die Kinder können die Arbeitsblätter von verschiedenen Stellen im Raum abholen. Wenn die LehrerIn selbst öfters die Position im Raum wechselt, hören die Kinder ihre Stimme aus einer anderen Richtung. Sie müssen sich drehen, um zur Tafel an der Seite oder zum Overheadprojektor an der Rückseite des Klassenzimmers zu schauen.

Konzentrationsschwache oder bewegungsunruhige Kindern brauchen nach kurzen Arbeitsphasen individuelle Bewegungspausen oder Bewegungsaufträge. So können sie die Tafel wischen, Kreide holen gehen, Arbeitsblätter zum Kopieren bringen, dem Hausmeister kurzzeitig beim Kehren helfen, Fenster öffnen oder die Karte aufhängen.

Abwechselnde Arbeitsplätze

Individuelle Arbeitsplätze können von den Kindern abwechselnd benutzt werden; der Gruppentisch für die Gemeinschaftsarbeit, das Stehpult, die Liegematte oder ein niedriger Tisch zum Sitzen auf dem Boden. Die Stehleiter oder Fensterbank ermöglichen ein erhöhtes oder verändertes Blickfeld. Entspannungsnischen dienen dem kurzzeitigem Abschalten und Erholen. Am Trimmpolin oder Wippbrett kann Helmut kurz Dampf ablassen und Anne in der Hängematte lesen oder ein Gedicht auswendig lernen. Tische und Stühle sollten höhenverstellbar sein, so daß Kinder auch im Stehen schreiben können. Verschiedene Lernzonen teilen das Klassenzimmer in ruhige und bewegte Gebiete auf.

Abwechselnde Methodik

Verschiedene Unterrichtsmethoden bringen Abwechslung und Bewegung in die Klasse. Frontalunterricht kann durch Gruppenarbeit, Partnerübungen und Freiarbeit ergänzt werden. Projektunterricht verbindet fächerübergreifende Wissensvermittlung mit eigenständiger Planung,

Handlung und konkreten Erlebnissen. Sing- und Sprechspiele unterstützen die Merkfähigkeit durch bessere Einprägung und rhythmisches Lernen. Falls möglich sollten im Stundenplan einer Klasse Lernfächer (Mathematik und Deutsch) mit Bewegungsfächern (Sport, Werken, Musik) abwechseln.

Bewegtes Sitzen konzentriert

Lernen und Konzentration benötigen Motivation, Interesse und Bewegung und nicht absolute Ruhe und Stillsitzen. Die aufrechte Haltung bedarf der ständigen Arbeit gleicher Muskelgruppen. Sie ermöglicht deshalb nur für kurze Zeit eine bessere Statik und Atmung. Danach verbrauchen die Kinder all ihre Konzentration, um sich immer wieder zu dieser aufrechten Haltung zu zwingen. Dabei ist bekannt, daß ungünstige Arbeitshaltungen bis zu 40 % der persönlichen Leistung binden.

Sitzpositionen müssen ständig verändert werden, um andere Gelenkstellungen und Muskelgruppen zu beanspruchen.

Es gibt viele verschiedene Möglichkeiten, auf einem Stuhl zu sitzen.

 mit Rückenlehne seitlich, Arme über die Rückenlehne vorne hängend, auf dem Stuhl kniend

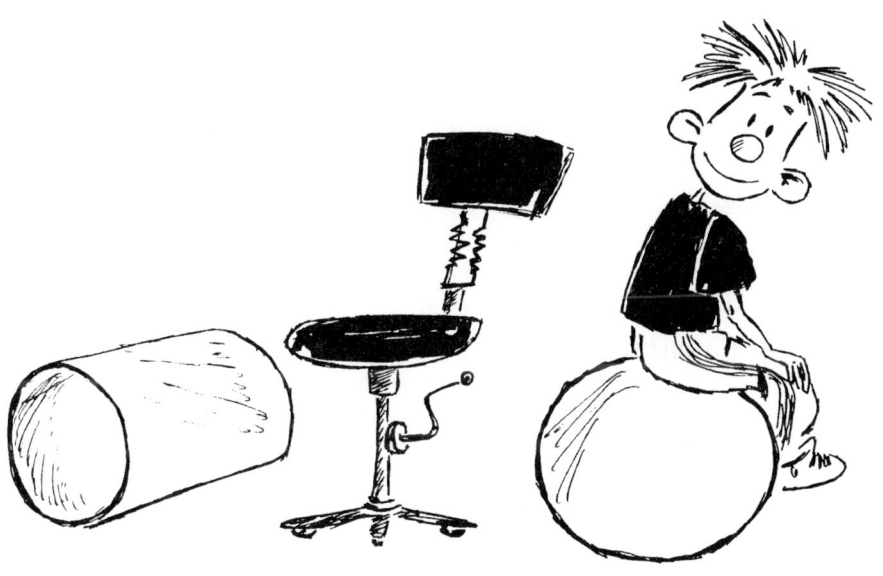

Es können verschiedene Sitzgelegenheiten benutzt und abgewechselt werden.

 Sitzkeil, Meditationshocker (auf den Fersen sitzend), Reitersitz (schräg gestellter, schmaler Hocker), Barhocker, Liegekeil, Kniestuhl (halb kniend, halb sitzend), großes Reiskissen.

Der menschliche Körper ist weniger für starre Haltung als vielmehr für Bewegung geschaffen. Bewegungsunruhige genauso wie ermüdete Kinder besorgen sich automatisch über Bewegung und Veränderung die nötigen Reize, um sich besser gegen die Schwerkraft aufrichten zu können.

Bewegungen während des Sitzens helfen außerdem, sich besser konzentrieren zu können. Dazu werden bewegliche Sitzgelegenheiten angeboten.

 Sitzbälle, luftgefüllte Sitzkissen, Schaukelstuhl, Melkschemel, große Rolle, Wippstuhl, Stuhl zum Federn, Bürodrehstuhl.

Es ist ausreichend, neben normalen Stühlen einige verschiedene Sitzgelegenheiten im Klassenzimmer bereit zu stellen. Die bewegungshungrigen Kinder können nach jeder Unterrichtsstunde selbständig ihre Sitzmöbel wechseln.

Bewegtes Lernen begreift

Es ist eine Tatsache, daß Kinder leichter und gründlicher Rechnen, Lesen und Schreiben lernen, wenn sie dabei ihren ganzen Körper, Bewegung und alle Sinne einsetzen können. Anne und Helmut erhalten mehr Abwechslung und über die Bewegungsfreude wieder Spaß am Lernen. Sie können ihre Stärken, nämlich die Bewegungsfähigkeiten, für den Lernprozeß einsetzen.

 In der ersten Klasse wird der Buchstabe „O" eingeführt. Die Kinder liegen auf dem Bauch auf einem Drehkreisel über einem großen Papier. Sie halten, während sie sich drehen, einen dicken Stift und malen auf diese Weise einen großen Kreis.

Es heißt nicht mehr: „Bleib doch endlich ruhig sitzen und hampel nicht mehr herum." Es heißt jetzt: „Beweg dich doch mal." Aus dem Verbot wird eine Erlaubnis und eine Notwendigkeit. Ähnlich wie außerhalb der Schule dürfen die Kinder wieder handelnd in konkreten Situationen und spielerisch lernen. Sie dürfen während des Lernens ihren Körper erleben und benutzen. Sie können ihren Bewegungsdrang ausleben. Die einzelnen Sinnes- und Bewegungseindrücke wechseln sich ab. Sie ergänzen sich im Begreifen und im Abspeichern einer Problemstellung.

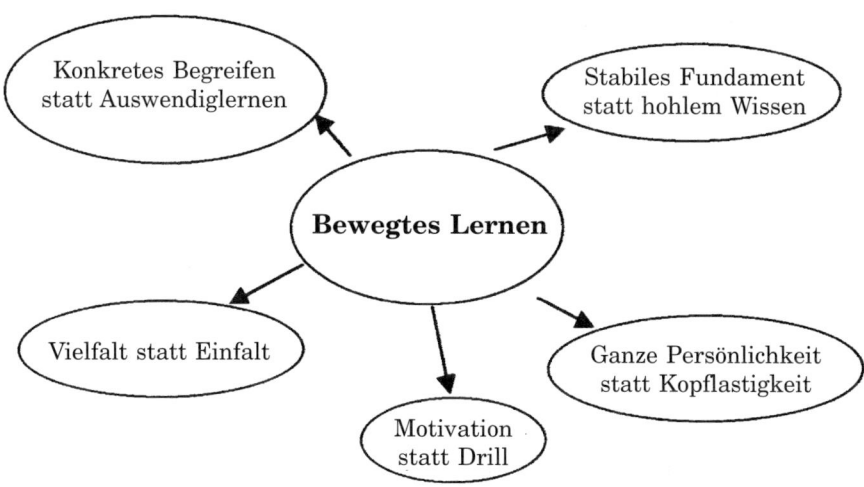

Wie bewegt lernen?

Bewegtes Lernen kann auf vier verschiedene Arten eingesetzt werden.

1. Abwechselnde Beanspruchung von Kopf und Körper:
Die Kinder können sich länger konzentrieren, wenn sie sich nach konzentrierter Kopfarbeit kurzzeitig bewegen dürfen.

z.B. *Die Kinder haben ein Arbeitsblatt fertig. Sie dürfen in der Klassenzimmerecke eine Minute lang auf einen Boxsack schlagen. Dann nehmen sie sich das nächste Arbeitsblatt und lösen am Tisch die Aufgaben.*

2. Gleichzeitige Beanspruchung von Kopf und Körper:
Die Kinder dürfen sich bewegen, während sie bestimmte Denkaufgaben lösen. Dies schafft Motivation, Abwechslung und Konzentration.

z.B. *Die Kinder übersetzen einen deutschen Satz ins Englische, während sie auf dem Rollbrett zur anderen Raumseite fahren. Dort tragen sie das Ergebnis in das Arbeitsblatt ein.*

3. Sinnvolle Verknüpfung:
Die Kinder müssen sich bewegen, um die Denkaufgabe handelnd zu bewältigen. Das Lösen der dadurch sinnvollen und sinnhaften Aufgaben wird spielerisch und selbstverständlich.

z.B. *Die Kinder fahren mit Inlineskates zu verschiedenen Blechdosen, die mit einem Buchstaben beschriftet sind. Sie werfen eine Bildkarte in die Blechdose mit dem Anfangsbuchstaben des Wortes.*

4. Inhaltliche Verknüpfung

Die Kinder erfahren durch die konkrete Handlung in der Bewegungsaufgabe die tatsächliche Bedeutung der schulischen Aufgabe.

z.B. *Die Kinder bauen mit Schaumstoffbausteinen einen Turm. Sie tragen die Anzahl der verwendeten Steine in das Arbeitsblatt ein. Sie werfen mit einem Ball den Turm um, zählen die „weg"-gefallenen Steine und tragen sie als Subtrahend in das Arbeitsblatt ein. Schließlich werden die restlichen stehenden Steine als Ergebnis der Subtraktion gezählt.*

Wann bewegt lernen?

Das Bewegte Lernen kann in jedem Unterrichtsfach eingesetzt werden. Viele der Lehrinhalte lassen sich in sinnvolle Handlungen umsetzen oder mit Bewegung unterlegen. Dazu stehen drei verschiedene methodische Modelle zur Verfügung:

1. Im gemeinsam durchgeführten Spiel lernen alle Kinder zur gleichen Zeit beim gleichen Spiel.

z.B. *Die Kinder spielen gemeinsam Blutkreislauf. Sie laufen mit blauen Mützen als Sauerstoff durch die auf den Boden aufgezeichneten Atemwege oder mit roten Mützen als Blutkörperchen durch die Blutbahnen, transportieren den frischen Sauerstoff ins Körpergewebe und den verbrauchten wieder zurück.*

2. Während des herkömmlichen Unterrichts lernen die Kinder an ihren Schreibtischen mit Arbeitsblättern oder an einer Lernspielstation zum gleichen Thema. Die Kinder wählen frei zwischen Bewegung und Sitzen.

z.B. *Lernspielstation 6er-Multiplikation mit sechs kleinen Hockeytoren, die im Kreis aufgestellt sind. Die Kinder schieben einen Puck mit Hockeyschläger und zählen dabei die Tore. Die Kreisanzahl ergibt den Multiplikator.*

3. Eine Unterrichtseinheit (Doppelstunde) mit mehreren aufgebauten Lernspielstationen kann im leer geräumten Klassenzimmer unter Einbeziehung des Ganges oder in der Turnhalle durchgeführt werden. Dabei kann ein körperliches oder schulisches Lernziel Hauptthema aller Stationen sein. Die Stationen können aber auch verschiedene Unterrichtsfächer erfassen. Die Kinder können frei zwischen den Stationen wählen.

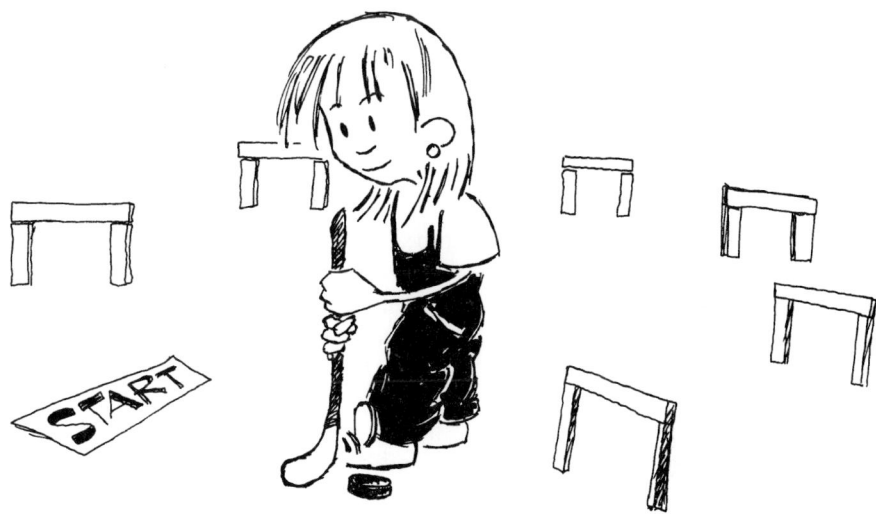

z.B. • *Addition mit großräumiger Bewegung: Verschiedenen Leitern sind entsprechende Zahlen zugeordnet. Die Kinder klettern auf zwei unterschiedlich hohe Leitern, nehmen aus dem von der Decke hängendem Joghurteimer die entsprechende Anzahl an farbigen Wäscheklammern, heften sie an ihr Hemd und zählen sie zusammen.*

• *Buchstabenform „i" erfahren: Die Kinder rutschen im Sitzen auf einer Bank rückwärts und werfen den Ball in die Kiste am Anfang der Bank.*

• *Lesen auf der Rutsche: Die Kinder legen neben die Rutsche einzelne Silben. Sie rufen laut die Silben, an denen sie vorbei rutschen und verbinden sie somit zu einem ganzen Wort.*

(Vgl. Köckenberger, H., Bewegtes Lernen, 1997)

Weitere Hilfen können sein:

1. Verständnis

• Arbeitsblätter und Arbeitszeiten werden für Anne und Helmut verkürzt (*binnendifferenzierende Maßnahmen*). Dadurch werden die Aufgaben übersichtlich, die Arbeitszeiten absehbar und der Erfolg schnell erreichbar.

• Freiarbeit, Wahlmöglichkeit, Selbständigkeit werden sooft wie möglich angeboten. Dies fördert Motivation und Eigenstrukturierung der Kinder.

- Überschaubare kleine Lerngruppen fördern aktive Beteiligung und vermindern Ablenkung.
- Besondere Rollen (Hilfslehrer, Helfer...) für kurze Zeiträume können Störenfriede in konzentrierte und selbstbewußte Schüler verwandeln.
- Häufige Rückmeldungen mit Worten, Gesten, Namensnennung, Anschauen und Zulächeln zeigen den Kindern, daß sie beachtet werden.
- Die LehrerIn gibt bei schwierigen Aufgaben einzelnen Kindern persönliche Unterstützung, indem sie ihre Hand auf den Rücken des Kindes legt oder neben ihm stehenbleibt.
- Die Stärken der Kinder werden betont und individuelle Erfolge und Lernschritte bemerkt. Individueller Leistungsvergleich stärkt das Selbstbewußtsein. Leistungsvergleiche mit besseren Schülern oder an der Klassennorm deprimieren.
- Die sprühende Kreativität der Kinder kann gefordert, sinnvoll benutzt und in konstruktive Bahnen gelenkt werden. Tafelbild, Wanddekoration, Raumeinrichtung, Lern-, Pausen- und Spielideen können von den Kindern vorgeschlagen und gestaltet werden.
- Aufmerksamkeit wird durch Augenkontakt und frontale Ansprache unterstützt. Nur im Notfall kann der Kopf des Kindes kurz festgehalten werden, um Blickkontakt herzustellen, jedoch nie, um das Kind zu nötigen oder zu bestrafen.
- Hektik und Streß, Zwang und Leistungsdruck werden möglichst vermieden.
- Auffällige Kinder sollten nicht überfordert werden. Sie müßten sich sonst ständig beschützen und vergessen vor lauter Widerstand oder Angst das eigene Lernen. Leichte Unterforderung gibt ihnen dagegen die erleichternde Möglichkeit, von sich aus länger aufpassen oder arbeiten zu wollen. Ständige Unterforderung schafft Langeweile und Störverhalten.
- Eine Bewertung des Schriftbildes sollte möglichst vermieden oder eine Zeitlang ausgesetzt werden.
- Bei längeren Aufgaben wird die abfallende Konzentration berücksichtigt. Die betroffenen Aufgaben bleiben ohne Bewertung, da sie nur die mangelnde Konzentration, aber nicht das tatsächliche Wissen zeigen.
- Der gute Wille wird anerkannt, nicht nur die absolute Leistung.
- Die auffälligen Kinder werden nicht ständig als Sündenbock oder Außenseiter bloßgestellt. Soziales Lernen bedeutet Verständnis von den Klassenkameraden anzubahnen.
- In Problemsituationen hilft manchmal das Wissen, daß die auffälligen Kinder nicht absichtlich stören. Sie meinen nicht die LehrerIn

oder Mitschüler persönlich. Sie sind in Not. Sie wollen punktuell ihrem Entwicklungsalter und Fähigkeiten entsprechend und nicht immer ihrem tatsächlichen Alter entsprechend behandelt werden. Sie signalisieren eine Störung. Sie sind nicht falsch erzogen oder dumm.

- Rücksicht auf diese in einigen Teilbereichen schwächeren Kinder ist erlaubt. Sie brauchen manchmal mehr Zeit und Wiederholungen zum Begreifen eines Lerninhaltes.
- Zeit für Spaß und Austausch ist auch während des Unterrichts wichtig.

2. Bewegung

- Zweckgebundene Bewegungsaufträge (Tafel putzen, Kreide holen, Arbeitsblätter austeilen, Blumen gießen...) schaffen kurze Bewegungspausen, Abwechslung und Bestätigung.
- Das Erlauben weniger auffälliger Tätigkeiten (Kritzeln oder Malen auf Papier, mit dem Radiergummi spielen, Massagerollen für die Füße) kanalisiert den Bewegungsdrang und stimuliert neue Konzentration.
- Es können möglichst viele verschiedene Sinnes- und Bewegungssysteme während des Unterrichts eingesetzt oder stimuliert werden (*multisensomotorisches Lernen*). Dadurch spüren die Kinder ihren Körper deutlicher und können sich besser konzentrieren.
- Leseecke oder Entspannungshöhle werden als Rückzugsmöglichkeiten angeboten.

3. Klare Strukturen

- Eine reizarme Umgebung vermeidet überflüssige Ablenkungen.
- Klare, regelmäßige, eindeutige, übersichtliche Strukturen und Rituale (Morgenkreis, Sitzordnung, Pausen, Dienste, Begrüßungszeremonie...) geben durch einen festen Rahmen Sicherheit.
- Der Sitzplatz ist möglichst weit vorne, mit Blickrichtung zur LehrerIn und zur Tafel, um Ablenkung zu vermeiden und Aufmerksamkeit der LehrerIn zu spüren.
- Ein aufgeräumter und geordneter Schreibtisch vereinfacht die Aufgabenbewältigung.
- Eine gute Organisation der Tätigkeiten gelingt durch kurze Konzentrationsspannen, ausreichend Pausen und geringeres Arbeitstempo.
- Die Aufgabenstellung wird von der LehrerIn mehrmals deutlich wiederholt. Die Anweisungen werden möglichst kurz und einfach gehalten. Komplexe Anweisungen werden nacheinander in einzelnen Teilanweisungen aufeinander aufbauend gegeben. Nicht zu viele auf

einmal. So können sich die Kinder alles merken und die wenige Geduld wird nicht überstrapaziert.

- Wichtige Anweisungen werden von den Kindern wiederholt. Das hilft sie einzuprägen und gibt der LehrerIn die Rückmeldung, ob es verstanden wurde.
- Einfache Arbeitsschritte sind notwendig. Komplexe Aufgaben werden vereinfacht und in kleine Teillösungsschritte aufgegliedert.
- Übersichtliche Arbeitsblattgestaltung vermeidet Ablenkung und Verwirrung.
- Einprägsame eindeutige Symbole auf dem Arbeitsblatt verdeutlichen und untergliedern die Aufgaben. Kinder lernen dadurch motivierter.

4. Regeln

- Minimale, aber feste und klar definierte Regeln werden ohne Verhandlungen konsequent eingehalten. Die Regeln sind abgesprochen und werden, falls nötig, jeden Tag kurz wiederholt. Die Konsequenzen sind für alle Beteiligten durchführbar.
- Minimalverträge helfen kleine, aber erfolgreiche Schritte zu tun.
- Abgesprochene Hilfestellungen sind erfolgreicher als Strafen. Auftauchende Probleme werden sofort mit einem Signalwort den Kindern verstehbar benannt *("Achtung", "blauer Himmel")*. Signalkärtchen, Zeichen oder Gesten zeigen den Kindern ohne Worte, fast wie eine heimliche Verschwörung, drohende Gefahren *(Finger auf einem Mund als Stille-Signal, Hand an das Ohr als Hörzu-Signal)*. Wichtige Sacherläuterungen und Fragen, Veränderungen und Spielende werden vorher angekündigt. Bei Bedarf hilft auch ein „Countdown".
- Konflikte werden mit den Kindern möglichst sofort, alleine und nicht vor allen Klassenkameraden ausgetragen.
- Verhaltensprobleme sind als Störung im Unterricht vor Ort und nicht auf dem Rücken der Eltern zu lösen.
- Die Kinder können lernen, ihre Gefühle auszudrücken anstatt sie auszuleben.
- Paradoxe und humorvolle Reaktionen lösen oft Störungen und Spannungen schneller als Strafen.
- Aggressives, destruktives und chaotisches Verhalten sollte konsequent, aber liebevoll unterbunden werden. Letzte Möglichkeit ist „time-out", das Verlassen der Spielsituation, des Klassenzimmers – nicht als Strafe, sondern um den Kindern zu helfen, sich wieder zu beruhigen und zu erholen.

 Auch Lehrerinnen dürfen außer ihrem Kopf auch ihre ganze Persönlichkeit, ihren Körper, Bewegungsfreude und Lebendigkeit mit in die Schule bringen.

5. Veränderungen beginnen bei uns Erwachsenen

- Die LehrerIn ist Vorbild für die Kinder, besonders in den Bereichen, die den Kindern tagtäglich abverlangt werden (Aufmerksamkeit, keine Hektik, Ordnung, Pünktlichkeit, an Absprachen halten, Zuhören können, für Versäumnisse entschuldigen...).
- Die LehrerIn ist gegenüber neuen auffälligen Kindern, denen schon ein abwertender Ruf vorauseilt, unvoreingenommen. Jeder hat ein Recht auf neue Beziehungen. Auch „berüchtigte" Kinder brauchen täglich neue Chancen. In Schubladen gepackt kann sich niemand verändern!
- Der LehrerIn helfen Gelassenheit, Geduld, Konsequenz, Akzeptanz, Ehrlichkeit und Neugier. Sie will die Kinder und die Störungen verstehen und Probleme nicht möglichst schnell zudecken.
- Die LehrerIn ist bereit, gleichberechtigt mit allen Beteiligten zusammenzuarbeiten und ihre Erfahrungen auszutauschen.

5.4 In der Therapie – ganzheitliche Psychomotorik

Therapie darf lange dauern – es gibt keine Wunderheilungen!
Und manchmal kommt etwas anderes heraus als geplant.

 So wie der Rollstuhlfahrer, der in das Wunderwasser von Lourdes hineinfuhr, und mit neuen Reifen wieder herauskam.

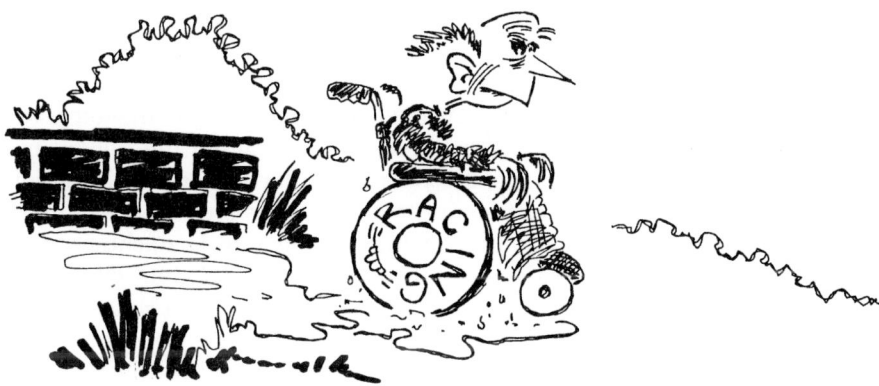

Eine Möglichkeit von Bewegungstherapie ist die ganzheitliche Psychomotorik. Sie entstand aus der ursprünglichen psychomotorischen Übungsbehandlung, die in Deutschland in den 60er Jahren von E. Kiphard in der Kinder- und Jugendpsychiatrie Hamm begründet wurde (siehe Seite 196). Seitdem haben sich verschiedene psychomotorische Rich-

165

tungen in vielen pädagogischen und therapeutischen Bereichen ausbreitet, weiterentwickelt und verändert.

Prinzipien

Eine ganzheitliche Psychomotorik wird von mehreren Grundprinzipien getragen.

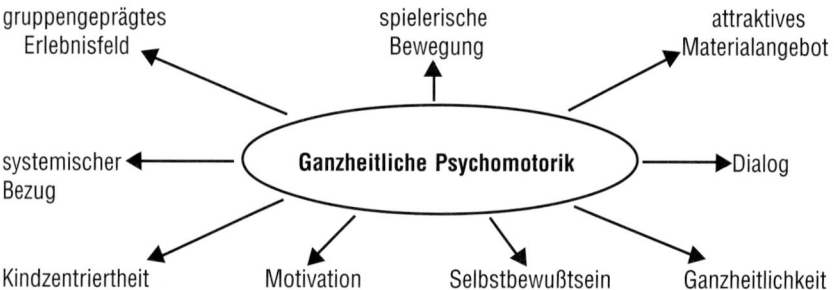

Sie weiß um die ständige Wechselbeziehung und das Zusammenspiel von allen Aspekten der Persönlichkeit, von Wahrnehmung, Bewegung, Psyche, sozialer und materieller Umwelt. Bewegung steht als sinnvoller und symbolischer Ausdruck der gesamten Persönlichkeit. So ermöglicht Psychomotorik den Kindern möglichst viel spielerische Bewegung. Ganzheitliche bewegende Erfahrungen bereichern direkt und unverfänglich die kindliche Persönlichkeitsentwicklung. Vielseitige und variationsreiche Erfahrungen mit attraktivem Material führen die Kinder zur Körper- und Sozialerfahrung, genauso wie zur Handlungsfähigkeit (*Praxie*) und Umweltbewältigung. Die Psychomotorik betont die Bedeutung der Motivation. Besonders eigenmotivierte Kinder lernen mit Neu-gier, mit Bewegungsfreude und mit Konzentration. Sie wollen Neues entdecken, verstehen, vereinfachen und in ihr Wissen und Gedächtnis integrieren. Dazu muß oftmals das kindliche Selbstbewußtsein wieder gestärkt werden. Diese Grundvoraussetzung für eine stabile Entwicklung benötigt Freiraum für Selbständigkeit, eine ermutigende Lernatmosphäre, erreichbare Ziele, sichere Rahmenbedingungen und Minimalregeln. Psychomotorik findet innerhalb einer Gruppe statt, denn Kinder lernen oft durch Beobachtung anderer Kinder, durch Nachahmung und Rollenwechsel. Diese spielerische Erfahrung von Interaktion, Toleranz, Kooperation, Konfliktbewältigung oder Abgrenzung hilft ihnen, problematische Verhaltensweisen zu erkennen und zu verändern. Psychomotorik baut auf den Stärken der Kinder auf. Sie berücksichtigt kindzentriert ihren individuellen Entwicklungsstand und ihre momentane Bedürfnislage. Die Kinder dürfen eigene methodische Wege und Zeitplanung ausprobieren und gehen. Die Erwachsenen sind präsent und stehen im dialogischen, das heißt gleichberechtigten und offenen Austausch mit den Kindern. Sie nehmen die Kinder in ihrer momentanen Situation ernst und versuchen sie in ihrem Handeln und Verhalten zu verstehen.

Ganzheitliche Psychomotorik versucht aber auch, das betroffene Umfeld in den Wachstumsprozeß mit einzubeziehen. Es ist schwer, wenn sich in einem System nur die Kinder verändern sollen. Dialoge können in Eltern- und Lehrergesprächen, aber auch in Eltern-Kindpsychomotorikgruppen angebahnt werden, um eventuell problematische Beziehungen zu verändern. Videoaufnahmen von monatlichen gemeinsamen Spielstunden spiegeln den Eltern ihr eigenes Verhalten mit ihren Kindern. Zeitgleich zur Psychomotorikgruppe für die Kinder können Beratungsgespräche innerhalb der Elterngruppe in einem Nebenraum von einen ErziehungsberaterIn oder FamilientherapeutIn geleitet werden.

Methoden

Psychomotorik ist kindgerecht, das heißt immer spielerisch, ohne Zwang, ohne Leistungsvergleich und an den Bedürfnissen der Kinder orientiert. Dies kann geschehen über

- Bewegungsgeschichten (*geführte Situation*): Kinder haben einen direkten Zugang zu anderen Welten, Märchen und Geschichten. Sie entdecken über eine leicht nachvollziehbare Geschichte die anscheinende Sinnhaftigkeit der einzelnen Bewegungsspiele. Der so vom Erwachsenen gesetzte Spannungsbogen kann durch die gesamte Unterrichtseinheit führen.
- Bewegungsaufgaben (*offen geführte Situation*): Die verschiedenen Lösungsmöglichkeiten werden den unterschiedlichen Entwicklungsniveaus der Kinder ohne Bewertung gerecht, genauso wie sie Kreativität, Vielfalt, Handlungskompetenz, Planungs- und Denkfähigkeit fördern.
- Stationsbetrieb (*indirekt geführte Situation*): In verschiedenen Bereichen werden unterschiedliche Spiel- oder Übungssituationen angeboten. Die Kinder dürfen die einzelnen Stationen frei wählen oder sie durchlaufen alle Stationen hintereinander (Parcours).
- Bewegungsraum (*halboffene Situation*): In einem mit Materialangebot bzw. -aufbauten vorstrukturiertem Raum dürfen die Kinder sich selbständig mit dem Material auseinandersetzen. Sie lernen selbst-

verantwortlich nach eigenem Tempo und Bedürfnis. Die Erwachsenen geben die Struktur des Raumes bzw. das Material vor. Während der Unterrichtseinheit werden sie zum beobachtenden Helfer (siehe Seite 170).

- Freispiel (*offene Situation*): Jedes Kind darf im offenen Unterricht mit dem Material alleine oder innerhalb der Gruppe spielen, ausprobieren, nachahmen, ohne andere Kinder in ihrem Spiel zu stören. Die Erwachsenen können einzelne Kinder unterstützen und bestärken oder als Mitspieler neue Ideen aufzeigen und in Problemsituationen spielerisch helfen.

Typische Bewegungssituationen

Prinzipiell wählen die Kinder von sich aus die Bewegungsspiele, Lerninhalte, Ruhepausen, Körperkontakte und Regelspiele aus. Es gibt keine vorgeschriebene methodische Reihenfolge, die innerhalb eines Zeitraums durchgeführt werden muß. Die Kinder wissen am besten, wann sie Tobespiele, Körper- und Materialbeherrschung oder Entspannung benötigen.

Bewegungsinseln bieten den strukturschwachen Kindern eine strukturierte Situation, in der sie sich bewegen und ausagieren können. Der Rahmen und die Struktur der Bewegungsanlässe wird durch das Material vorgegeben und deshalb von den Kindern freiwillig akzeptiert und benutzt.

 Trampolin, Airtramp, Schaukeln, Rutschen, Fahrzeuge, Rollbrett, Sprung von der Sprossenwand.

In Spielen mit *steigernder Reglementierung* passen sich die Kinder den vermehrten Regeln freiwillig an, wenn die Spielsituationen ausreichend vertraut und vor allem bedeutsam für sie sind.

 Eingebaute Hindernisse bei Fangspielen oder beim Rollbrettfahren, Stoppsignale, Fangspiele mit kleinen erholenden Pausen, komplexere von den Kindern selbst geschaffene Regelspiele.

Begrenzendes Material gibt den Kindern klare Strukturen und zeigt ihnen ihre Körpergrenzen auf. Sie müssen ihre Bewegungen dem Material anpassen und spüren ihren Körper deutlicher.

 Höhlen, Labyrinth, Ballbad, Kriechtunnel, Matratzentunnel, Schachtelhöhle, Bettbezugverstecks, Sandwich unter Weichbodenmatten oder zwischen zwei Matratzen, Verbände und Mullbinden.

Reizarme Räume helfen den Kindern, sich ohne Ablenkung auf sich und die Spiele zu konzentrieren.

Versteckspiele, mit Material gestaltete Dunkelräume, Spiele mit Taschenlampen, Eingegraben werden.

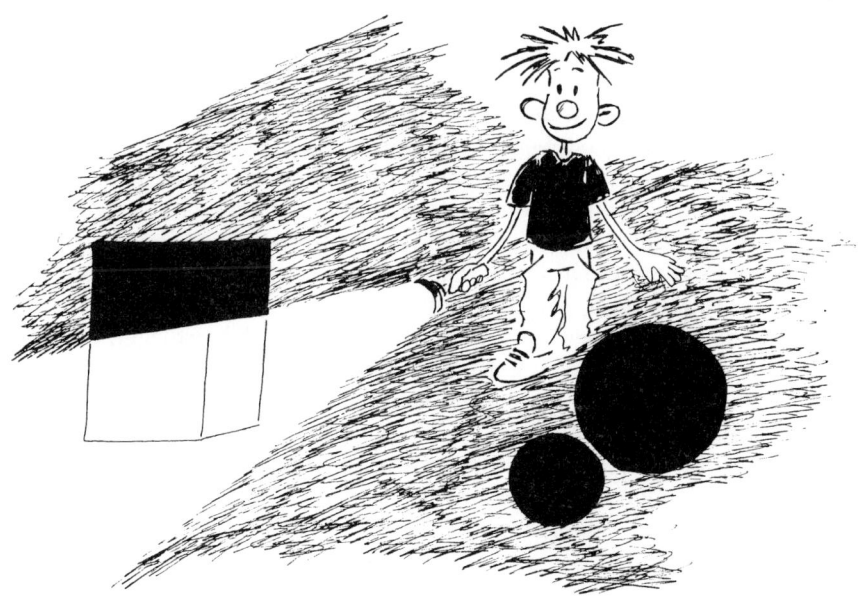

Konzentrierte Bewegungsspiele wecken die geballte Aufmerksamkeit durch die komplexe Anforderung, die die Kinder für eine gewisse Zeitdauer aufbringen müssen, um die Bewegungsziele erreichen zu können.

 Kletterwand, Judo, Kampfspiele, Reiten, Rollschuhe, Inlineskates, Skateboards.

Attraktives feinmotorisches Material motiviert die Kinder, sich selbständig mit Geschicklichkeit und Feinmotorik zu beschäftigen.

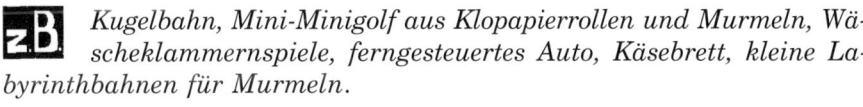 *Kugelbahn, Mini-Minigolf aus Klopapierrollen und Murmeln, Wäscheklammernspiele, ferngesteuertes Auto, Käsebrett, kleine Labyrinthbahnen für Murmeln.*

In **Symbolspielen** imitieren, kompensieren und verarbeiten die Kinder die erlebte Wirklichkeit, sie verändern gewohnte oder erproben neue Rollen, sie nehmen mögliche oder erwünschte Ereignisse vorweg.

 Als Dschungeltiere, in Familienspielen, als Ritter, als Comic- oder Kinohelden.

Bewegungsräume

zB *In einem Raum sind Kletterlandschaften aus Barren, Kästen, Weichbodenmatten, Langbänken, Rutschen, Tauen und Seilen aufgebaut.*

Eine besonders gut geeignete Bewegungssituation erleben Kinder in Bewegungsräumen. Sie finden dort durch Materialaufbauten eine vorgegebene Struktur vor, in der sie sich nach eigenen Wünschen und Bedürfnissen bewegen, austoben, balancieren, bauen oder sich zur Erholung in eine Ecke verkriechen können. Sie können mit den angebotenem Materialien Spielsituationen planen, konstruieren oder verändern. Sie werden zu selbstverantwortlichen Gestaltern ihrer eigenen Bewegungs- und Begegnungsanlässe. Die Bewegungsräume leben von den attraktiven Materialien, die bestimmte Bewegungsformen, Strukturen oder Themen nahelegen. Die Bewegungsräume berücksichtigen den engen Zusammenhang zwischen Psyche und Bewegung, zwischen bewegenden Erfahrungen und körperlichem Ausdruck von Gefühlen. Sie betonen Eigenmotivation, Neugier und Bewegungsfreude der Kinder. Sie unterstützen unverfängliche Kommunikation, spielerische Begegnungen und intensive gemeinsame Erlebnisse in der Gruppe. Die Kinder lernen spielerisch und unverfänglich ohne Leistungsdruck ihre eigenen Grenzen zu erweitern. Sie entwickeln sich selbständig in der Auseinandersetzung mit dem angebotenen Material und den unterschiedlichen Schwierigkeitsgraden der Aufbauten, in dem sie experimentieren und andere Kinder nachahmen oder anregen.

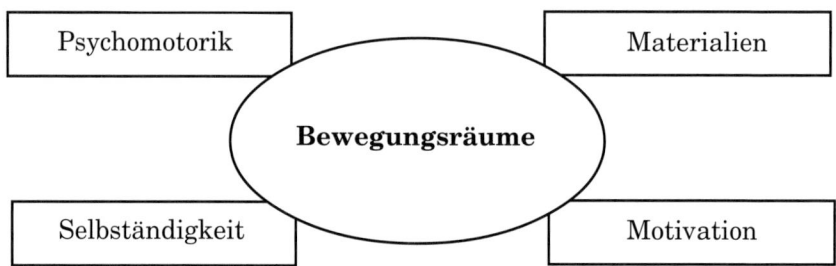

zB *In einem Raum mit vielen Sprungfedermatratzen lassen sich Berge zum Klettern, Springen oder Fallen lassen, Höhlenlandschaften zum Verstecken oder ein Labyrinth zum Durchkriechen herstellen.*

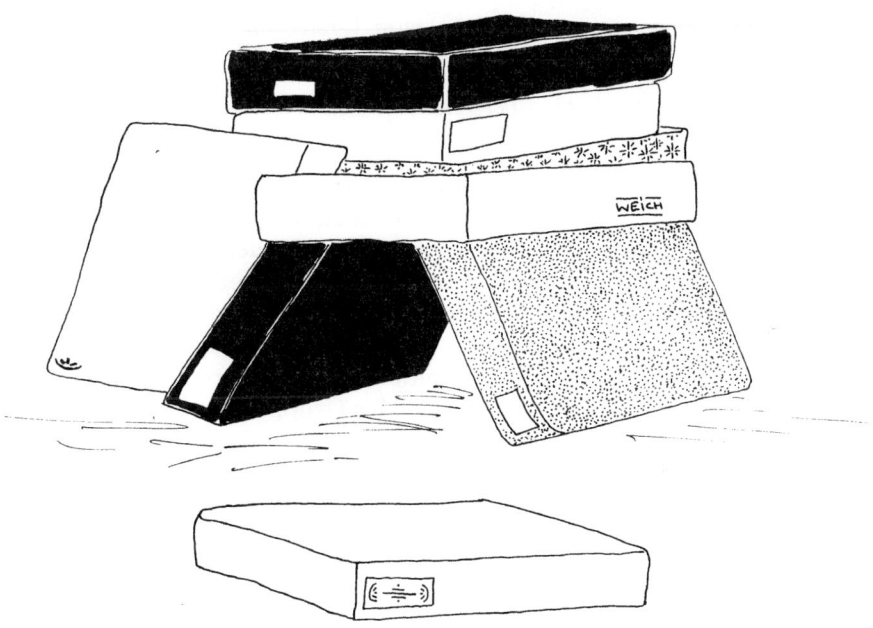

 • *Viele aufgeblasene LKW- und Autoschläuche verwandeln einen Raum in Tunnel-, Berg- oder Gletscherspaltenlandschaften genauso wie in eine Turmbaustelle oder ein Rollstudio.*

• *Aufgehängte Drainagerohre lassen hohe, lange oder kurze, gerade oder spiralige Kugelbahnen für Tennisbälle entstehen.*

• *Elastische Gummibänder werden durch den Raum zum Spinnennetz gespannt, durch das Kinder kriechen oder steigen, ohne Glöckchen anzustoßen oder um Memorykarten einzusammeln.*

• *In einem größeren Raum sausen verschiedene Fahrzeuge wie Roller, Fahrrad, Dreirad, Holländer, Kettcar, Inlineskates oder Pedalos die Wege entlang.*

• *Im Rollbrettland gestalten Tunnels aus Stühlen, Garagen aus Tischen, Rampen und Wippen aus Brettern, Mauern aus Kartons eine abwechslungsreiche Landschaft für die Rennfahrer auf den Rollbrettern.*

• *Im Schaumstoffland werden aus alten Schaumstoffmatratzen geschnittene Bausteine angeboten, zum Werfen in großen ungefährlichen Schlachtfeldern, zum Bauen von Mauern, Häusern und Türmen, zum*

Eingraben von mutigen Kindern, zum Verstecken, zum Ausstopfen von Kleidung, zum Legen von Formen und wackeligen Straßen.

- *Dunkelzimmer verbergen verschiedene Materialien zum Ertasten, zum Balancieren, zum Liegen, zum Hören oder zum Entspannen.*

Einfluß auf das Spielgeschehen haben die Anzahl und die Beschaffenheit der Bewegungsräume. Gibt es nur einen Bewegungsraum, muß der Raum eventuell in mehrere Zonen für Ruhe, Bauen und Austoben unterteilt werden. Bei mehreren schwerpunktmäßig verschieden eingerichteten Räumen können die Kinder nach ihren Bedürfnissen die Räume wechseln, ohne andere Kinder zu stören. Bewegungsräume können in der Natur, im Schwimmbad, in Umkleideräumen genauso wie in Turnhallen, Gymnastikräumen, Therapie- oder Gruppenzimmern und in Vorräumen entstehen. Große leere Räume fordern eher zu großräumiger Bewegung, enge oder kleine Zimmer eher zur Behutsamkeit, zu Kontakt oder Entspannung auf. Ist der Raum mit viel und großem Material angefüllt, werden eher basale Bewegungs- und Wahrnehmungssysteme angesprochen, wenig Material läßt eher kreative oder soziale Handlungen entstehen.

Auch die Zeitdauer, in der die Bewegungsräume erforscht werden dürfen, prägt das Spiel der Kinder. Die ersten Stunden benötigen die Kinder zum Austoben, zum Ausprobieren und zum Erforschen der Möglichkeiten. Nach genügend Wiederholungen werden neue Ideen erfunden, bekannte Spiele variiert oder verändert. Die Räume sollten erst dann verändert oder neu eingerichtet werden, wenn die Kinder mit dem bisherigen Materialangebot genügend Erfahrungen gesammelt und integriert haben oder gesättigt sind.

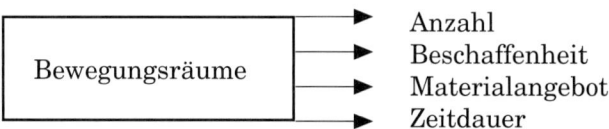

Die Bewegungsräume sind kindzentriert, da die Kinder selbständig auswählen und sich nach ihren Bedürfnissen bewegen können. Sie unterstützen die Eigenmotivation der Kinder, da freies Handeln und Bewegen in den Bewegungsräumen sogar erwünscht ist. Die Erwachsenen sind während des kindlichen Spiels konzentrierte, aber meist unscheinbare Beobachter und Helfer. Sie bereiten die Räume aufgrund ihrer Beobachtungen vor. Wenn die Kinder genügend Erfahrungen gesammelt haben, können sie mithelfen, neue Bewegungsräume zu planen, vorzubereiten, zu verändern und zu gestalten.

(vgl. Köckenberger, Bewegungsräume, 1996)

5.5 In der Entspannung

„Es ist mir wichtig, daß mein Zappelphilipp endlich ruhig wird. Wie kann er denn Entspannung üben?" erkundigte sich die Mutter.

Es scheint uns allen heutzutage die Zeit zu fehlen, wenigstens für kurze Augenblicke inne zuhalten, Atem zu holen, uns zu spüren oder die momentane Situation bewußt zu erleben. Dies betrifft in verstärktem Maße unsere Kinder. Sie haben noch weniger Chancen, abzuschalten, auszuwählen oder die ankommenden Reize zu filtern. Viele Kinder hatten überhaupt noch keine Gelegenheit, Ruhe und Stille zu erleben und zu genießen. Der Mensch lebt, erlebt und handelt als Ganzes, nicht in abstrakten funktionellen Teilbereichen. Besonders wenn er entspannende Situationen gestaltet und genießen will. Muskuläre Entspannung und Anspannung (*Tonus*) werden in den Zentren des Großhirns geregelt. Einfluß darauf besitzen das Gleichgewichtssystem (*vestibuläre*), die Tiefensensibilität (*kinästhetische System*) und ein Bereich im Stammhirn (*formatio reticularis*), der außerdem alle eintreffenden Wahrnehmungsreize filtert, verstärkt, bündelt, ausblendet oder miteinander kombiniert. Aber auch das limbische System, für unsere Gefühle und Motivation verantwortlich, prägt den Tonus. Deutlich sind im körperlichen Ausdruck, im schützenden Muskelpanzer, in der Körperhaltung und in der Entspannungsfähigkeit die Auswirkungen vergangener Erlebnisse und innerer Gedanken- und Gefühlsabläufe bemerkbar. Entspannung der Muskulatur ist als Voraussetzung für eine weitreichende vegetative und geistig – seelische Entspannung zu sehen und umgekehrt. Anspannung wird oftmals durch Überforderung, Angst und Unsicherheit ausgelöst. Entspannung bedeutet deshalb nicht nur das schrittweise Ausblenden von äußeren Wahrnehmungsreizen, das Aufgeben von überflüssiger Bewegung und das Absenken der willkürlichen und unwillkürlichen Muskelspannung. Entspannung bedeutet neben dem Be-„frei"t – sein von Verspannung auch Ungezwungenheit, Geborgenheit, Genießen können und Wohlgefühl.

> Das Lachen (ver-)sucht die Ruhe.

Erst in dieser Sicherheit können sich Kinder schrittweise der Ruhe öffnen, innere Bilder und seelisch – emotionale Abläufe wahrnehmen und dadurch ein Loslassen von Problem- und Rollenfixationen, von Vorstellungen und Erwartungen erreichen. Dies erschließt neue Energievorräte und ist Hilfestellung, Ruhe und Konzentration in das Handeln und in die alltägliche Bewegung zu integrieren.
Alle Kinder wechseln im freien Spiel ständig zwischen aktiven und ru-

higen Momenten. Sie suchen nach neuen Reizen, Bewegungs- und Spiel-
anlässen. Dann spielen sie vertieft und ausgiebig, bis sie sich in einer
Ruhepause erholen und das Erlebte „verdauen". Die anschließenden
Überlegungen führen zu neuen Aktivitäten. Die meisten Kinder können sich entspannen. Nur entspannen sie sich anders, als wir dies aus
unserem Erwachsenenblickwinkel erwarten. Meist wird Entspannung
mit Stillhalten und Ruhig-liegen verwechselt.

So erleben Erwachsene, daß mit Entspannungsmethoden der Erwachsenen kaum lebhafte Kinder zur Entspannung zu führen sind.

zB *Die Kindergartengruppe liegt am Ende der Bewegungsstunde auf
dem Boden. Die Erzieherin hat eine Entspannungsgeschichte vorbereitet. Mit ruhiger und langsamer Stimme beginnt sie vorzulesen. Nach
dem dritten Satz beginnen zwei Kinder zu husten. Nach dem vierten
Satz kichern drei Kinder. Die Erzieherin betont mit ihrer Stimme noch
intensiver die entspannende Wirkung. Nach dem fünften Satz rutschen
vier Kinder auf dem Boden hin und her. Nach dem sechsten Satz versucht ein Kind einen Witz zu erzählen. Die Erzieherin sagt mit gedämpf-
ter Stimme, um die Entspannung zu retten: „Sei doch endlich still! Du
störst die anderen Kinder. Entspanne dich jetzt!" Andere Kinder kichern
weiter, zwei Kinder machen Geräusche, das gerügte Kind boxt den Nachbarn in die Seite. Die Erzieherin ist enttäuscht. Warum können die Kinder nicht einmal zehn Minuten ruhig liegen und sich entspannen?*

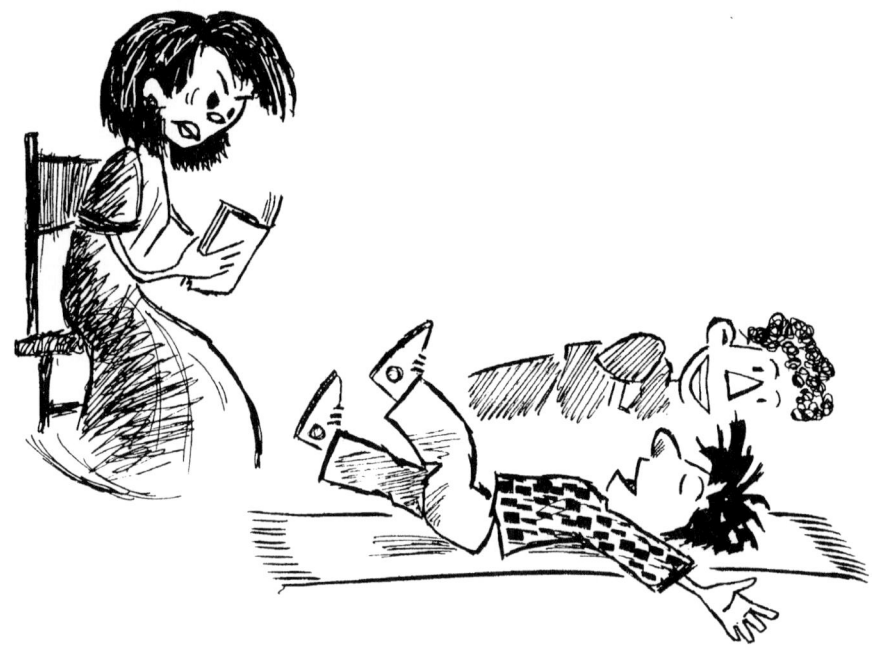

Bewegungsunruhige oder zappelige, unkonzentrierte und reizüberflute-
te Kinder können jede noch so sorgfältig geplante und durchdachte Ent-
spannungsstunde stören oder mit ihrem Verhalten verhindern. Streß
verstärkt ihre Abneigung oder Angst vor der Ruhe. Zwang zur gemeinsamen Entspannung verhindert erst recht Konzentration und innere
Ruhe. Auch wenn die Kinder mitmachen wollen, bewirken sie im besten Fall nur ein Unterdrücken von Bewegung, ein Ruhighalten durch
angespannte Muskulatur bis hin zum Anhalten der Atmung. Das hat
auf keinen Fall etwas mit Entspannung zu tun.
Kinder lernen spielerisch leicht. Sie lernen auch Entspannung über
Nachahmung und Ausprobieren. Sie lernen über konkrete Wahrnehmung, Körperkontakt und Handlung. Sie benutzen Symbole, Bilder und
Geschichten, um Inhalte zu begreifen. Eine kindgerechte Entspannung
darf nicht mit Totenstille verwechselt werden! Vielmehr lebt sie von
Spannung, Lachen und lustvollem Spiel. Es gibt viele verschiedene An-
satzpunkte, um mit den Kindern entspannende Momente zu erleben und
sie schrittweise auf der eigenständigen Suche nach erholender und er-
füllender Ruhe zu begleiten. Wichtig ist hierbei jedoch, die Kinder in
ihrer derzeitigen Situation, in ihrem Entwicklungsstand und ihrer momentanen Bedürfnislage zu akzeptieren Die Spiele sollen die Entspannungsfähigkeit der Kinder fördern, sie dürfen sie aber auf keinen Fall
fordern. Es ist wertvoller, wenn die Kinder – leicht unterfordert – von
sich aus die Entspannungsphase verlängern wollen, als wenn sie – überfordert – die Entspannungsphase oder Ruhe abzubrechen versuchen.

In vielen einfachen *Tobe- und Fangspielen* erhalten die Kinder die
meist seltene Gelegenheit, mit nur geringen Einschränkungen und ohne
komplizierte Spielregeln den angestauten Bewegungsdrang auszuleben,
bis hin zur körperlichen Erschöpfung. Die angebotenen kleineren Pausen werden dadurch selbständig und freiwillig wahrgenommen. Die Kinder wehren sich nicht mehr gegen die Ruhigstellung, sondern lernen
die Pausen schätzen. Maximale Anspannung führt zur maximalen Entspannung.

Bewegungsinseln sind Orte, die Kinder kurzzeitig aufsuchen können,
um ihrem Bewegungsdrang nachzugeben. Sie benutzen solche Bewegungsinseln selbständig und erfahren über ihren Gebrauch die ordnende Struktur gelenkter Bewegung.

z.B. *Helmut springt auf dem Trimmpolin selbständig so heftig, so
wild, so lange, wie er will. Er tobt sich aus und stimuliert sein
Gleichgewichtssystem. Irgendwann legt er sich auf das Trimmpolin und
wiegt sich nur noch sachte mit kleinen Beckenbewegungen.*

In **beruhigenden Spielsituationen** sind die Kinder durch die Spielidee oder das angebotene Material motiviert, eine Zeitlang sich selbständig zu entspannen. Versteckspiele bieten eine Zeit ohne äußere Stimulation und Wahrnehmungsvielfalt. Anschleichspiele motivieren, sich behutsam und konzentriert zu bewegen. Spiele in Höhlen, im Dunkeln oder mit geschlossenen Augen bevorzugen andere Wahrnehmungssysteme (*auditiv und taktil-kinästhetisch*).

Körpererfahrungsspiele wecken die Neugier, den eigenen Körper, seine Grenzen und seine feinen Bewegungsmöglichkeiten besser wahrzunehmen. Die Beobachtung und der behutsame Umgang mit dem eigenen Körper unterbrechen blinden Aktionismus oder die Flucht in Bewegung.

z.B. *Robby und Puddy: Helmut liegt auf dem Boden. Anne (Zauberer) berührt mit ihrer Hand Körperteile, die Helmut fest anspannen soll (Roboter). Anne berührt mit ihrem Fuß Körperteile, die Helmut schlaff fallen lassen soll (Pudding). Genauso kann Helmut von Anne während des Gehens verzaubert werden.*

z.B. *Die kleine Maus und der dicke Elefant: Anne liegt mit geschlossenen Augen auf dem Boden. Sie liegt ruhig, um „vorbeikommende Tiere" zu bemerken. Helmut heftet behutsam eine Wäscheklammer (Maus) an ihre Kleidung. Er legt ein mit Sand gefülltes Säckchen (Elefant) auf eine Körperstelle. Anne spürt Maus und Elefant, zeigt auf die entsprechenden Körperstellen oder benennt sie. Genauso können Seile als Schlangen, Tücher als Adler und Massagebälle als Igel eingesetzt werden.*

Atemerfahrungsspiele helfen nicht nur der körperlichen Entspannung, nicht nur dem emotionalen Loslassen durch das Ausatmen, sondern auch über die Beobachtung des Atems mental zu entspannen – bis hin zur Meditation.

z.B. *Das „Rennauto" Helmut „tankt", in der „Box" liegend, durch lange Atemzüge „Superbenzin", um weiter rennen zu können.*
Superwoman Anne bekommt neue Energie, indem sie im Liegen mit einem langen Ton ausatmet und dabei vom Erwachsenen am Rücken vibriert wird.

Motivierende **Geschicklichkeitsspiele** bauen Eigenkontrolle auf und verlängern die Konzentrationsphasen.

z.B. *Mit Bierdeckeln und Filmdöschen können Türme, Mauern, Straßen, sogar ganze Städte gebaut werden.*

Massagespiele „berühren" das Kind über die Haut. Sie schenken Aufmerksamkeit und Geborgenheit, Körperkontakt und Zärtlichkeit. Eine direkte Form von Zuwendung und Kommunikation, von Spielen, Genießen und Entspannung. Kinder empfangen Aufmerksamkeit und Ruhe über ihre sinnliche Empfindlichkeit.

z.B. *Windhauch: Eine behutsame Art der Berührung entsteht mit Hilfe einer Luftpumpe (Wind). Anne pustet mit der Luftpumpe an kleidungsfreie Körperstellen des liegenden Helmut. Der Wind haucht zart an den Fingerspitzen, er wird mutiger am Arm und entpuppt sich als Orkan über den Schultern und tobt den Rücken entlang. Plötzliche Windstille. Helmut wartet. An welcher Körperstelle taucht ein Windhauch wieder auf? Der Wind setzt kaum spürbar an der rechten Backe an, umstreift die Nasenspitze und gleitet zwischen den Augen die Stirn entlang. Heftig zerzaust er die Haare. Kurz- und schnellatmig holpert er den Rücken auf und ab, mal weiter entfernt, mal dicht über der Haut. Schließlich gelangt er fast schwingend zum anderen Arm und läuft an den Fingerspitzen aus.*

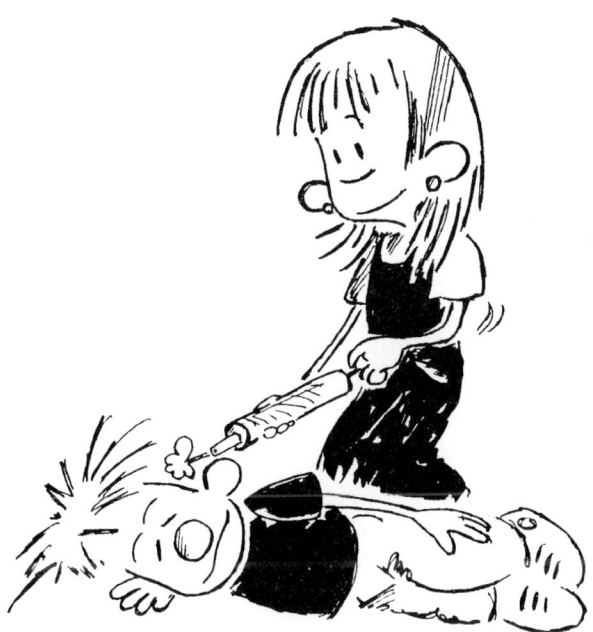

Traumgeschichten geleiten in eigene oder neue Wirklichkeiten, verbinden Zuhören mit Erleben und Gestalten, Konzentration mit Entspannung und Umweltbeschreibungen mit einem Angebot für Problemlösungen.

Psycho-emotionale Spiele bieten eine geschützte Bühne, um mit Rollen-, Theater-, Interaktions- und Ausagierspielen Verkrampfungen, angestaute Gefühle und verfestigte Strukturen spielerisch und unverfänglich ins Bewußtsein zu bringen und aufzulösen. (vgl. Köckenberger 2000)

Entspannungsräume

Alle Kinder tragen in sich das Bedürfnis und die Bereitschaft, Ruhe und Entspannung zu genießen. Aber nicht jedes Kind will zu jeder Zeit mit allen anderen Kindern gleichzeitig und nach der gleichen Methode lernen. Den Kindern kann mehr Freiraum und Selbstverantwortung im Handeln, Erleben und Lernen von Entspannung zugestanden werden. Sie benötigen die entsprechende Umgebung, Raum, Zeit und den notwendigen Rahmen als sicheren Halt, um selbständig und von sich aus Entspannungsphasen oder Ruhepausen mit individueller Dauer und Intensität – eben ihnen angemessen – zu wählen. Diese Freiwilligkeit ermöglicht den Kindern nicht nur eine hohe Eigenmotivation, sondern auch als freie Wahl eine bewußte und zielgerichtete Steuerung ihrer Handlung. Die Erwachsenen werden zum Helfer und Berater, die die Entspannungsräume, Entspannungsinsel oder die einzelnen Stationen mit entsprechendem Material und Spielsituationen kindzentriert und entwicklungsorientiert vorbereiten und vorstrukturieren. Sie sorgen für den äußeren Rahmen und die Einhaltung der Minimalregeln.

1. Ein Spiel- und Bewegungsraum besitzt eine ***Entspannungsinsel,*** sobald die Kinder sich während der Bewegungsstunde nach ihren eigenen Bedürfnissen zurückziehen, entspannen oder ausruhen können. Dies kann auf unterschiedlichste Weise und mit verschiedensten Materialaufbauten passieren:

 • *Eine dunkle Höhle unter einem Tisch, unter einem umgelegten bedeckten Tor oder in einem großen Karton*

*   *Ein Tunnel aus Stoff oder Matratzen, aus Kästen, Langbänken und Matten*

*   *Eine aufgespannte Hängematte*

*   *Mit Material gefüllte Kuppelzelte oder große Wannen (Decken, Zeitungen, ungesponnene Wolle, Plastikbällchen)*

*   *Eine Massageecke zum Riechen, Fühlen, Berührt werden („Krankenhaus")*

Gerade Kinder wie Helmut machen von den verschiedenen Höhlen innerhalb des Bewegungsraumes öfters Gebrauch, um sich freiwillig nach dem Austoben in reizarmen, aber attraktiven Rückzugsmöglichkeiten zu erholen.

2. Ein **Entspannungsparcours** wird durch unterschiedliche Stationen, die die Kinder beliebig wählen können, strukturiert. Es empfiehlt sich, Bewegungs-, Ruhe- und Konzentrationsstationen gleichzeitig, manchmal räumlich getrennt, anzubieten. Entweder wechseln die Kinder gleichzeitig auf Signal zu einer beliebig anderen Station oder sie bestimmen auch die individuelle Zeitdauer, die sie an einer Station spielen wollen. Von Vorteil ist eine kindgerechte Geschichte, die den „sinn"-vollen Rahmen des Entspannungsraumes bildet.

 Bergwacht mit den Stationen: Klettern in der Kletterlandschaft – Seilschaft (zu zweit aneinander geseilt klettern) – Höhlenforschung – Absturz, Ohnmacht und das Warten auf Rettung – Krankenhaus (Massage, Operation, Verbände) – Ruheraum der Bergwacht (Augenbinde und Ohrenstöpsel zum Schlafen) – Malecke (Bergskizzen, Sonnenuntergänge oder Abenteuer....).

3. Ein **Entspannungsraum** ist durch absolut einzuhaltende Ruhe und Behutsamkeit gekennzeichnet. Die Kinder besuchen den Entspannungsraum freiwillig. Wollen sie toben oder großräumig und laut spielen, steht ihnen eine Bewegungsalternative zur Verfügung.

 • *Krankenhaus: Auf der „Intensivstation" mit absolutem Redeverbot werden Patienten spielerisch operiert, eingecremt, massiert, verbunden und in einen Tiefschlaf versenkt.*
• *Tastraum: Im abgedunkelten Raum sind verschiedene Materialien als Bodenunebenheiten, Vorhänge, Wandbehänge, Schätze zum Ertasten aufgebaut. Kuschelecken mit Decken oder Fellen laden zum Ausruhen und Lauschen ein.*

Häufig ist zu beobachten, daß die Kinder nach einiger Zeit den Raum und die Rahmengeschichte mit einem eigenen Bewegungsspiel beleben und manchmal selbständig ihre Rollen miteinander tauschen.

Zusammengefaßt lassen sich folgende Thesen aufstellen:
• Kindzentrierte lustvolle Entspannung ist das Gegenteil von erzwungener angespannter Stille.
• Kindliche Entspannung bevorzugt die spielerische Körperlichkeit, umrahmt von einer Geschichte statt monotoner und langweiliger Ruhe.
• Frei gewählte und sinnvoll erlebte Entspannungsphasen sind wertvoller als von außen motivierte und geführte Ruhesequenzen.
• Der erste Schritt in Richtung Entspannung ist durch Abwechslung und kurze Entspannungsphasen gekennzeichnet. Überforderung, Streß, Zwang und Fremdbestimmung des Kindes sind zu vermeiden.

- Entspannung will eher den Augenblick leben und genießen, als angestrengt oder ängstlich die Augen ver-schließen.
- Entspannung ist eher ein bewegendes Los-lassen als ein steifes Verhalten.
- Bei der kindlichen Entspannung ist das selbständige Wechseln zwischen Aktivität und Ruhe wertvoller als angeleitete Totenstarre.

Bewegung begegnet der Welt,
berührt den anderen,
erfährt sich selbst – findet zur Ruhe.

6. Epilog

In der Hasenkindergartengruppe sind alle Hasenkinder brav. Sie warten ruhig an ihren Plätzen, bis die Oberhäsin kommt und ihnen erklärt, was sie jetzt Tolles machen. Alle Hasenkinder stehen gemeinsam auf, holen die verlangten Grashalme, setzen sich wieder brav an den Fliegenpilztisch und warten auf weitere Anleitungen. Die Oberhäsin erklärt das Flechten mit Grashalmen. Alle Kinder fangen ruhig an. Keiner kichert oder stößt seinen Nachbarn. Ist das Körbchen fertig geflochten, stehen alle Kinder auf und gehen in einer Reihe hinaus zum freien Spielen. Im Freien fragen sie brav, was sie spielen sollen. Die Oberhäsin schlägt Fangen vor. Alle Häschen nicken und rennen gehorsam im Kreis. Keiner lacht oder ärgert den Fänger. Es macht richtig Spaß.

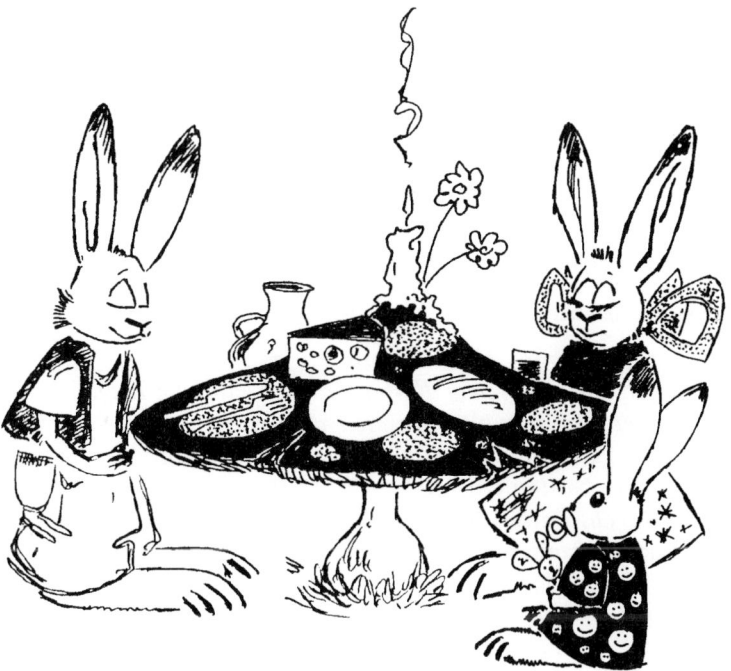

Utopisches Horrorszenario? So wollen wir die Kinder nicht erleben, auch wenn wir in schwierigen Situationen ähnliche Wünsche hegen können. Helmut und Anne sind eben nicht nur das Salz auf unseren eigenen Wunden, das uns brennend an unser eigenes Wachstum, unsere Gelassenheit und Aufmerksamkeit erinnert. Diese Kinder sind auch das Salz in der Suppe im Alltag. Sie sind dann nicht nur Nerv, sondern manchmal Balsam für unsere Seele. Auffällige Kinder sind etwas Besonderes und Bewegendes. Sie bringen uns Lebensfreude und wichtige Impulse. Wenn wir sie als Anregung und nicht als Störung begreifen, können wir gemeinsam mit ihnen noch vieles lernen. Neue Standpunkte erlauben innezuhalten, vielfältige Sichtweisen lösen festgefahrene Muster, Perspektivenwechsel bringen wieder Verständnis, Entspannung, Bewegung und Entwicklung in die Beziehung zu den Kindern.

Klarheit, Struktur und Aufmerksamkeit den Kindern beizubringen bedeutet auch unser eigenes Verhalten und die Lernfelder der Kinder zu überprüfen und eventuell zu verändern. So können wir konsequenter und streßfreier den Alltag mit den Kindern erleben. Unser Vorbild und klare Begegnungen helfen den Kindern viel mehr als ständige Verbesserungsforderungen.

Wir können gemeinsam mit den „störenden" Kindern neue Wege durch Verständnis, Vertrauen und Vielfalt gehen. Sie sind uns eine Hilfe in unserer Gesellschaft, sie sind für jeden von uns nicht nur anstrengend, sondern auch sehr heilend, wenn wir sie akzeptieren und liebgewinnen.

Nichts ist unmöglich. Auch wenn es manchmal so scheint.

 Sagt die Biene zur Hummel: „Du bist ja viel zu schwer. Du wirst nie fliegen können." Die Hummel schmunzelte und flog davon, obwohl sie aufgrund aerodynamischer Gesetzmäßigkeiten gar nicht fliegen könnte.

Wir müssen uns nur trauen.

Die Mutter und Helmut kamen heute zu mir. Ich fragte Helmut, ob er stark sei, weil ich noch zwei Kisten in das Zimmer tragen mußte. Er zeigte mir seine Muskeln und danach verschiedene Kunststücke, die er gut kann oder gerne macht. Wir spielten eine Zeitlang mit verschiedenen Materialien, bauten ein Labyrinth, rollten Bälle als gefährliche Ungeheuer hindurch, hatten Spaß und bemerkten kaum, wie die Zeit verging. Im anschließenden Gespräch mit der Mutter nahm ich Anteil an ihren Zweifeln und Sorgen, ohne den „perfekten-alles-wissenden" Therapeuten zu spielen. Ich dankte ihr für ihr Vertrauen und ihre Offenheit. Später erinnerte ich mich an gestern nachmittag, als ich mit einem Säugling Kontakt hatte, mit einer Plastikdose, mit der wir Geräusche erzeugten und die wir zuerst von meinem, dann von seinem Kopf fallen ließen. Zwischen uns war der gleiche offene und neugierige Augenblick wie im Spiel mit Helmut und später im Gespräch mit seiner Mutter. Und ich ahnte von der Spur des einfachen Zusammenlebens........

7. Anhang: Weitere Behandlungsansätze

Diätbehandlung

Wenn Nahrungsmittel und deren Zusätze zu Allergien und dadurch zu Bewegungsunruhe und Konzentrationsstörungen führen, erscheint eine Diätbehandlung sinnvoll. Durch eine Untersuchung des pH-Wertes des Speichels wird eine sogenannte Phosphatüberempfindlichkeit diagnostiziert. Weglaßkost schließt die Hauptnahrungsmittelallergene aus. Mit einer Rotationskost im Vier-Tages-Rhythmus können allergieverursachende Nahrungsmittel schneller herausgefunden werden und sich weniger neue Allergien entwickeln.

Bei einer solchen Diät werden Konservierungsstoffe in Lebensmitteln, Fertiggerichte, Milch, Zucker, Orangen und andere Obstsorten, Süßigkeiten, Hefe, teilweise auch Gemüse und Fleisch abgelehnt. Verboten sind Antibiotika und Antihistaminika. Wichtig ist eine strikte Einhaltung und Überwachung der Diät.

Die Zuwendung und Aufmerksamkeit der Eltern erhöhen sich, weil die Kinder im Mittelpunkt stehen und das Eßverhalten der gesamten Familie beeinflussen. Die umstrittene phosphatfreie (*oder additivafreie oder oligoantigene*) Kost hat bei einigen Kindern Erfolg. Deutliche Verbesserungen der Verhaltensauffälligkeiten werden durch subjektive Beurteilung von Lehrern und Eltern angegeben. Auch unter EEG-Kontrollen konnte bei einer Diät eine Verbesserung der Hirnströme nachgewiesen werden, bei wieder normaler Kost eine Verschlechterung innerhalb einiger Stunden.

Kritik: Es gibt gegenteilige Studien, die einen Placeboeffekt der Diät beschreiben.

Die Diät bedeutet nicht nur für das betroffene Kind, sondern auch für die gesamte Familie eine finanzielle oder zeitintensive Belastung und Einschränkung normaler Lebensgewohnheiten. Sie kann deshalb nur selten korrekt durchgehalten werden.

Eventuell können Mangelerscheinungen auftreten, weil die Diät als Dauernahrung zuwenig Kohlenhydrate, Ballaststoffe und Vitamin C besitzt, dagegen reich an tierischen Proteinen und Fetten und deshalb cholesterinreich ist.

Unterschiede zwischen gesunder Ernährung und exakter phosphatfreier Diät sind manchmal verschwommen.

Andere Auslöser können dabei übersehen, die Kinder aus Angst vor Diätfehlern erheblich reglementiert und auch sozial eingeschränkt werden.

Edukinestetik

Edukinestetik entwickelte sich aus der Kinesiologie und der daraus hervorgegangenen „Touch for Health"-Behandlung. Der Gründer Paul Dennison stellte eine Reihe von Übungen zusammen, um Kindern mit Lernschwierigkeiten zu helfen. Mangelhafte Zusammenarbeit der Gehirnhälften soll durch spezielle Muskeltestverfahren erkannt und durch gezielte Körperübungen und Energiebalancen verbessert werden. Durch meist diagonale und beidseitige oder gegengleiche Gymnastikübungen (*braingym*) soll das Gehirn geschult werden, leichter, konzentrierter und effektiver lernen zu können. Angeblich besitzen hyperaktive Kinder eine schlechte Zusammenarbeit zwischen Hinterhirn und Vorderhirn, das heißt, die Verbindung zwischen Planung und Ausführung ist erschwert. „Überkreuzbewegungen" sind hilfreich, damit beide Hirnhälften besser zusammenarbeiten und um besser mit beiden Ohren gleichzeitig hören, mit beiden Augen gleichzeitig sehen und den ganzen Körper koordinieren zu können. Energieüberschuß und emotionaler Streß soll durch ruhige überkreuzte Haltung abgeleitet werden. Die Aufnahme und Filterung von Reizen (*in der formatio reticularis*) soll durch Drücken der Ohrläppchen besser gesteuert werden können. Fußbewegungen lassen aufmerksamer und ausdauernder zuhören sowie Aufgaben zu Ende zu bringen. Einzelne Druckpunkte steigern die Zentrierung und Konzentration (vgl. Dennison 1987).

Kritik: Diese Methode basiert auf einem mechanistischen Menschenbild. Sie ist nicht wissenschaftlich belegt. Sie erscheint sehr einfach. Ohne Zweifel wird dabei Koordination geübt. Hilft dies auch direkt dem Lernen und der Konzentration? Machen die Kinder diese Übungen gerne und selbständig? Müßte es nicht kindgerechter verpackt werden?

Elterntraining

Hyperaktive Kinder können kaum ihr Verhalten steuern, wenn sie Anforderungen, Regeln und Konsequenzen von außen befolgen sollen. Konflikte im Elternhaus eskalieren, wenn beide Seiten aufeinander negativ reagieren. Eltern sollen deshalb in die Lage versetzt werden, weniger mit Bestrafung und mehr mit Belohnung zu arbeiten, unproblematisches Verhalten gezielt zu verstärken, Anweisungen effektiver und klarer zu äußern, deren Einhaltung und einen regelmäßigen Tages- und Wochenablauf zu gewährleisten. Nutzlose Diskussionen sollen vermieden werden. Immer wiederkehrende Handlungsmuster, subjektive Wahrnehmungsweisen und Einstellungen lassen sich auch bei den Eltern verändern. Die Eltern lernen, die Auffälligkeiten der Kinder besser zu verstehen und zu akzeptieren. Sie sehen wieder die Stärken und liebenswürdigen Seiten der Kinder. Sie lernen aktiv zuzuhören, in dem sie das Erzählte bestätigen oder Ich-Botschaften senden, um Interpretationen, Vorwürfe und Doppelbotschaften zu vermeiden. Sie erhalten dadurch ein positives Selbstwertgefühl in der Erziehung und mehr Sicherheit im Umgang mit dem Kind. Vormals schwierige Situationen werden oftmals nicht mehr als schwierig empfunden. Gemeinsame Erlebnisse in der Natur und Klettergruppe, bei Suchspielen und auf Fahrradtour bestärken die Fähigkeiten der Kinder und die Beziehungen in der Familie.

Elterntraining ist angeblich effektiver als viele anderen psychologischen Therapieansätze (vgl. Saile 1996).

Kritik: Elterntraining soll die Eltern vor allem in schwierigen Situationen unterstützen. Können solche Veränderungen zielgerichtet und zweckgebunden antrainiert werden?

Elternvereine

Elternselbsthilfegruppen vermitteln nicht nur Information über geeignete Schulen und Therapien. Sie erleichtern die oft auf sich allein gestellten Eltern, daß andere Eltern ähnliche Probleme haben. Die Eltern können Erfahrungen und Lösungsversuche austauschen. Sie können sich gegenseitig unterstützen, sich nicht ausschließlich um ihre Problemkinder zu sorgen, sondern auch für sich selbst Hilfe zu suchen und in Anspruch zu nehmen. Sie können sich Tips geben, wie im familiären Bereich wieder mehr Verständigung und Entspannung erreicht werden kann.

Kritik: Es besteht die Gefahr, daß einige Eltern glauben, ihren individuellen Lösungsweg gegenüber anderen Ideen verteidigen zu müssen.

Entspannungstechniken

Entspannung beruhigt nicht nur die sichtbare Bewegungsaktivität. Durch die Ruhe können innere Bilder zur Konfliktbewältigung und zur Steigerung des Selbstwertgefühls beitragen. Bevor die Kinder Entspannungstechniken anwenden können, sollten sie spielerisch und freiwillig Ruhephasen genießen können (siehe Seite 173ff). Dann können auch die aus dem Erwachsenenbereich übernommenen Übungen erfolgreich praktiziert werden.

Am bekanntesten ist das Autogenes Training (*nach Schulz*), das durch Autosuggestion mit eigener innerer Stimme zur veränderten Körperwahrnehmung und Selbstentspannung führt. Anfangs wird nur etwa drei Minuten lang mehrmals täglich geübt. Dabei sagen sich die Kinder in bestimmten Intervallen aufeinander aufbauend folgende Formeln: *„Ich bin ganz ruhig und entspannt, mein rechter Arm ist schwer, Arme und Beine sind schwer, mein rechter Arm ist strömend warm, Arme und Beine sind strömend warm, mein Herz schlägt ruhig und regelmäßig, Atmung ganz ruhig, Leib strömend warm, Kopf frei und klar".* Ist die Tiefenentspannung erreicht, können individuelle Leitsätze den Kindern helfen, Selbstbewußtsein und Selbstvertrauen zu steigern oder schwierige Situationen beim Lernen, in der Schule oder zu Hause in den Griff zu bekommen. *„Ich erledige alle Hausaufgaben konzentriert und schnell"* – *„Bei der Prüfung bin ich ganz ruhig und gelassen."* (vgl. Kruse 1994).

Die neuromuskuläre progressive Entspannung (*nach Jacobsen*) geht nach dem Grundsatz vor: maximale Anspannung führt zu maximaler Entspannung. Dabei wird erst eine Hand zur Faust geballt, immer mehr angespannt, einige Sekunden gehalten und schließlich wieder gelöst. Nach und nach wird so der gesamte Körper angespannt und entspannt.

Yogaübungen sind aus Indien überlieferte Körperhaltungen, die für einige Minuten eingenommen werden. Sie sollen die älteren Kinder beruhigen und von innen heraus disziplinieren. Die Körperempfindungen werden auf den natürlichen Atemrhythmus gelenkt. Diese Asanas werden für jüngere Kinder in Geschichten eingebettet und spielerisch geübt (vgl. Eckert, R. 1995).

Tagtraumgeschichten begleiten die ruhig am Boden liegenden Kinder in Tagträume. Die Kinder lauschen der Handlung der Geschichte, entspannen sich dabei und erhalten wichtige Impulse, um Erlebnisse, Konflikte oder Ängste verarbeiten oder auflösen zu können.

In Biofeetbackverfahren bekommen die Kinder über Messungen die Rückmeldung, wie sehr sie ihre Muskeln, Herztätigkeit und Atmung entspannt haben.

Entspannungsverfahren sind anscheinend erfolgreicher als psychotherapeutische, verhaltenstherapeutische, kognitive selbstinstruktorische und medikamentöse Ansätze (vgl. Saile 1996)

Kritik: Kleinere Kinder haben noch kein Verständnis für lange Ruhe- und Konzentrationsphasen, besonders, wenn dies als ihr Problem beschrieben wird. Wie kann ich ruhig liegend entspannen, wenn ich noch nicht ruhig liegen kann? Diese Entspannungstechniken benötigen die Bereitschaft und Fähigkeit der Kinder, gezielt die Übungen verstehen und durchführen zu können.

Erlebnispädagogik

Draußen in der Natur beginnen zwei Schritte neben der Straße die Abenteuer. Viele Wahrnehmungs- und Bewegungssysteme werden gefordert. Der Einsatz von Kraft, Mut, Kreativität, Konzentration und Ausdauer wird verlangt. Der eigene Körper, eigene Leistung und Zusammenarbeit mit anderen Kindern werden intensiv erlebt. Die Kinder sind motiviert, ihre Grenzen zu erfahren. Nachtwanderungen, Schatzsuche, Hängebrückenbau über einen Fluß, Klettern auf hohe Bäume oder an Felsen, gemeinsames Planen von Kanufahrten, Bergwanderungen und Mountainbiketouren, Lösen von herausfordernden Aufgaben – all dies macht sich die Erlebnispädagogik zu nutze, um auffällige Kinder und Jugendliche zu mehr Selbstkontrolle, einem besseren Selbstkonzept, vermehrter Konzentration und sozialer Integration zu verhelfen.

Kritik: Es erfordert manchmal viel Aufwand, um die notwendigen Naturbedingungen zu finden. Können die Erfahrungen der extremen Abenteuererlebnisse auch auf den monotonen Alltag übertragen werden?

Familientherapie

In Familien müssen schwierige Situationen bewältigt und Probleme gemeinsam gelöst werden. Fühlen sich die Eltern durch das Verhalten ihrer Kinder verunsichert und uneinig, oder belasten Schuldgefühle und Spannungen das Zusammenleben, müssen die Konflikte und Rollen in der gesamten Familie betrachtet werden. Die Familientherapie arbeitet mit der ganzen Familie, nur mit den Eltern oder in wechselnden Konstellationen. Meist wird in Gesprächsform versucht, verdeckte Kommunikationsprobleme zu klären, eventuell festgefahrene Rollen zu verändern, die Schuldfrage und einseitige Krankschreibung der Kinder aufzulösen. Familienaufstellungen oder andere Techniken helfen, Beziehungsmuster zwischen allen Familienmitgliedern aufzuzeigen und Lösungen zu finden. Partnerkonflikte werden aufgedeckt, die vielleicht schon vor der Geburt des auffälligen Kindes aufgetreten sind und durch die momentanen Probleme überlagert wurden. Die Eltern bewältigen eventuell Trauerarbeit, um ihre enttäuschten Erwartungen aufzuarbeiten und sich mit der Situation auszusöhnen. Das benötigt Akzeptanz eigener Unfähigkeiten. Kinder sind als Hoffnungsträger überlastet. Der dominate Einfluß und die Macht von Kindern wird wieder von den Eltern übernommen. Die Eltern unterstützen sich wieder gegenseitig in Erziehungsfragen.

Kritik: Familientherapie kann sehr hilfreich sein. Reicht dies aber aus, um alle Schwierigkeiten zu bewältigen? Dürfen eventuelle neurologische, körperliche oder persönliche Defizite der Kinder vernachlässigt werden?

Gespürte Interaktionen (nach F. Affolter)

Hyperaktive Kinder finden keine oder nur flüchtige Berührungspunkte. Sie nehmen sich keine Zeit, Handlungen zu planen und gezielt auszuführen. Affolter stellte als Piaget-Schülerin eine Verbindung zwischen Berührung der Umwelt (*Interaktion*), Wahrnehmung und Handlung her. In der Einzeltherapie sitzen die Kinder vor der TherapeutIn. Sie erspüren mit körperlicher Hilfe der TherapeutIn in problemlösenden Alltagsgeschehnissen ihren Körper, die Bedeutung von Wahrnehmungsorganisation und den konzentrierten sinnvollen Ablauf einer Handlung. Wenn Kinder ihre Wahrnehmung strukturieren können, erhalten auch ihre Handlungen eine bessere Struktur. Die Kinder benötigen Widerstand, Nischen und Wände, um sich körperlich aufrichten, stabilisieren und konzentrieren zu können. Sie bemerken immer wieder bewußt ihren Körper als Basis für Sicherheit und komplexe Strukturentwicklung. Auch lernen sie, vor jeder Handlung kurz inne zu halten, um Zeit für Bewegungsplanung zu bekommen. Sie führen, zuerst noch mit Handführung der TherapeutIn, zielgerichtete Bewegungen aus. Die TherapeutIn unterstützt den exakten Handlungsablauf. Sie korrigiert oder übernimmt die Führung nur, wenn nur mit ihrer Hilfe das Ziel erreicht werden kann. Je mehr die Kinder aktiv werden, desto mehr begleitet die TherapeutIn nur noch das Geschehen (vgl. Kuntz 1996).

Kritik: Die Wahrnehmung und Beurteilung von sinnvollen oder vollständigen Handlungen der TherapeutIn sind maßgebend. Die Bedeutsamkeit der anscheinend un-sinnigen Bewegungen der Kinder wird vernachlässigt. Konzentriertes und oft non-verbales Üben erscheint wichtiger als spielerisches und motiviertes Lernen der Kinder. Wollen lebhafte Kinder sich ruhig ihre Hand führen lassen?

Kurzzeittherapie

Die Kurzzeittherapie geht davon aus, daß alle notwendigen Heilungs- und Veränderungskräfte immer in uns vorhanden sind. Auch das Wissen um die Lösungen. Sie werden nur von Resignation, Verstrickungen oder Blockaden überlagert. *Wann war eine gute Situation? Was war dabei bei mir, beim Kind, bei der Umgebung, in der Kommunikation anders als sonst?* Dieses Wissen ist wichtig. Es gibt uns die Sicherheit, daß es möglich ist, gute Situationen gemeinsam zu erleben. Wir können herausfinden, welche Bedingungen und Einstellungen wir benutzen können, um immer öfters positive Situationen herzustellen. Gewohnte Verhaltensmuster und für uns schlechte Konstellationen können wir schrittweise vermeiden.

Kritik: Brauchen grundsätzliche Veränderungen in unserer Einstellung nicht mehr Zeit, um auch in Problemsituationen anwendbar zu werden?

Medikamentöse Behandlung

In den letzten Jahren hat der Einsatz von Medikamenten drastisch zugenommen. In USA nehmen schon weit über eine Million Kinder Psychopharmaka. Es gibt dort Schulen, an denen diese Tabletten in der Mittagspause reihenweise an bis zu 20% der Schüler verteilt werden.

Es werden Neuroleptika verschrieben, um die psychomotorische Unruhe zu dämpfen und affektiv auszugleichen. Außerdem Antidepressiva, Nootropika und Antiepileptika. Sedativa dagegen wirken nicht oder paradox, das heißt, sie putschen eher auf. Benzodiazepine und Barbiturate können die Symptomatik verschlechtern.
Heutzutage erhalten 80% der ADHS-Kinder Psychostimulantien, vor allem Ritalin (*Methylphenidat*). Es gehört zur Gruppe der Amphetamine und ist dem Kokain ähnlich.

Wirkung: Ritalin wirkt im Gehirn aktivierend, das heißt, es werden vermehrt Neurotransmitter freigesetzt oder eine Wiederaufnahme in die Nervenzelle verhindert. Dadurch kann anscheinend die Frontalhirnregion besser Bewegungen kontrollieren, voreilige Reaktionen hemmen und Aufmerksamkeit steuern. Ritalin ist als Kurzzeithilfe gedacht. Es wirkt nur 1 bis 4 Stunden nach Einnahme des Medikaments. Anschließend tritt der alte Zustand wieder ein. Die Wirkung besteht in einer Verminderung der Bewegungsunruhe, einer gesteigerten Konzentration und Merkfähigkeit, einer verbesserten Feinmotorik, erhöhtem Selbstvertrauen, leichter Euphorie, geringerer Ermüdung und angepaßterem Sozialverhalten in strukturierten Situationen.

Durchführung: Ritalin wird wegen der kurzen Wirkung mehrmals täglich gegeben. Durch den Kurzzeiteffekt wird keine Besserung nach Absetzen des Medikaments erreicht. Über mehrere Wochen muß ein kontrollierter Behandlungsversuch durchgeführt werden. Ist nach drei Wochen keine erfolgreiche Veränderung zu beobachten, gilt das Medikament als nicht geeignet und ist abzusetzen. Die Kinder sollen die Behandlung mit Medikamenten verstehen, sonst interpretieren sie die Veränderungen falsch oder nehmen die Tabletten nicht regelmäßig ein. Es werden Medikamentenpausen in den Ferien oder am Wochenende vorgeschlagen, um grundsätzliche Entwicklungen der Kinder durch andere Therapien überhaupt bemerken und um einen weiteren Einsatz der Medikamente überprüfen zu können. Andere Ärzte befürworten mindestens ein Jahr fortlaufender medikamentöser Behandlung, um für das Kind Kontinuität zu gewährleisten.

Kontraindikation: Ritalin darf nicht bei folgenden Erkrankungen gegeben werden: bei motorisch-verbalen Tics, bei Herzerkrankungen oder Bluthochdruck, bei Angststörungen, bei Schilddrüsenüberfunktion und bei Epilepsie. Außerdem sollte es nicht Kindern unter 6 Jahren gegeben werden.

Nebenwirkungen: Mundtrockenheit, abendliche Heißhungerattacken, Appetitlosigkeit, Magenbeschwerden, Übelkeit, Durchfall oder Verstopfung, Kribbelgefühl, Hautausschläge und Haarausfall, Kopfschmerzen, Schwindelgefühl, Tachykardien, Blutdruckanstieg, erhöhte Pulsfrequenz, Herzarhythmien, Anämie, toxisch-allergische Schädigungen an inneren Organen, Wachstumsstörungen und Gewichtsverlust, Benommenheit, Müdigkeit, Einschlafstörungen, Schlafstörungen besonders in der REM-Phase, Übererregbarkeit, Stimmungslabilität, Empfindlichkeit, Traurigkeit, Ängstlichkeit, reizbare Verstimmungen und psychische Veränderungen (aggressiv, destruktiv, depressiv, realitätsfern), Verwirrung, Halluzinationen, Auslösung von Verhaltenssterotypien und Tics (Blinzeln, Grimassieren, Räuspern, Zuckungen), Überschätzung der eigenen Leistungsfähigkeit, erhöhte Krampfbereitschaft, Mißbrauchs- und Suchtgefahr.

Bei Überdosierung wirken die Kinder teilnahmslos, passiv, und benommen. Es könnte auch eine Amphetamin-Psychose (Schizophrenie) ausgelöst werden.

Einsatz: Medikamentöse Behandlung kann eingesetzt werden, um blitzschnell eine akut eskalierende Krise in Schule oder im Elternhaus zu unterbrechen. Sie könnte die Grundlage schaffen, um andere Therapien wieder wirksam anzubieten. Sie erscheint berechtigt, wenn alle anderen Behandlungsansätze erfolglos bleiben.

Es ist jedoch ein Kunstfehler, Psychopharmaka ohne weitere Therapien zu geben. Als Dauerbehandlung ist sie sehr umstritten.

 In vielen Büchern und Vorträgen werden oft Argumente für eine Behandlung mit Ritalin o.ä. Medikamenten hervorgehoben. Deshalb versuche ich, als andere Perspektive, einige Argumente gegen eine längerfristige Medikation darzustellen.

Neuropsychologische Kritik:

- Ritalin ist kein harmloses Medikament. Es fällt wie andere Psychopharmaka unter das Betäubungsmittelgesetz. Der Arzt benötigt von der Ärztekammer eine Drogenverschreibungszulassung wie für Opiate.

- Amphetamine, und dazu gehört Ritalin, werden als suchterzeugend beschrieben. Angeblich wegen der geringen Dosierung werden Kinder nicht biochemisch abhängig, was sonst oft bei Rauschgiften üblich ist. Es kann jedoch eine psychische Abhängigkeit entstehen. Die Kinder merken, daß sie nur mit Ritalin als normal akzeptiert werden. Sie lernen Medikamente langfristig zu nehmen, um sich besser zu fühlen. Sie werden passiv und reduzieren ihre eigene Anstrengung, Probleme ohne Medikamente selbständig zu lösen. Das Selbstbild leidet erneut.
- Das Gehirn ist sehr komplex aufgebaut. Viele Aufgabenbereiche sind noch unerforscht oder mit anderen Hirnregionen vernetzt. Die Neurotransmitterproduktion ist vom limbischen System (Gefühle, Motivation) abhängig und nicht geeignet, einzelne bestimmte Regionen gezielt zu versorgen. Die unterschiedlichen Neurotransmitterstoffe haben vielfältige Beziehungen untereinander, so daß kaum eine Substanz für Veränderungen verantwortlich sein kann. Jeder Erklärungsversuch erscheint als reine Spekulation (vgl. Snyder 1990). Ritalin kann nicht gezielt in nur einem Hirngebiet eingesetzt werden. Auch deshalb können viele Nebenwirkungen auftreten.
- Es ist nicht bewiesen, daß unruhige Kinder ein Defizit an aktiven Neurotransmitter haben. Mit SPECT-Verfahren wurde unter Ritalingabe auch keine bessere Durchblutung des Frontalhirns festgestellt, eher eine Normalisierung in den sensomotorischen Hirnregionen und in den Basalganglien (statt vorheriger Überbeanspruchung wegen der übersteigerten Bewegungsaktivität). Das EEG zeigte unter Ritalingabe nur eine unvollständige Angleichung der Kurvenverläufe. Daher wird vermutet, daß die Orte der Medikamentenwirkung und der Funktionsstörung nicht identisch ist. Es ist keine Herstellung normaler Verhältnisse im vorher anscheinend gestörten Bereich möglich. Wahrscheinlich werden eher qualitativ neuartige Kompensationsmechanismen im Gehirn genutzt. (vgl. Marcus, A./Rothenberger, A. 1993)
- Es ist noch wenig über die neurologischen Wirkungsmechanismen (wie, wo, warum) der Psychopharmaka am Menschen bekannt. Die Studien berufen sich meist auf Untersuchungen mit Ratten. Zufällig werden beim Menschen gewünschte Effekte entdeckt und individuelle Verhaltensreaktionen beschrieben. Die Begründungen sind immer noch meist Vermutungen oder spekulative Thesen.
- Ritalin ist nicht, wie oft behauptet, mit der Insulingabe bei Diabetes vergleichbar. Bei Diabetes kann der Körper kein Insulin selbst herstellen, deshalb muß es ihm von außen zugeführt werden. Ritalin wird niemals im Körper selbst hergestellt. Es wird auch nicht für den Aufbau von Neurotransmittern benötigt, im Gegensatz zu bestimmten Aminosäuren.

- Ritalin nimmt dem Körper die Möglichkeit, eine eventuelle Hirnreifeverzögerung selbst zu beheben. Es verhindert das Erlernen von Eigenkontrolle, Strukturierung und Selbststeuerung, da das Medikament diese erwünschten Fähigkeiten sofort vortäuschend herstellt. Sie sind jedoch nicht gelernt und abgespeichert. Sie können nur ohne Ritalin, aber eben langsam Schritt für Schritt, gelernt werden. Im Gegenteil, Ritalin übernimmt die Kontrolle und baut eventuell bisherige Selbstkontrolle ab.

Kritik an der nur symptomatischen Behandlung:

- Es besteht keine Langzeitwirkung. Wird Ritalin wieder abgesetzt, erlebt man den gleichen Zustand wie bei Beginn der Medikamentenbehandlung (vgl. Döpfner, M. et al. 1997).
- Ritalin bringt die Störung auf der Verhaltensebene zum Verschwinden, neurobiologisch bleibt sie weiter bestehen (vgl. Rothenberger, A. 1988). Ritalin bekämpft die Symptome, aber nicht die Ursachen.
- Es ist keine Verbesserung der Wahrnehmungsprobleme, der Lern- und Verhaltensstörung, der schulischen Leistung und Denkfähigkeit nachweisbar. Durch Ritalin lernt das Kind nichts dazu (vgl. Döpfner, M. et al. 1997). Arbeitstechniken und Sozialverhalten müssen trotz Ritalingabe zusätzlich gelernt werden.
- Die Leistungsmenge und das Tempo steigen, nicht die Qualität der Leistung. Der erzieherische Einfluß sinkt. Die Verbesserung einzelner Leistungsbereiche kann mit Verschlechterungen anderer psychischer Teilbereiche einhergehen (vgl. Roth, N. et al. 1992).

Kritik an den möglichen Folgen der Medikation:

- Die Langzeitfolgen sind immer noch nicht untersucht.
- Durch Ritalin kann das Selbstkontrollverhalten, die Eigenstrukturierung und Kreativität der Kinder eingeschränkt werden. Auch Anstrengungs- und Verantwortungsbereitschaft werden reduziert, weil das Medikament für das kindliche Verhalten verantwortlich wird.
- Das Selbstwertgefühl wird vermindert, da das Kind sich ohne Ritalin unvollkommen fühlt. Erfolge und Fortschritte werden dem Ritalin zugeschrieben und nicht sich selbst.
- Ritalin kann auch Schlafstörungen bewirken. Dadurch wird besonders die REM-Phase des Schlafes beeinträchtigt, in der erlebte Ereignisse des Tages verarbeitet und abgespeichert werden müssen. Eine stabile Entwicklung benötigt jedoch diese Verarbeitungsphase während der Nacht.
- Wenn die medikamentöse Wirkung nach einigen Stunden nachläßt, kann sich zunächst das Verhalten der Kinder verschlimmern (*Re-*

bound-Effekt). Sie erscheinen noch aufgedrehter als vorher. Nach einigen Tagen oder längerer Einnahme können Entzugserscheinungen als Depressionen, Angst und Reizbarkeit, Schlafprobleme, Müdigkeit und Erregtheit auftreten (vgl. DSM III-R).

- Durch Ritalin wird die Signalwirkung der grundlegenden Defizite zugedeckt. Für kurze Zeit sind die Symptome beseitigt. Die Kinder werden unauffällig, ertragbar und tatsächliche Problemfelder vergessen. Tatsächliche Entwicklungsförderung oder konsequente Veränderungen erscheinen nicht mehr notwendig. Familiäre oder schulische Brennpunkte werden nicht mehr aufgelöst.
- Die Erlebniswelt mit und ohne Medikament verändert sich jedesmal schlagartig und nicht nachvollziehbar. Unsichere Kinder werden durch die unterschiedlich wahrgenommenen und schnell wechselnden Wirklichkeiten noch mehr verunsichert.
- Die sekundäre Selbstüberschätzung kann zur erhöhten Unfallgefahr führen.
- Vermutlich können Kinder unter Ritalin aufgenommene Gedächtnisinhalte nur unter Ritalin optimal wieder verwenden.

Kritik anhand statistischer Auswertungen:

- Behandlungs„erfolge" mit Ritalin schwanken allgemein von 30%-70%. Nur einige dieser ADHS-Kinder sprechen mit deutlichen Verbesserungen auf Ritalin an. Trotzdem sind diese Verbesserungen noch um mindestens 10-20% von der Norm entfernt. Ein Teil der Kinder reagieren mit besserer Konzentration, aber dafür instabilem Verhalten. Einige (bis zu 30%) zeigen sogar eine verschlechterte Konzentration.
- Bei 40% der beobachteten Kindern wurde auch eine Besserung beschrieben, wenn sie anstelle von Ritalin Medikamente ohne Wirkstoff (*Placebo-effekt*) erhielten (vgl. Elbert/Rockstroh 1990).
- Ist es notwendig, daß 6 Millionen amerikanische Schüler (durchschnittlich 10-15%) nur mit regelmäßiger Psychopharmakaeinnahme leben und lernen können? Welche Gesellschaft kann, will oder muß sich das leisten?
- Der Verbrauch an Ritalin hat sich in Deutschland in den letzten sechs Jahren verzehnfacht. Warum ist Deutschland mit diesen Zahlen einsamer Spitzenreiter in Europa?
- Der Gewinn des Herstellers stieg in den letzten Jahren um über 700%. Wieviel Einfluß haben wirtschaftliche Interessen auf unsere Gesellschaft und deren „Krankheiten"?
- Unter Drogenabhängigen oder Straffälligen ist anscheinend ein höherer Anteil unbehandelter Hyperaktiver. Daraus wird manchmal

abgeleitet, daß die auffälligen Kinder Ritalin nehmen müssen, um nicht drogensüchtig oder kriminell zu werden. Wenn diese Schlußfolgerung stimmen würde, und jetzt schon viele Kinder medikamentös behandelt wurden, müßte die Anzahl der Drogenabhängigen in den letzten Jahren gesunken sein – was sie aber nicht ist.

Kritik am möglichen Medikamentenmißbrauch:

* Es ist einfacher, Ritalin zu verschreiben. Medikamentöse Behandlung ist billiger, müheloser und wirkt anscheinend schneller als fundierte, aber langfristige und mühsame Therapie.
* Die Kinder, die Ritalin erhalten, werden immer jünger, obwohl man noch viel zu wenig über negative Auswirkungen von Psychopharmaka auf das kindliche Gehirn und den Einfluß auf die Entwicklungsprozesse weiß. Die Anzahl der Zwei- bis Vierjährigen, die regelmäßig Ritalin erhalten, ist in den letzten Jahren enorm gestiegen. 1995 standen in Amerika schon über 150 000 Kleinkinder unter psychoaktiven Medikamenten, obwohl selbst der Hersteller von Ritalin ein Mindestalter von 6 Jahren verlangt.
* Manchmal wird Ritalin von Erwachsenen mißbraucht, um Kinder leichter lenken und sie bequem an unliebsame Situationen anpassen zu können. Störenden Kinder droht der erneute Einsatz des Medikaments. „...Gelegentlich ermuntere ich die Eltern, das Kind mit der Drohung der erneuten Medizineinnahme unter Druck zu setzen." (Eichlseder, W. 1987)
* Am 21.3.2000 starb plötzlich ein 14jähriger Schüler, der regelmäßig Ritalin erhielt, in Oakland, Staat Michigan, USA. Als Todesursache beschreibt der Gerichtsmediziner das Herz des Jungen, das wie ein geschädigtes Herz von einem 30jährigen Kokainsüchtigen aussieht, der an einer Überdosis starb (vgl. ARTE 27.9.00).

zB *Niemand hat bei starkem Kopfweh etwas gegen den einmaligen Gebrauch einer Kopfwehtablette. Wird sie aber täglich über einen längeren Zeitraum genommen, spricht jeder von Medikamentenmißbrauch, weil die Ursachen der Kopfschmerzen nicht behandelt werden.*

Multimodaler Ansatz

Viele Fachleute plädieren für einen multimodalen Ansatz, da eine einzige Therapieform immer nur einen Aspekt der kindlichen Persönlichkeit erfassen kann. Die multimodale Therapie will in all den Bereichen ansetzen, wo die Schwierigkeiten des Kindes auftreten. Verschiedene Behandlungen lassen sich gut miteinander kombinieren. Sie können sich gegenseitig ergänzen.

Kritik: Es scheitert meist an der mangelnden Zusammenarbeit zwischen verschiedenen TherapeutInnen. Wenn sich verschiedene Ansätze widersprechen, kann dies Kinder eher verwirren, als ihnen zu einer klaren Struktur zu verhelfen.

1. Psychopharmaka – Verhaltenstherapie: Am häufigsten wird die Kombination von medikamentöser Behandlung mit verhaltenstherapeutischen Interventionen in der Familie oder in der Schule eingesetzt. Dadurch soll eine lang anhaltende, die medikamentöse Therapie überdauernde Verbesserung erreicht werden. Beide Therapieformen sind sehr bekannt, klar und einfach definiert und durchzuführen. Sie werden manchmal ergänzt durch Elterntherapie und Selbstinstruktionen.

Kritik: Wird durch diese Kombination versucht, die Kinder als alleine Schuldige möglichst schnell zu verändern, so daß sie nicht mehr stören? Das soziale Umfeld, körperliche oder neurologische Auffälligkeiten sollten mehr beachtet werden. Überraschenderweise schneidet diese Kombination im Vergleich zu anderen psychotherapeutischen Behandlungsansätzen am schlechtesten ab (vgl. Saile 1996).

2. Psychomotorik – Familientherapie: Verstärkt wird in den letzten Jahren versucht, den Entwicklungsfaktor kindliche Bewegung mit der Beratung im sozialen Umfeld zu kombinieren. Die Psychomotorik versucht immer mehr einen Kontakt mit Familientherapie und Elternberatung herzustellen, um allen Beteiligten gleichzeitig den Rahmen für eine Veränderung zu bieten. Dies kann auf verschiedenen Ebenen passieren. Psychomotorische Eltern-Kind-Gruppen sind nicht nur im Kleinkindalter nützlich, um gemeinsam Spaß und Bewegung zu erleben. Die Eltern besprechen unter fachlicher Hilfestellung nach einer solchen Stunde die Beobachtungen und Erfahrungen der Spielsituationen mit ihren Kindern. Daraus kann ein Erfahrungsaustausch über den Umgang mit Kindern und der Situation im Familienalltag entstehen.
Eine andere Möglichkeit sind gleichzeitige, aber getrennte Therapiestunden. Die Eltern gehen zum Gespräch mit einer ErziehungsberaterIn in einen Raum. Parallel dazu bewegen sich die Kinder im Psychomotorikraum. Die ErziehungsberaterIn und die Psychomotorik-TherapeutIn tauschen sich regelmäßig aus. Monatlich können auch gemeinsame Spielstunden mit Videoaufzeichnungen durchgeführt werden. Sie dienen hinterher im Beratungsgespräch als Anhalt, um eigene Verhaltensweisen zu erkennen und zu verändern.

Kritik: Sind die verschiedenen Therapieeinrichtungen in der Lage, organisatorisch und inhaltlich zusammenzuarbeiten? Sind die Eltern bereit, anstelle nur ihre „störenden" Kinder in der „Reparaturwerkstatt" abzuliefern, auch eigenes Verhalten zu thematisieren?

Naturheilverfahren

Es können verschiedene homöopathische Mittel nach eingehender Beratung durch einen Homöopathen verwendet werden. Eine zusätzliche Versorgung mit Vitaminen (z.B. Vitamin B oder C), Spurenelementen und essentiellen Fettsäuren soll genauso wie die Mineralstoffe Magnesium und Kalzium das Gehirn beruhigen.

Aus Aminosäuren werden spezielle Rezepturen hergestellt, um anstelle von Psychopharmaka das Gehirn zu beruhigen und die Konzentration zu erhöhen. Aminosäuren sind unabdingbare Substanzen, um Neurotransmitter aufzubauen (vgl. Rapp 1996).

Alkalimischungen (Natriumkarbonat, Backpulver) sollen kurzzeitig in Notfällen, aber nicht als regelmäßige Einnahme schnell helfen können. Bei nachgewiesenem Mangel werden Zink, Eisen oder Magnesium gegeben.

Bachblütenbehandlung durch einen Fachmann kann den Kindern zu mehr Ruhe, den Eltern zu mehr Toleranz und Geduld verhelfen.

Edelsteinbehandlungen (z.B. mit Chrysoberyll) sollen die steinspezifischen Schwingungen auf den Menschen übertragen, um den Gemütszustand wieder zu harmonisieren und auszugleichen.

Akupunktur, Shiatsu oder Reflexzonenmassage kennen bestimmte beruhigende, entspannende oder harmonisierende Punkte, die entsprechend massiert, gedrückt oder mit einer Akupunkturnadel gestochen werden müssen.

Auch Lavendelduftlampenöl, Farb- und Aromatherapie versprechen Besserung.

Hausmittel wie Beruhigungstee, Melissen- oder Malventee, Honig, Baldriantropfen, warme Bäder, Lavendel- oder Johanniskrautölmassagen können mithelfen, aufgedrehte Kinder etwas zu entspannen.

Kritik: Naturheilverfahren sind ohne Nebenwirkungen. Ihnen werden meist langwierige Heilwirkungen zugeschrieben. Sind sie eher geeignet, Veränderungen zu begleiten, als umfassend Probleme zu lösen? Es fehlen oft wissenschaftliche Nachweise über deren Wirksamkeit, aber auch über deren Unwirksamkeit.

Psychomotorische Übungsbehandlung (nach Kiphard)

Kiphard geht davon aus, daß die Aktivierung des gesamten Zentralnervensystems hyperaktiver Kinder herabgesetzt ist. Stark strukturierte Außenreize aktivieren das Gehirn, schulen besonders die basalen körpernahen Sinnessysteme und hemmen dadurch die Bewegungsunruhe. Deshalb können sich die Kinder mit Hilfe von Bewegungsangeboten und geführten Konzentrationsübungen nach sechs zeitlich aufeinander aufbauende Phasen besser strukturieren.

Phase 1 (*Gewähr- und Initialphase*): Die Kinder dürfen sich in der Turnhalle ungehindert, wild und ungebremst bewegen. Das Selbstwertgefühl muß gestärkt werden. Die vorhandenen Schuldgefühle müssen dem Kind genommen werden. Diese vestibulär-motorischen Aktivitäten werden mit Rollbrett, Trampolin, Rutsche, Wippe, Schaukel, mit Sprüngen und Drehungen erreicht.

Phase 2 (*Strukturierungsphase*): Vom Kind unbemerkt werden allmählich die wilden Bewegungsströme in konstruktivere Bahnen geleitet und ablenkende visuelle und akustische Reize werden vermindert. Die Kinder üben ihre motorische Bremse, indem sie auf Straßen aus Materialien gehen, Fangen mit kleinen Pausen spielen, als reitende Indianer vor einer Schlucht bremsen oder sich bei Signal auf den Rücken legen. Steuerung wird durch Slalom oder aufgebaute Hindernisse geübt.

Phase 3 (*freiwillige Selbstdisziplinierung*): In sportlichen Handlungen wie beim Trampolin- und Wasserspringen, Reiten, Jonglieren, Judo, Stelzenlaufen, Skateboardfahren und Break Dance wird genauso wie bei Akrobatik und Yoga Selbstkontrolle und Aufmerksamkeit geschult.

Phase 4 (*Ausschalten der visuellen Kontrolle*): Die Konzentration wird durch taktile und akustische Orientierungsübungen verbessert, weil die visuellen Reize wegfallen und nicht mehr ablenken können. Dabei werden Gegenstände und Körperteile ertastet oder Geräuschquellen aufgespürt. Kurzzeitige Entspannungsphasen üben die akustisch-verbale Aufmerksamkeit, indem eine spannende Geschichte vorgelesen wird. Oder die Kinder zählen mit, wie oft ein Wort in einem vorgelesenen Text auftaucht.

Phase 5 (*Schulung der visuellen Aufmerksamkeit*): Die Kinder konzentrieren sich auf kurze spannende visuelle Reize zuerst in ruhiger, dann in bewegter Situation. Es wird kurz ein Tuch von Gegenständen hochgehoben und die Anzahl der Gegenstände gezählt oder Veränderungen erkannt. Mit Pantomime oder Zeichensprache werden einfache Geschichten oder Spiele erklärt.

Phase 6 (*Überwindung der Impulsivität*): Mit Behutsamkeitsspielen, Ampelspielen und mit Symbolzeichen werden die Signale „*Halt! Schau! Höre! Denke!*" geübt. Die Kinder verbalisieren ihre Erlebnisse, Handlungen und Strategien nach dem Spiel, später auch vorher (vgl. Kiphard 1988).

Kritik: Die einzelnen methodischen Schritte der kindlichen Veränderung werden funktionell vorausgeplant und sollen mit den Kindern spielerisch geübt werden. Dazu müssen die Kinder durch die TherapeutIn motiviert werden.

Psychotherapie

Die Psychotherapie sieht die Ursache vieler Probleme und Verhaltensstörungen als im frühkindlichen Alter entstandene unzureichende Konfliktbewältigung an. Die verdrängten traumatischen Erlebnisse oder Triebkräfte können in symbolischen Handlungen wieder ans Tageslicht geholt und dadurch aufgearbeitet werden. Ein neues Selbstwertgefühl soll geschaffen werden.

In der non-direktiver Spieltherapie (*nach Axline*) dürfen die Kinder in der Einzelsituation mit Handpuppen, im Puppenhaus, im Sandkasten mit Tieren oder mit anderen Materialien spielerisch die in ihnen verborgenen Konflikte symbolhaft ausdrücken. Die TherapeutIn reflektiert nicht wertend die kindlichen Handlungen und verdeutlicht sie dadurch den Kindern.

Ältere Kinder können auch an einer Psychodramagruppe (*nach Moreno*) für Kinder, an einer klientzentrierten Gesprächstherapie (*nach Rogers*) oder einer Psychoanalytischen Therapie teilnehmen.

Kritik: Wird dabei der spielerische Bewegungsdrang der Kinder berücksichtigt? Werden körperliche und soziale Probleme auch behandelt? Sind die Kinder allein für ihre Störung verantwortlich? Wie sinnvoll ist es unruhige und unkonzentrierte Kinder über Gespräche zu behandeln?

Selbstinstruktionen (nach Goodman)

Das theoretische Konzept geht davon aus, daß impulsives und unkonzentriertes Verhalten aus der Unfähigkeit resultiert, Aufmerksamkeit und Motorik situativen Anforderungen anzupassen, weil im Entwicklungsverlauf die Sprache nicht in ausreichendem Maße ihre Funktion zur Selbstregulation und Selbststeuerung erlangt hat. Deshalb wird Problemlöseverhalten schrittweise mit Einsatz des Modellernens unter die Kontrolle sprachlicher Anweisungen gebracht, um mehr Aufmerksamkeit, bessere Impulskontrolle und Handlungsplanentwicklung zu erreichen und dadurch besser Aufgaben lösen zu können.

Dazu lernen die Kinder Selbstbeobachtung, Selbstkontrolle und Selbstverstärkung.

Zuerst wird die Aufgabenstellung bestimmt (*„Was ist meine Aufgabe?"*). Dann werden Lösungsschritte überlegt (*„Wie kann ich diese Aufgabe lösen?"*). Dann wird die Einhaltung des Handlungsplans überwacht (*„Benutze ich weiter meinen Plan?"*).

Die Arbeit wird bewertet (*„Wie habe ich das gemacht?"*) und schließlich belohnen sich die Kinder für erfolgreiches Arbeiten.

Bei auftretenden Schwierigkeiten werden geeignete Alternativen überlegt (*„Brauche ich einen anderen Plan?"*).

Dies wird anhand von visumotorische Aufgabenblättern (Labyrinth, Puzzles..) bis hin zur Hausaufgabensituation geübt. Die Kinder richten ihr Verhalten zuerst nach den Anweisungen der Erwachsenen, dann instruieren sie sich durch lautes Sprechen selbst, um schließlich das eigene Verhalten mehr durch Flüstern und inneres Sprechen zu regulieren. Die einzelnen Fragen können durch Signalkarten verdeutlicht werden.

Kritik: Trainieren die Kinder mit der Methode, die sie am wenigsten beherrschen? Es benötigt viel Selbstbeherrschung, um im Alltagsgeschehen oder in der Schule unter Streß diese einstudierten Verhaltensregeln zu beachten.

Sensorische Integrationstherapie (nach Jean Ayres)

Ayres zeigte, wie wichtig intakte Wahrnehmungsprozesse für die kindliche Entwicklung sind. Die umfassende Einordnung der verschiedenen Sinneseindrücke (*sensorische Integration*) zu einem Gesamtbild führt zu harmonischen und gezielten Handlungen. Hyperaktive und unkonzentrierte Kinder mit gestörten Wahrnehmungsleistungen benötigen besonders die Stimulation der basalen Wahrnehmungssysteme, um durch eine bessere sensomotorische Integration eine geordnete und strukturierte Handlungsplanung leisten zu können. In der Einzelbehandlung wird das vestibuläre System durch Schaukeln und Schwingen oder durch Rollbrettfahren in der Bauchlage angeregt. Dadurch soll das Gleichgewicht, Stabilität und Aufmerksamkeit erhöht werden. Mit verschiedenen Bürsten, Rasierschaum, Niveaucreme und Massagegriffen wird die Haut berührt. Die Kinder erfahren Druck auf den Körper, krabbeln schräge Ebenen hoch, schieben schwere Matten, werden in Decken oder Matten als Sandwich eingewickelt, kneten mit Ton und spüren ihren Körper intensiv. Sie lernen verschiedene Reize, Berührungen und Eindrücke zu unterscheiden. Kleine Bewegungssequenzen wie Kopfkontrolle, Stützbereitschaft, Rollen und Krabbeln werden zu komplexeren Handlungen erweitert.

Kritik: Diese mechanistisch lineare Denkweise im Baukastenmodell berücksichtigt weniger den Einfluß emotional-sozialer Aspekte, ist aber sehr hilfreich bei vorhandenen körperlichen Beeinträchtigungen, Entwicklungsrückständen oder Teilleistungsstörungen.

Snoezelen

Das Wort Snoezelen ist eine Zusammensetzung zweier holländischer Wörter. „Sniffelen" bedeutet schnüffeln und „Doezelen" meint dösen.

Auf dieser Grundlage von Sinneserfahrungen, Gemütlichkeit und Entspannung können die Kinder in einer Liegelandschaft oder im Wasser verschiedene sinnliche Anregungen erleben. Entspannende Musik, sanfte Vibrationen, taktile Stimulation und Düfte werden mit Lichteffekten aus meist ungewöhnlichen und faszinierenden Reizquellen kombiniert. Bekannte Materialien sind Blasensäulen, Projektoren, Faseroptik, sich drehende Spiegelkugeln, Teppiche mit Leuchteffekten, Geräuschkugel, Spiegel, Vibrationskissen und Musikwasserbett. Wichtig ist bei dieser Behandlung, daß die Kinder freiwillig teilnehmen, die Zeitdauer und die Reizintensität selbst bestimmen und zur Abwechslung Toberäume benutzen können. Ursprünglich als Freizeitangebot gedacht, soll der Charakter des Wohlfühlens und der selbständigen Entspannung nicht durch therapeutische zielorientierte Anweisungen verändert werden.

Kritik: In solchen reizstarken Räumen muß eine Reizüberflutung vermieden werden. Ohne Alternativen zum Toben können diese Ruheräume schnell zum Zwang werden. Läßt sich die Konzentration auf die faszinierenden starken und eindeutigen Reize auch auf den „langweiligen" Alltag übertragen? Die Einrichtung solcher Räume ist sehr kostspielig.

Verhaltenstherapie

Die Verhaltenstherapie geht davon aus, daß Kinder auf verschiedene Reize mit entsprechend eingeübten Verhaltensmustern reagieren. Auf jeden Reiz gibt es passende oder unpassende Antworten. Störendes oder unpassendes Verhalten kann durch erneutes Einüben (*Konditionierung*) mit verschiedenen Reizen und Techniken verändert werden, aber nicht als grundlegende Therapie. Angeboten werden Verhaltensmanagement und Symptom-Kontrolle mit Hilfe von Kontrollprogrammen, Konzentrationstraining, funktionalen Kompetenztraining (*wie packe ich meine Tasche, ...*) und Verstärkern zur direkten Rückmeldung (*was ist richtig oder falsch?*). Oft werden Grundsätze und Techniken als Hilfe im Umgang mit den Kindern im Elternhaus und in der Schule verwendet. Das kann konsequentes Setzen von Regeln, systematischer Einsatz von positiver und negativer Verstärkung für aufgabenbezogenes Arbeiten wie Belohnung, Punktetabellen, Time-out, Modell-Lernen oder Vermittlung für visuelle Diskriminierungstechniken sein.

Im Selbststrukturierungstraining werden den Kindern förderliche Verhaltensweisen demonstriert. Sie werden angeleitet, eigenes Verhalten zunächst durch ausführliche Selbstanweisungen, später durch internalisierte verbale bzw. bildhafte Signale zu steuern. Diese Verhaltensweisen werden unmittelbar mit zunehmend anspruchsvolleren Anforderungen am Tisch mit Arbeitsblättern eingeübt, um Transfer bzw. Generalisierung zu fördern.

Kritik: Es kann übersehen werden, daß gezeigtes Verhalten nicht grundlos und willkürlich entsteht. Ist kindliches Verhalten nur anerzogen und trainiert? Wird manchmal nur versucht, störende Symptome zu beseitigen? Kausal-lineare Reiz-Antwort-Schemata können einer ganzheitlichen Sichtweise der kindlichen Persönlichkeit nicht gerecht werden. Wenn Eltern als Co-Therapeuten eingesetzt werden, verlieren Kinder und Eltern ihr normales unbefangenes Leben ohne Kontrolle. Kann ein Training für Motivation am Schreibtisch für Kinder wirklich motivierend sein?

Verstehender Ansatz

Kinder entwickeln ihr Selbst, indem sie sich symbolisch in Bewegung und im Spiel ausdrücken.

Krankheit kann als Zeichen von Gesundheit gesehen werden. Es wird gekämpft, nicht resigniert. Störendes Verhalten sendet eine Botschaft und macht aufmerksam. Die Kinder ergreifen aktiv die Chance, in der Umwelt zu bestehen und tiefer liegende Konflikte zu bewältigen. Alle Symptome haben einen Sinn. Bewegung, Handlung und Verhalten teilen diese Bedeutung mit. Über den offenen Dialog zwischen TherapeutIn und Kind wird versucht, diese Grundproblematik zu verstehen und Spielfreiräume zu schaffen. Werden frühere Konflikte im Spiel symbolisch ausgedrückt, können sie gelöst werden.

Bewegungs- und Phantasiegeschichten werden von den Kindern initiiert oder aufgegriffen. Die TherapeutIn folgt den Bedürfnissen der Kinder oder macht den Kindern Vorschläge, die zur Thematik passen. Sie sorgt für eine entspannte, positiv-annehmende Atmosphäre, bietet Sicherheit, indem sie Strukturen schafft, steht als SpielpartnerIn zur Verfügung, fordert zur symbolischen Darstellung auf oder regt zum nondirektivem, nicht interpretierendem Gespräch an. Dabei verbessert sich die Motorik beiläufig (vgl. v. Lüpke 1994).

Kritik: Ständiges Interpretieren und Analysieren hemmt echte Beziehung und Erlebnisse. Neurologie und familiäre Einflüsse dürfen nicht vergessen werden. Kindliches Spiel und Bewegungslust darf auch ohne tiefschürfende Bedeutung passieren. Subjektive Interpretationen der TherapeutIn müssen nicht auf die Kinder zutreffen.

Zirkus für Kinder

In den letzten Jahren entstehen immer mehr Kinderzirkusse. Ursprünglich als Freizeitangebot gedacht, zeigen sie vermehrt auch Engagement in sozialen Brennpunkten, in schulischer Projektarbeit und mit auffälligen Kindern. Unkonzentrierte und hyperaktive Kinder können unter fachlicher Anleitung Akrobatik und Jonglage, Trapez- und Balancierkünste, Einradfahren, Clownerei und Feuerspucken erlernen und üben. Es macht Spaß, gewinnt schnell an Bedeutung für die Kinder, stärkt ihr Selbstvertrauen und übt „nebenbei" Selbstkontrolle, körperliche Geschicklichkeit, Aufmerksamkeit und soziales Verhalten. Natürlich dürfen, wie im richtigen Zirkus, auch die freiwilligen Aufführungen in Kostümen und mit selbst gestalteten Geschichten nicht fehlen.

Kritik: Es bedarf viel organisatorischer Arbeit, um neben dem Zeltkauf und der finanziellen Unterstützung auch die entsprechenden Fachleute zu finden, damit die Kinder „echte" Zirkusluft schnuppern können. Es wird für auffällige Kinder immer ein Balanceakt zwischen Spiel, Spaß und Leistungsanspruch bleiben.

Rätsel-Lösung von Seite 74

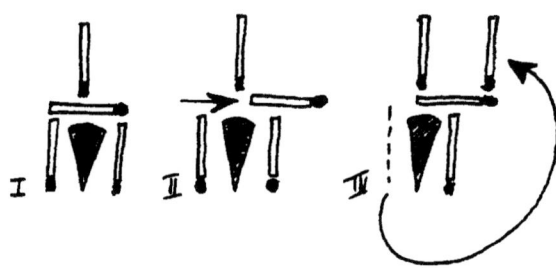

8. Adressen

Aktionskreis Psychomotorik, Kleiner Schratweg 32, 32657 Lemgo, Tel. 05261/ 970971

Institut für Bewegungsbildung und Psychomotorik, Gröbenhüterstr. 9, 82194 Gröbenzell-München, Tel. 08142/570660

Institut für Kindesentwicklung, Mexikoring 35, 22297 Hamburg, Tel. 040/ 6325055

Bundesverband „Arbeitskreis Überaktives Kind" (AÜK), Dietrichstr. 9, 30159 Hannover, Tel. 0511/3632729

Bundesarbeitsgemeinschaft zur Förderung hyperaktiver Kinder, Postfach 450246, 50877 Köln, Tel. 0221/4995998

Bundesverband der Elterninitiativen Aufmerksamkeitsstörung/Hyperaktivität e.V., Postfach 60, 91291 Forchheim, Tel/Fax 09191/34874

Bundesverband zur Förderung Lernbehinderter e.V. Rolandstr. 61, 50677 Köln, Tel. 0221/380666 Fax. 385954

Arbeitskreis Allergiekrankes Kind (AAK), Hauptstr. 29, 35745 Herborn, Tel: 02772/92870

Aktion Humane Schule, Werfelweg 2, 70437 Stuttgart

Initiative Bewegte Schule c/o Urs Illi, CH-8564 Wäldi

Cabuwazi-Kinderzirkus, Bouchéstr. 75, 12435 Berlin, Tel: 030/5337244

Sozialpädiatrische Zentren in Wohnortnähe

9. Verwendete und weiterführende Literatur

Aly, M.: Verzögerte Entwicklung, in: Entwicklung im Netzwerk, Pfaffenweiler 1994

Aucouturier, B./Lapierre, A.: Bruno, München 1995

Ayres, J.: Bausteine kindlicher Entwicklung, Springer 1984

Döpfner, M./Schürmann, S./Fröhlich, J., Therapieprogramm für Kinder mit hyperaktivem und oppositionellem Problemverhalten, Weinheim, 1997

Dennison, P./Gail, E.: Edukinestetik für Kinder, Freiburg 1987

Dornes, M.: Der kompetente Säugling, Frankfurt 1998

Eckert, R.: Yoga mit Kindern – Lust und Konzentration, in: Haltung und Bewegung, 15/1995

Eckert, R.: Körperenergetische Aspekte in der Psychomotorik, in: Wendler/Irmischer/Hammer: Psychomotorik im Wandel, Lemgo 2000

Eggert, D.: Von den Stärken ausgehen..., Dortmund 1998

Eichlseder, W.: Unkonzentriert? Hilfen für hyperaktive Kinder und Eltern, München 1987

Elbert/Rockstroh: Psychopharmakologie, Heidelberg 1990

Färber, S.: Verstehender Umgang mit hyperaktiven Kindern, Selbstdruck 1997

Fichtner, G: Vom Leistungssport zum Doppelmord, in: Wendler/Irmischer/Hammer: Psychomotorik im Wandel, Lemgo 2000

Fromm, E.: Vom Haben zum Sein, Weinheim 1989

Fromm, E.: Die Kunst des Liebens, Frankfurt 1977

Gordon, T.: Familienkonferenz, Hamburg 1972

Hafer, H.: Die heimliche Droge Nahrungsphosphat, Decker&Müller 1990

Illi/Breithecker/Mundigler: Bewegte Schule – gesunde Schule, Zürich 1998

Kiphard, E.: Mototherapie I/II, Dortmund 1983

Kiphard, E.: Das Problem der Hyperaktivität aus motopädagogischer Sicht, in: Motorik 1, (S. 2-9), Schorndorf 1988

Köckenberger, H.: Spaß ist die beste Motivation, Psychomotorische Entwicklungsförderung in: Fikar/Thumm: Körperarbeit mit Behinderten S.121 ff., Stuttgart 1992

Köckenberger, H./Gaiser, G.: Sei doch endlich still! Entspannungsspiele und -geschichten für Kinder, Dortmund 1996

Köckenberger, H.: Bewegungsräume, Dortmund 1996

Köckenberger, H.: Bewegtes Lernen, Dortmund 1997

Köckenberger, H.: Bewegungsspiele mit Alltagsmaterial, Dortmund 1999

Köckenberger, H.: Kinder müssen sich bewegen, Berlin 1999

Köckenberger, H.: Emotionen bewegen leibhaftig in: Praxis der Psychomotorik 1, Dortmund 2000

Kruppa, H.: Amanda und das Zauberbuch, Herder, Freiburg 1999

Kruse, W.: Entspannung – Autogenes Training für Kinder, Deutscher Ärzte Verlag, Köln 1994

Kükelhaus/Lippe: Entfaltung der Sinne, Frankfurt 1982

Lüpke, H.v./Voß, R.: Entwicklung im Netz, Pfaffenweiler 1994

Marcus, A./Rothenberger, A: Hyperkinetisches Syndrom, in: TW Neurologie Psychiatrie 7, 705-716, Dezember 1993

Miedzinski, K.: Die Bewegungsbaustelle, Dortmund 1998

Molcho, S.: Körpersprache der Kinder, Goldmann 1998

Montessori, M.: Kinder sind anders, München 1987

Moore, R.: Die Kraft in dir, Rheinfelden 1998

Neuhaus, C.: Das hyperaktive Kind, Ravensburg 1996

Passolt, M. (Hrsg.): Mototherapeutische Arbeit mit hyperaktiven Kindern, München 1996

Passolt, M. (Hrsg.): Hyperaktive Kinder: Psychomotorische Therapie, München 1997

Pauli, S./Kisch, A.: Was ist los mit meinem Kind? Berlin 1998

Prekop, J.: Der kleine Tyrann, München 1988

Rapp, D.: Ist das Ihr Kind? Versteckte Allergien aufdecken und behandeln, Hamburg 1996

Roth, N./Schlottke, F./Klepel, H.: Hyperaktive und aufmerksamkeitsgestörte Kinder, in: Zeitschrift für Medizinische Psychologie 2/1992

Rothenberger, A.: Klassifikation und neurobiologischer Hintergrund des hyperkinetischen Syndroms, in: Franke: Aggressive und hyperaktive Kinder in der Therapie, Springer 1988

Saile, H.: Metaanalyse zur Effektivität psychologischer Behandlung hyperaktiver Kinder, in: Zeitschrift für Klinische Psychologie, 25 (3), 190-207, 1996

Sass, H./Wittchen H.-U./Zandig, M.: Diagnostisches und statistisches Manual psychischer Störungen (DSM IV), Göttingen 1996

Schindler, J.: Ich zapple, also bin ich, in: Wendler/Irmischer/Hammer: Psychomotorik im Wandel, Lemgo 2000

Schweizer, C./Prekop, J.: Was unsere Kinder unruhig macht, Stuttgart 1991

Snyder, S.: Chemie der Psyche, Heidelberg 1990

Sprenger, R.: Mythos Motivation, Frankfurt/New York 1993

Stäbler, M.: Bewegung, Spaß und Spiel auf dem Trampolin, Schorndorf 1996

Voß, R. (Hrsg.): Pillen für den Störenfried? München 1990

Voß, R./Wirtz, R.: Keine Pillen für den Zappelphilipp, Hamburg 1999

Watzlawick, P./Beavin, J./ Jackson, D.: Menschliche Kommunikation, Bern 1969

Weiss, G.: Wenn die roten Katzen tanzen, Lambertus, Freiburg 1999

Zimmer, R.: Handbuch der Psychomotorik, Freiburg 1999

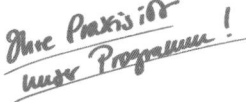
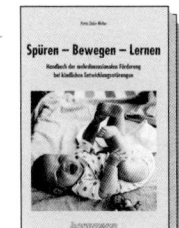
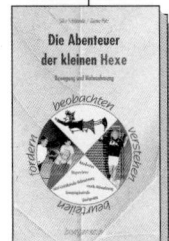
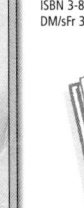
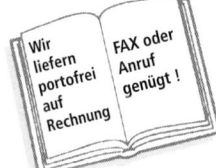

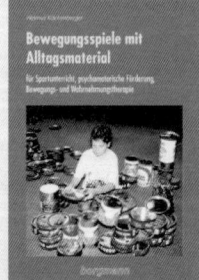
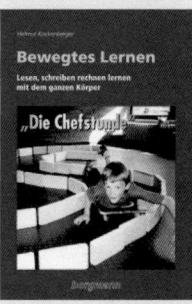
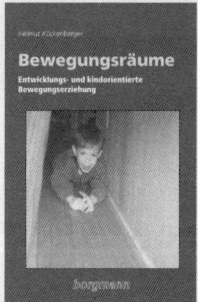
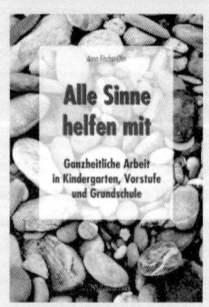